Tropon-Symposium X

Springer
*Berlin
Heidelberg
New York
Barcelona
Budapest
Hongkong
London
Mailand
Paris
Santa Clara
Singapur
Tokio*

Suizidalität
Die biologische Dimension

Herausgegeben von M. Wolfersdorf
und W.P. Kaschka

Mit 44 Abbildungen und 69 Tabellen

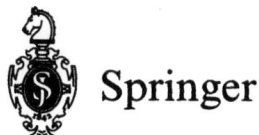

Tropon-Symposium X
am 2. Dezember 1994 in Köln

Priv.-Doz. Dr. med. MANFRED WOLFERSDORF
Prof. Dr. med. WOLFGANG P. KASCHKA
Abteilung Psychiatrie I der Universität Ulm
Psychiatr. Landeskrankenhaus Ravensburg-Weißenau
Weingartshofer Straße 2
88214 Ravensburg-Weißenau

ISBN-13:978-3-540-59474-1   e-ISBN-13:978-3-642-79855-9
DOI: 10.1007/978-3-642-79855-9

Die Deutsche Bibliothek – CIP-Einheitsaufnahme
Suizidalität: die biologische Dimension/hrsg. von M.
Wolfersdorf und W. Kaschka. – Berlin; Heidelberg; New York: Springer, 1995
   (Tropon-Symposium; 10)
   ISBN-13:978-3-540-59474-1
NE: Wolfersdorf, Manfred [Hrsg.]; Tropon-Werke <Köln>: Tropon-
   Symposium

Dieses Werk ist urheberrechtlich geschützt. Die dadurch begründeten Rechte, insbesondere die der Übersetzung, des Nachdrucks, des Vortrags, der Entnahme von Abbildungen und Tabellen, der Funksendung, der Mikroverfilmung oder der Vervielfältigung auf anderen Wegen und der Speicherung in Datenverarbeitungsanlagen, bleiben, auch bei nur auszugsweiser Verwertung, vorbehalten. Eine Vervielfältigung dieses Werkes oder von Teilen dieses Werkes ist auch im Einzelfall nur in den Grenzen der gesetzlichen Bestimmungen des Urheberrechtsgesetzes der Bundesrepublik Deutschland vom 9. September 1965 in der jeweils geltenden Fassung zulässig. Sie ist grundsätzlich vergütungspflichtig. Zuwiderhandlungen unterliegen den Strafbestimmungen des Urheberrechtsgesetzes.

© Springer-Verlag Berlin Heidelberg 1996

Die Wiedergabe von Gebrauchsnamen. Handelsnamen. Warebezeichnungen usw. in diesem Werk berechtigt auch ohne besondere Kennzeichnung nicht zu der Annahme. daß solche Namen im Sinne der Warenzeichen- und Markenschutz-Gesetzgebung als frei zu betrachten wären und daher von jedermann benutzt werden dürtien.

Produkthaftung: Für Angaben über Dosierungsanweisungen und Applikationsformen kann vom Verlag keine Gewähr übernommen werden. Derartige Angaben müssen vom jeweiligen Anwender im Einzelfall anhand anderer Literaturstellen auf ihre Richtigkeit überprüft werden.

Umschlaggestaltung: Springer-Verlag, Design & Production
Satz: Thomson Press (India) Ltd., New Delhi
SPIN: 10480545   25/3134/SPS – 5 4 3 2 1 0 – Gedruckt auf säurefreiem Papier

Begrüßung

O. ROHDE
Geschäftsführer, Troponwerke Köln

Sehr geehrter Herr Vorsitzender,
sehr verehrte Gäste,
zum diesjährigen Psychiatrie-Symposium der Troponwerke möchte ich Sie hier in Köln ganz herzlich begrüßen. Wir freuen uns sehr, daß Sie ungeachtet Ihres gewiß eng gefüllten Terminkalenders die Zeit gefunden haben, unserer Einladung zu folgen.

Die Themenstellung unseres heutigen Symposiums lautet *„Suizidalität – Die biologische Dimension"*. Diese Thematik mag für ein Symposium zwar nicht alltäglich sein, für Ihre psychiatrische Tätigkeit ist sie es freilich allemal: Das Phänomen der Suizidalität beschäftigt Ihren Alltag und besitzt schon deshalb einen zweifellos hohen Stellenwert.

Wir möchten Ihnen, verehrter Herr Dr. Wolfersdorf, für die sorgfältige Vorbereitung dieser Zusammenkunft wie auch für die gelungene Auswahl der Beiträge unseren ganz besonderen Dank aussprechen. Auch allen Referenten sei für ihre Mühe, dieses anspruchsvolle Thema einmal in seiner Gesamtheit zu beleuchten, schon jetzt herzlich gedankt.

In diesem Jahr findet das Tropon-Symposium zum 42. Mal statt. Es gibt wenige Veranstaltungen in diesem Bereich, die auf eine ähnlich lange und erfolgreiche Tradition zurückblicken können. Dies legt Zeugnis davon ab, daß Vorsitzende und Referenten, nicht zuletzt aber auch Sie, das stets fachkundige Auditorium, es verstanden haben, diesem Symposium im Laufe seiner Geschichte eine eigene, unverwechselbare Dimension zu verleihen. Ich glaube, darauf dürfen wir alle stolz sein.

Mit dem heutigen Tag geht das Tropon-Symposium in die Schirmherrschaft der Bayer AG über. Maßgebliche Gründe für diese Neuordnung lieferte die Gesundheitsstrukturreform. Die Reform des Gesundheitswesens hat die Arbeitsbedingungen aller Beteiligten in irgendeiner Weise berührt. Um uns dieser neuen Herausforderung zu stellen, wurden die Vertriebe der Firmen Bayer, Bayropharm und Tropon zusammengelegt.

Tradition und Charakter der Tropon-Symposien gehen durch die Sachzwänge organisatorischer Neuordnung indes keineswegs verloren. Sie finden vielmehr den ihnen zustehenden Platz in der noch weiter zurückreichenden Bayer-Tradition. Nicht Aufgabe einer über Jahrzehnte gewachsenen Individualität konnte also die Maxime sein, sondern nahtlose Integration der Tropon-Symposien in eine Unternehmensphilosophie, die wissenschaftlichem Fortschritt von jeher – eben aus Tradition – verpflichtet ist.

Ich freue mich mit Ihnen auf einen fruchtbaren Erfahrungsaustausch, auf interessante Vorträge und anregende Diskussionen. In diesem Sinne wünsche ich unserem heutigen Symposium einen erfolgreichen Verlauf.

Vorwort

M. WOLFERSDORF

Sehr geehrter Herr Rohde, sehr geehrter Herr Grobe-Einsler,
liebe Kolleginnen und Kollegen,
es ist mir eine besondere Ehre, das diesjährige, nun 42. Tropon-Symposium, moderieren zu dürfen. Ich darf Sie, auch im Namen der Referenten, zu unserem heutigen Symposium mit dem Rahmenthema „Suizidalität – Die biologische Dimension" herzlich begrüßen.

Es ist durchaus nicht selbstverständlich, daß im Rahmen einer derartigen Symposien-Reihe auch das Phänomen suizidalen Verhaltens einen Platz findet. Um so verdienstvoller ist es, daß nun im Abstand von 11 Jahren nach einem ersten Tropon-Symposium 1983 zum Thema „Psychiatrische Aspekte suizidalen Verhaltens", damals moderiert von Prof. Dr. W. Pöldinger, Basel, und Prof. Dr. C. Reimer, heute Gießen, erneut die Thematik Suizidalität aufgegriffen wird. Während damals der Schwerpunkt auf psychiatrisch-phänomenologischen Aspekten sowie einer tiefenpsychologisch-analytischen Konzeption von Suizidalität lag – Gedanken, die heute längst zum Repertoire von Krisenintervention und Suizidprävention gehören –, greift das diesjährige Symposium Aspekte auf, die erst seit Mitte der 80er Jahre und bis heute sehr zögerlich in der Suizidologie diskutiert werden. „Biology of Suicide" hat Ronald Maris, damals Präsident der American Association for Suicide Prevention, sein 1986 in den USA erschienenes Buch genannt, welches erstmals den Versuch machte, das bis dahin bestehende biologische Wissen zusammenzufassen. Eigentlich erst seit den inzwischen bekannten Untersuchungen der schwedischen Gruppe um Marie Asberg interessieren im Rahmen des Konzeptes der Impulskontrollstörung auch neurobiochemische, psychophysiologische, genetische, insgesamt biologische Überlegungen; erst in den letzten Jahren wird von „Psychobiologie der Suizidalität" gesprochen. Verdienstvollerweise haben Hans Jürgen Möller, Armin Schmidtke und Rainer Welz in ihrem Kongreßband zum 1. Europäischen Symposium über empirische Suizidforschung „Current Issues of Suicidology" (Springer, Berlin Heidelberg New York 1988) erstmals auch biologischen Aspekten ein breites Feld eingeräumt. Tabelle 1 gibt einen kurzen Überblick zu heutigen Forschungsfragen.

Tabelle 1. Neuere Forschungsansätze bei Suizidalität – Stichworte

Epidemiologie	Suizidraten im Alter, Suizide FNL/Alt-BRD Suizide bei Depression, Sucht, Schizophrenie, Angststörung, Suizidversuch, Rezidive, Verlauf, Prädiktion, Langzeitprävention
Ätiologie	Krisenmodell, besonders „narzißtische Krise", „Biologie der Suizidalität", Krankheitsmodell
Pathogenese/ Psychodynamik	präsuizidales Syndrom, Stadien der Entwicklung zum Suizid, Flußmodell suizidalen Verhaltens
Neurobiochemie	Defizit in zerebralen serotonergen Systemen, insbesondere bei harter Methode, Störungen im noradrenergen und dopaminergen System, periphere Marker (z. B. Folsäure, Cholesterin), „Impulskontrollstörung"
Psychopharmakologie	Suizidprävention durch Psychopharmaka (z. B. SSRI), Lithium, „Suizidförderung" durch Antidepressiva?
Psychophysiologie	fehlende bzw. rasche Habituation (EDA), erniedrigte elektrodermale Reaktivität bei harten Suizidmethoden
Genetik	Hinweise auf Impulskontrollstörung genetisch vermittelt

Es ist Ziel des diesjährigen Tropon-Symposiums, einen Überblick zu derzeitig bekannten biologischen Aspekten der Suizidalität zusammenzustellen und einem breiten, psychiatrisch-psychotherapeutisch in der Krisenintervention und Suizidprävention tätigen Publikum zugänglich zu machen. Hierfür gebührt sowohl der Firma Tropon-Bayer als auch den Referenten, die sich für diese Tagung zur Verfügung gestellt haben, herzlicher Dank. Es wird sicher ein anstrengender, aber auch inhaltsreicher Symposiumstag werden. Hierfür wünsche ich uns allen einen guten Verlauf.

Inhaltsverzeichnis

1 Suizidalität – Begriffsbestimmung
und Entwicklungsmodelle suizidalen Verhaltens
M. WOLFERSDORF
Mit 4 Abbildungen und 10 Tabellen 1

2 Suizid- und Suizidversuchsraten in Deutschland
A. SCHMIDTKE
Mit 12 Abbildungen 17

    Diskussion zu Vortrag 2 33

3 Neuroanatomie und Neurophysiologie
der zentralen noradrenergen
und serotonergen Neuronensysteme
H.G. BAUMGARTEN und Z. GROZDAVONIC
Mit 2 Abbildungen 37

4 Neurobiochemie suizidalen Verhaltens
J. DEMLING
Mit 18 Tabellen 47

5 Stellenwert bildgebender und neuroendokrinologischer
Verfahren bei der Untersuchung funktioneller Psychosen
mit aggressivem und suizidalem Verhalten
W.P. KASCHKA, D. EBERT und H. FEISTEL
Mit 2 Abbildungen und 2 Tabellen 73

    Diskussion zu Vortrag 5 83

6 Genetik suizidalen Verhaltens
W. MAIER 85

    Diskussion zu Vortrag 6 96

7 Elektrodermale Reaktivität bei Suizidversuch
und Suizid Depressiver
M. WOLFERSDORF, R. STRAUB, F. KELLER und T. BARG
Mit 1 Abbildung und 10 Tabellen 99

8 Herzfrequenzanalysen bei Patienten nach Suizidversuch
und bei anderen affektiven Syndromen
T. RECHLIN, M. WEIS und W.P. KASCHKA
Mit 1 Abbildung und 1 Tabelle 111

Diskussion der Voträge 7 und 8..................... 126

9 Suizidalität unter Antidepressivabehandlung
H.-J. MÖLLER
Mit 3 Abbildungen und 3 Tabellen 129

Diskussion zu Vortrag 9............................ 140

10 Differentielle Psychopharmakotherapie
bei stationären suizidalen Patienten
A. KLIMKE und E. KLIESER
Mit 3 Abbildungen und 5 Tabellen 141

Diskussion zu Vortrag 10........................... 156

11 Lithiumprophylaxe und Suizidprävention
W. FELBER
Mit 4 Abbildungen und 1 Tabelle 157

Diskussion zu Vortrag 11........................... 173

12 Suizidprävention und Langzeittherapie
bei affektiven Störungen
B. AHRENS
Mit 4 Abbildungen und 5 Tabellen 175

Diskussion zu Vortrag 12........................... 192

13 Suizidprävention bei schizophrenen Patienten
A. ROHDE und A. MARNEROS
Mit 2 Abbildungen und 5 Tabellen 193

14 Internistische Intensivmedizin und Betreuung
   von Suizidversuchs-Patienten: Konzepte und Probleme
   H. WEDLER
   Mit 1 Abbildung und 9 Tabellen 201

15 Zur Interaktion von Psychotherapie
   und Psychopharmakotherapie
   bei der Behandlung Suizidgefährdeter
   P. GÖTZE
   Mit 5 Abbildungen 213

   Diskussion der Vorträge 13, 14 und 15 225

16 Zur Psychobiologie suizidalen Verhaltens:
   abschließende Bemerkungen
   M. WOLFERSDORF und W.P. KASCHKA 229

Sachverzeichnis 233

Mitarbeiterverzeichnis

AHRENS, B., Dr. med.
Psychiatrische Klinik und Poliklinik, Freie Universität Berlin,
Eschenallee 3, 14050 Berlin

BARG T., Dipl.-Ing. (FH)
Abt. Psychiatrie I der Universität Ulm,
Psychiatrisches Landeskrankenhaus Weißenau,
Weingartshofer Straße 2, 88214 Ravensburg-Weißenau

BAUMGARTEN, H.G., Prof. Dr. med.
Institut für Anatomie, Freie Universität Berlin,
Königin-Luise-Platz 15, 14195 Berlin

DEMLING, J., Priv.-Doz. Dr. med.
Psychiatrische Klinik und Poliklink,
Universität Erlangen-Nürnberg,
Schwabachanlage 6, 91054 Erlangen

EBERT, D., Priv.-Doz. Dr. med.
Psychiatrische Klinik und Poliklinik,
Universität Erlangen-Nürnberg,
Schwabachanlage, 91054 Erlangen

FEISTEL, H., Dr. med.
Nuklearmedizinische Klinik mit Poliklinik,
Universität Erlangen-Nürnberg,
Krankenhausstraße 12, 91054 Erlangen

FELBER, W., Prof. Dr. med.
Klinik und Poliklinik für Psychiatrie,
Universitätsklinikum Carl-Gustav-Carus,
Medizinische Fakultät der TU Dresden,
Fletscherstraße 74, 01307 Dresden

GÖTZE, P., Prof. Dr. med.
Psychiatrische Universitätsklinik,
Therapiezentrum für Suchtgefährdete,
Martinistraße 52, 20251 Hamburg

GROZDANOVIC, Z., Dr. med.
Institut für Anatomie, Freie Universität Berlin,
Königin-Luise-Platz 15, 14195 Berlin

KASCHKA, W.P., Prof. Dr. med.
Abt. Psychiatrie I der Universität Ulm,
Psychiatrisches Landeskrankenhaus Ravensburg-Weißenau,
Weingartshofer Straße 2, 88214 Ravensburg-Weißenau

KELLER, F., Dipl.-Psych. Dr. rer. biol. hum.
Arbeitsgruppe Verlaufsforschung,
Abt. Psychiatrie I der Universität Ulm,
Psychiatrisches Landeskrankenhaus Weißenau,
Weingartshofer Straße 2, 88214 Ravensburg-Weißenau

KLIESER, E., Prof. Dr. med.
Evangelisches Krankenhaus, Psychiatrische Klinik der Universität,
Postfach 100543, 45805 Gelsenkirchen

KLIMKE, A., Dr. med.
Rheinische Landes- und Hochschulklinik Düsseldorf,
Psychiatrische Klinik der Heinrich-Heine-Universität,
Bergische Landstraße 2, 40605 Düsseldorf

MAIER, W., Prof. Dr. med.
Psychiatrische Klinik, Universität Mainz,
Untere Zahlbacherstraße 8, 55029 Mainz

MARNEROS, A., Prof. Dr. med.
Klinik und Poliklinik für Psychiatrie,
Martin-Luther-Universität Halle-Wittenberg,
Julius-Kühn-Straße 7, 06097 Halle/Saale

MÖLLER, H.-J., Prof. Dr. med.
Psychiatrische Klinik und Poliklinik, Universität München,
Nußbaumstraße 7, 80336 München

RECHLIN, T., Priv.-Doz. Dr. med.
Psychiatrische Klinik, Universität Erlangen-Nürnberg,
Schwabachanlage 6, 91954 Erlangen

ROHDE, A., Priv-Doz. Dr. med.
Klinik und Poliklinik der Psychiatrie,
Martin-Luther-Universität Halle-Wittenberg,
Julius-Kühn-Straße 7, 06097 Halle/Saale

SCHMIDTKE, A., Priv.-Doz. Dr. phil., Dipl.-Psych.
Bereich Klinische Psychologie der Psychiatrischen Klinik
und Poliklinik der Universität Würzburg
und Deutsche WHO/EURO Forschungsgruppe
des WHO-Multicentre Study on Parasuicide Würzburg,
Füchsleinstraße 15, 97080 Würzburg

STRAUB, R., Dipl.-Psych. Dr. rer. biol. hum.
Arbeitsgruppe Klinische Psychophysiologie,
Abt. Psychiatrie I der Universität Ulm,
Psychiatrisches Landeskrankenhaus Ravensburg-Weißenau,
Weingartshofer Straße 2, 88214 Ravensburg-Weißenau

WEDLER, H., Priv.-Doz. Dr. med.
2. Med. Klinik, Bürgerhospital Stuttgart,
Tunzhofer Straße 14–16, 70191 Stuttgart

WEIS, M., Dr. med.
Psychiatrische Klinik, Universität Erlangen-Nürnberg,
Schwabachanlage 6, 91054 Erlangen

WOLFERSDORF, M., Priv.-Doz. Dr. med.
Abt. Psychiatrie I der Universität Ulm,
Psychiatrisches Landeskrankenhaus Ravensburg-Weißenau,
Weingartshofer Straße 2, 88214 Ravensburg-Weißenau

1 Suizidalität – Begriffsbestimmung und Entwicklungsmodelle suizidalen Verhaltens

M. Wolfersdorf

> Suizidales Denken und Handeln ist ein allgemein menschliches Problem, das es seit Anbeginn der Menschheit gibt. Suizidprävention geschieht heute vor dem Hintergrund eines medizinisch-psychosozialen Paradigmas, das suizidales Handeln im Kontext psychosozialer Krisen bzw. psychischer Krankheit sieht. Dadurch stellt sich die Frage nach Legitimation der Suizidprävention nicht, sondern diese wird zur Hilfeleistung in psychosozialen Krisen und psychiatrischen Notfallsituationen. In diesem Kontext gibt es auch keinen „Freitod". Kernpunkt des modernen Verständnisses von Suizid ist die Intention des Betroffenen, nicht die Letalität der Methode oder das gewählte Setting. Bei den heutigen Erklärungsansätzen handelt es sich entweder um ätiologische oder um Entwicklungsmodelle. Tiefenpsychologische Konzepte von Suizidalität sind befriedigend ausformuliert und Grundlage psychotherapeutisch orientierter Krisenintervention. Eine integrative „psychobiologische Suizidforschung" unter Einbeziehung psychopharmakologischer Überlegungen steht hingegen erst am Anfang ihrer Entwicklung.

1.1 Einleitung

Suizidales Denken und Handeln hat im Laufe der Menschheitsgeschichte *unterschiedlichste Bewertungen* erfahren. Der Spannungsbogen reicht von *„Suizidalität als Ausdruck des freien Menschen"* bis zu *„Suizidalität als Ausdruck größter Einengung durch psychische Erkrankung oder Lebenssituation"*, von *„Selbsttötung als sittlich hochstehende Tat"* bis zu *„Suizidalität als verwerflich, sündhaft, schuldhaft"*, von „Selbsttötung gesellschaftlich gefordert" bis zu „gesellschaftlich geächtetes und verurteiltes Verhalten". Die *Wertung in den Religionen ist und war unterschiedlich*: Verbot des Suizides im jüdischen Talmud; Verbot des Suizides im Islam; im Christentum fehlende Verurteilung oder Bewertung suizidaler Handlungen im Alten und im Neuen Testament; Negierung des Suizides im Buddhismus oder Hinduismus. Auf die unterschiedlichen philosophischen Betrachtungsweisen von Suizidalität in der Menschheitsgeschichte soll hier nicht eingegangen werden; hierzu sei auf die entsprechende Literatur verwiesen (z.B. Simson 1976; Ebeling 1979; Shneidman et al. 1970; Farberow 1980; Baechler 1981; Haenel 1989).

In der Medizin und Psychiatrie wurde Suizidalität nahezu stets in der Nähe von Depression und im Kontext eines Krankheitsmodells diskutiert. Robert Burton

(1621, dtsch. Übers. Horstmann 1988, S. 325) schreibt: „Selten endet die Melancholie tödlich, außer in den Fällen – und das ist das größte und schmerzlichste Unglück, das äußerste Unheil –, in denen ihre Opfer Selbstmord begehen, was häufig geschieht. So haben schon Hippokrates und Galen feststellen müssen: „Wenngleich sie den Tod fürchten, legen sie doch meistens Hand an sich, und das wird aller ärztlichen Kunst zum Verhängnis: ... Ihr äußerstes Elend peinigt und quält diese Menschen derart, daß sie keine Freude mehr am Leben finden und sich gleichsam gezwungen sehen, sich den Kelch anzutun, um ihr unerträgliches Leid abzuschütteln. So begehen ... einige in einem Anfall von Raserei, die meisten aber aus Verzweiflung, Sorge, Angst und Seelenpein Selbstmord, denn ihre Existenz ist unglücklich und jammervoll" (Zitat Ende). Griesinger (1867) diskutierte das Problem des Suizides im Zusammenhang von „Schwermut mit Äußerung von Zerstörungstrieben". Dabei war für Griesinger der Suizid „durchaus nicht immer das Symptom oder das Ergebnis einer psychischen Krankheit. Da ist er es nicht, wo die Stimmung des Lebensüberdrusses in einem gewissen richtigen Verhältnis zu den gegebenen Umständen, zu den äußerlich nachweisbaren psychischen Ursachen steht, wo der Entschluß frei gefaßt und nach Umständen wieder aufgegeben werden konnte und kein anderweitiges Zeichen psychischer Erkrankung sich findet". Von Esquirol (1838) stammt die Aussage: „Der Selbstmord bietet alle Merkmale der Geisteskrankheit", womit Suizidalität in den Kontext der Medizin und Psychiatrie gestellt und die Grundlage für ein medizinisches Paradigma in der Nachfolge einer religiös-philosophischen Sichtweise vorbereitet wurde. Als Ende des 19. Jahrhunderts das Buch von Durkheim (1897 bzw. 1973) „Der Selbstmord" erschien, war die *Suizidproblematik auch als soziologisches Thema* festgeschrieben. Auf dieser Basis fundieren *die späteren tiefenpsychologisch-psychoanalytischen Modellvorstellungen zur Suizidalität*, die, um nur einige zu nennen, mit den Namen S. Freud (1917), P. Federn (1929), K. Menninger (1938) in der ersten Hälfte des 20. Jahrhunderts, in den letzten 2 Dekaden zumindest in Deutschland mit den Namen Henseler (1974) bzw. C. Reimer (1985, 1986) oder neuerdings auch Kind (1992) verbunden werden können. Für S. Freud (1917) galt, „... daß kein Neurotiker Selbstmordabsichten verspürt, der solche nicht von einem Mordimpuls gegen andere auf sich zurückwendet ...", damit war *Suizidalität ein intrapsychisches Problem*, während für P. Federn (1929) mit seiner Formulierung „Man darf einen Selbstmordgefährdeten nur behandeln, wenn man ihn am Leben zu erhalten wünscht" bereits der *interaktionelle Aspekt* bedeutsam war, die *Beziehung des Objektes zum suizidalen Subjekt*, eine Betrachtungsweise, die bei Henseler bzw. C. Reimer in der Konzeption der Suizidalität als Ausdruck einer narzißtischen Krise und bei Kind (1992) im Verständnis von Suizidalität als Ausdruck der Gestaltung und Sicherung einer Objektbeziehung aufgegriffen und betont wird.

Das *Phänomen „Suizidalität"* hat es in allen Völkern, in allen Kulturen, allen Gesellschaftsformen, zu allen Zeiten der Menschheitsgeschichte gegeben (Haenel 1989; Commitee on Cultural Psychiatry, Griffith et al. 1989). Durch die genannte Entwicklung und nicht zuletzt unter dem Einfluß des Wiener Suizidforschers und Psychiaters Ringel (1953) bzw. der Aktivitäten der verschiedenen Gesellschaften zur Suizidprävention (International Association for Suicide Prevention IASP, Deutsche Gesellschaft für Suizidprävention Hilfe in Lebenskrisen e.V. (DGS), u. a.)

wird *Suizidalität heute im Kontext eines „medizinisch-psychosozialen Paradigmas"* gesehen. Vor dem Hintergrund eines derartigen medizinisch-psychosozialen Paradigmas stellt sich die *Frage nach der Legitimation von Suizidprävention* nicht, sondern diese wird zur Leistung von Hilfe in psychosozialen Krisen und psychiatrischen Notfallsituationen. Von *helferisch-therapeutischer Seite besteht die Aufgabe in einer sensiblen Wahrnehmung*, im Erkennen dieser Signale, in der Übernahme der Verantwortung unter Respektierung menschlicher Angemessenheit von Verhütungsmaßnahmen und unter fürsorglicher Barmherzigkeit mit der Not des Betroffenen. Suizidprävention und Krisenintervention beschäftigt sich also mit Menschen, die in ihrer psychophysischen und psychosozialen Not, im Fehlen oder in der Minderung freier Selbstverfügbarkeit Hilfe benötigen und suchen. Es geht dann nicht nur um das Verhüten von akutem Versterben im Sinne von „Zeitgewinn", sondern um an- und einforderbare Hilfsangebote, um Klärung und Fürsorge, Diagnostik und Therapie. In diesem Kontext gibt es auch keinen „Freitod". Im Einzelfall können bilanzierende Aspekte, jedoch immer auf der krankhaft oder durch psychosoziale Not veränderten Basis entstehend, fernab z. B. von psychotischer Eingeengtheit, eine Rolle spielen, die jedoch nicht mit „Freitod" verwechselt werden dürfen. Wenn es den sog. Freitod denn geben sollte, dann jedenfalls nicht in der großen Gruppe der notleidenden Menschen in Krise und Krankheit, die sich an das jeweilige medizinisch-psychosoziale Hilfssystem wenden.

1.2 Versuch einer Begriffsbestimmung

Vor *dem Hintergrund eines medizinisch-psychosozialen Paradigmas von Suizidalität*, das unter psychodynamischen Gesichtspunkten den *Beziehungsaspekt* – Bedeutung von Suizidalität in der Subjekt-Objektbeziehung, in der interaktionellen Beziehungskrise – und anderseits die *Zuordnung zu psychischer Krankheit und psychopathologischer Auffälligkeit* betont, läßt sich Suizidalität am ehesten mit nachfolgenden Statements (Tabelle 1) skizzieren. Suizidalität als Krankheit i. S. einer medizinischen Entität gibt es nicht, denn suizidales Denken und Handeln ist grundsätzlich allen Menschen mögliches Denken und Verhalten. Während Ruhe- oder Todeswünsche, ja Suizidideen im Laufe eines Lebens bei den meisten Menschen beobachtbar sind, finden sich suizidale Handlungen häufiger in psychosozialen Krisen und bei psychischer Erkrankung. So führen die Hoffnungslosigkeit einer tiefen Depression, das Bedrohtheitsgefühl in einer beginnenden schizophrenen

Tabelle 1. Suizidalität als menschliche Möglichkeit

Suizidalität ist grundsätzlich allen Menschen eigen und per se keine Krankheit und kein Syndrom.

Ruhe-, Todeswünsche, Suizidideen finden sich zeitweise bei den meisten Menschen, suizidale Handlungen häufiger in psychosozialen Krisen und bei psychischer Erkrankung (medizinisch-psychosoziales Paradigma).

Suizidalität ist fast immer Ausdruck von Einengung durch subjektiv erlebte oder objektive Not, durch psychisch oder körperlich bedingte Befindlichkeits- und Erlebensstörung, selten von sog. Freiheit und unbeeinträchtigter Wahlmöglichkeit.

Tabelle 2. Suizidalität – Begriffsbestimmung

Suizidalität ist die Summe aller Denk- und Verhaltensweisen von Menschen oder Gruppen von Menschen, die in Gedanken, durch aktives Handeln, Handelnlassen oder passives Unterlassen den eigenen Tod anstreben bzw. als mögliches Ergebnis einer Handlung in Kauf nehmen

Tabelle 3. Spektrum von Suizidalität

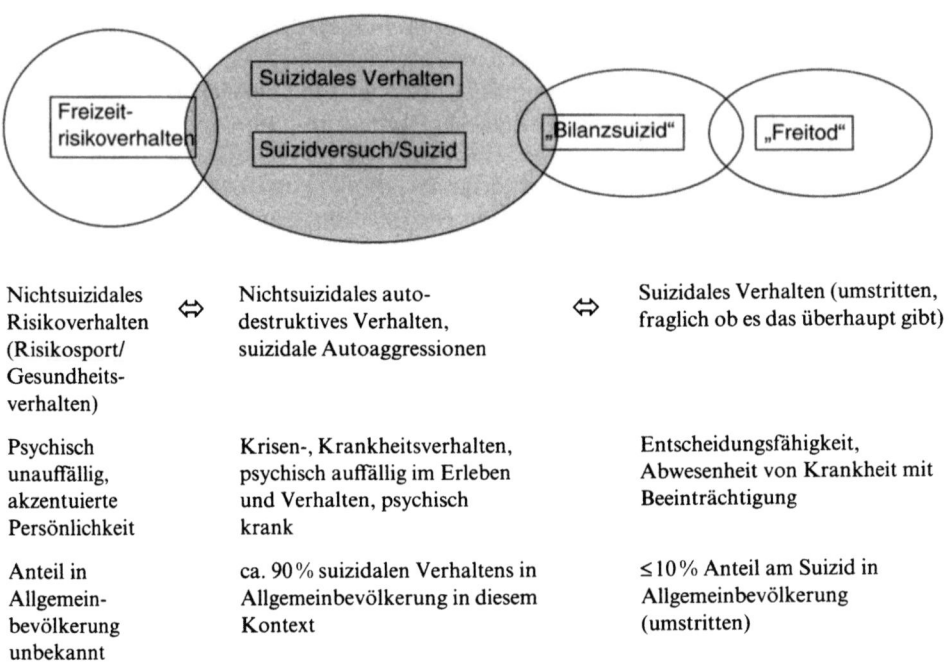

Nichtsuizidales Risikoverhalten (Risikosport/ Gesundheitsverhalten)	⇔	Nichtsuizidales autodestruktives Verhalten, suizidale Autoaggressionen	⇔	Suizidales Verhalten (umstritten, fraglich ob es das überhaupt gibt)
Psychisch unauffällig, akzentuierte Persönlichkeit		Krisen-, Krankheitsverhalten, psychisch auffällig im Erleben und Verhalten, psychisch krank		Entscheidungsfähigkeit, Abwesenheit von Krankheit mit Beeinträchtigung
Anteil in Allgemeinbevölkerung unbekannt		ca. 90% suizidalen Verhaltens in Allgemeinbevölkerung in diesem Kontext		≤10% Anteil am Suizid in Allgemeinbevölkerung (umstritten)

Erkrankung, der bewußt erlebte beginnende geistige Abbau in einer Demenz, eine hoffnungslos und ausweglos erscheinende Situation – dies als einige Beispiele – näher an die allgemein menschliche Möglichkeit einer vorzeitigen Beendigung des eigenen Lebens heran. Hier im Feld psychischer Erkrankung – ist Suizidalität fast immer Ausdruck von Einengung – um den von Ringel (1953) bei der Beschreibung des präsuizidalen Syndroms geprägten Begriff etwas erweitert zu verwenden – durch subjektiv erlebte oder objektive Not, durch psychisch und körperlich bedingte Befindlichkeits- und Erlebensstörung und nicht von sogenannter Freiheit oder unbeeinträchtigter Wahlmöglichkeit.

Die eigene Definition von „Suizidalität" in Tabelle 2 lehnt sich an die Begriffsbestimmung von Haenel u. Pöldinger (1986) an, die Suizidalität als das Potential aller seelischer Kräfte beschrieben haben, das auf Selbstvernichtung tendiert. Das *Gesamtspektrum von Suizidalität* (Tabelle 3) ist hinsichtlich seiner Überschneidungen mit nichtsuizidalem Freizeit-Risikoverhalten oder nichtsuizidalem autodestruktiven Verhalten in der Diskussioon. Steinert (1993) plädiert für eine differenzierte Betrachtung des breiten Spektrums von Risikoverhaltensweisen und für die Berücksichtigung der zuweilen doch erheblichen Diskrepanzen zwischen subjektivem Risikoerleben und objektiver Gefahr; nur in seltenen Fällen gebe es bewußtseinsnahe suizidale Intentionen. Farberow (1994) unterscheidet zwischen indirektem suizidalem Verhalten, welches von der Selbstentwertung bis zu Hochrisikoverhalten reiche, mit Selbstverletzung einhergehen könne unter Einschluß der Möglichkeit des Versterbens, jedoch ohne Absicht, den eigenen Tod herbeizuführen, und direktem selbstdestruktiven Verhalten, welches von präsuizidalen Verhaltensweisen mit Vorbereitung zur Selbstzerstörung über den Suizidversuch bis zur Suizidankündigung und -durchführung sich spannen könne. Menninger (1938) hatte auch chronische Selbstschädigung, z. B. Suchtkrankheiten oder Eßstörungen, als Suizidalität verstanden; das „Sich-sterben-Lassen", die „Selbstaufgabe" bei alten Menschen (Tenter 1994) wird als stille suizidale Handlung diskutiert, wobei hier breite Überschneidungsbereiche zur Non-Compliance vorliegen. Auch die Fragen der Abgrenzung von Suizidalität von bzw. die Überschneidungsbereiche mit Störungen der Impulskontrolle nichtsuizidalen Charakters (wie sie in der ICD-10 unter Persönlichkeits- und Verhaltensstörungen subsumiert sind: F63 abnorme Gewohnheiten und Störungen der Impulskontrolle: pathologisches Glücksspiel, pathologische Brandstiftung, pathologisches Stehlen, Trichotillomanie, sonstige abnorme Gewohnheiten und Störungen der Impulskontrolle; Dilling et al. 1993) oder die Überschneidungen von primär nichtsuizidalen autoaggressiven Verhaltensweisen aus der Gruppe der artifiziellen Störungen (F68, z. B. Selbstverletzungen, z. B. Sachsse 1994) mit Suizidalität werden heute diskutiert. Hier geht es insbesondere um Probleme des Überganges bzw. des Wechsels von nichtsuizidalem autodestruktivem zu suizidalem autoaggressivem Verhalten, eine klinisch relevante Fragestellung, die sich beim Umgang mit sich selbst verletzenden Patienten und Patientinnen, z. B. mit Diagnosen wie Borderline-Persönlichkeitsstörungen oder Eßstörungen, stellt.

Entscheidungshilfe kann dabei *die heute bevorzugte Definition von Suizid und Suizidversuch, also suizidalem Handeln, liefern: Suizid und Suizidversuch meinen die vorsätzliche, bewußte und absichtliche, zielgerichtete Handlung eines Menschen bzw. die Unterlassung einer lebensrettenden Handlung mit der bewußten Absicht der Selbsttötung bzw. der Inkaufnahme des Versterbens.* Auf der Seite des Handelnden besteht das Wissen, die Überzeugung, der Glaube, durch die angewandte Methode zu versterben; Suizid und Suizidversuch sind dann nur durch den Ausgang getrennt, Suizid heißt, der Handelnde ist verstorben durch oder in Folge der Handlung; Suizidversuch heißt, die suizidale Handlung wurde, aus welchen Gründen auch immer, überlebt.

Kernpunkt des heutigen Verständnisses von Suizid *und Suizidversuch ist also die Intention des Betroffenen,* wie sie von ihm selbst im Gespräch oder in Abschiedsbriefen angegeben wird, *und nicht die Letalität der Methode oder das gewählte Setting.* Auch sog. motivationale Aspekte (Tabelle 4) entscheiden nicht über die Einschätzung als „suizidal" oder „nichtsuizidal". Häufig werden appellative Aspekte, die aus dem Setting der suizidalen Handlung und der Wahl der Selbsttötungsmethode durchaus deutlich werden können, dann nämlich als „nichternsthaft" abgewertet, was dem Betroffenen die Chance nimmt, sich mit der Frage nach der

Tabelle 4. Suizidalität – Motivationale Aspekte

hilflos	– appellativ
hoffnungslos	– leer
verzweifelt	– panikartig
altruistisch	– Opferhaltung
psychotisch	– imperativ
dranghaft	– raptusartig
manipulativ	– instrumentell
aggressiv	– Rachewünsche

Adäquatheit seiner Handlungsweise, dem darin enthaltenen Risiko des Versterbens, der Wiederholungsgefahr oder auch der Bedeutung des Zieles seiner suizidalen Handlung auseinanderzusetzen. Nicht nur der dranghaft-raptusartige Suizidversuch aus einer psychotischen Erkrankung heraus oder der altruistisch motivierte Suizidversuch in einer Depression, sondern jegliche suizidale Handlung, auch die appellativ oder manipulativ-instrumentell erscheinenden, sind ernstzunehmen. Daß als Konsequenzen für Krisenintervention und Therapie unterschiedliche Schwerpunkte bei einer psychotisch mitbestimmten oder einer appellativ imponierenden suizidalen Handlung gesehen werden können, ist offensichtlich.

Auf die Probleme des Überganges nichtsuizidaler autoaggressiver Handlungsweisen zu suizidaler Autoaggression, deren Beurteilung klinisch sich häufig als schwierig erweist, jedoch oft Konsequenzen z. B. für Ausgangsregelungen, für kontrollierend-fürsorgliche Maßnahmen hat, wurde bereits hingewiesen; hier ist die Intention, wie von dem Handelnden geäußert, Richtschnur der Zuordnung.

Eine *Anmerkung zum „Bilanzsuizid"*. Unter Bilanzierung wird das Aufrechnen des bisherigen Lebens und der bisherigen Situation verstanden, woraus sich ein negatives Ergebnis und als Konsequenz die Selbsttötung ergibt; die rationale affektive Freiheit eines solchen Entschlusses wird jedoch von vielen bestritten (Peters 1984). Versteht man unter Bilanzierung das Aufrechnen unterschiedlichster Faktoren, so spielen solche Aspekte bei nahezu allen suizidalen Handlungen eine Rolle, ohne daß dann jedoch von freier Willensentscheidung gesprochen werden kann, sondern diese Aufrechnung und Bewertung von Aspekten der Lebens-, Beziehungs- oder Wertsituation ist im Rahmen der aktuellen Not bzw. psychischen Krankheit mit verändertem Erleben und Wahrnehmen zu sehen. Auch die Bilanzierung des chronisch schizophrenen Patienten, selbst wenn er ohne psychotische Symptomatik ist, ist keine freiheitliche Entscheidung, denn sie geschieht vor dem Hintergrund der bereits krankheitsbedingt geschehenen Einengung und Einschränkung von Lebensmöglichkeiten. Der sog. Freitod wäre dann der eigentliche Bilanzsuizid bei völligem Fehlen von Not oder Krankheit, von krankheitsbedingten Faktoren in der Vergangenheit oder von durch Hoffnungs- und Perspektivelosigkeit bedingter Einengung.

Für die *Beurteilung von Suizidalität in der Alltagspraxis* empfiehlt sich eine Orientierung an Begrifflichkeiten, wie sie von Betroffenen selbst verwendet werden (Tabelle 5). Eine derartige Einteilung umfaßt Wünsche nach Ruhe, Pause und Unterbrechung im Leben, konkrete Suizidideen und -absichten, damit Aspekte, die

Tabelle 5. Suizidalität klinisch-pragmatische Einteilung

	Formulierungen
Wunsch nach Ruhe, Pause, Unterbrechung im Leben, evtl. mit „Gottesurteil"	„Zwanzig Stunden Schlaf, aufwachen und dann alles vorbei – und wenn ich nicht mehr aufwache, ist es auch recht"
Todeswunsch, in die Zukunft verlagerte Suizidalität	„Lieber tot sein als so weiterleben"
Suizidideen, -phantasie ohne konkrete Absicht	„Ich könnte mich ja auch umbringen"
Suizidabsicht, einschießende Suizidimpulse	„Ich werde mich umbringen", sich umbringen müssen
Suizidale Handlungen: Suizidversuch („Parasuizid") Suizid	Suizidversuche im engeren Sinne, parasuizidale Handlungen,
Wunsch nach Pause →	suizidale Handlung
Eher passive Suizidalität →	aktive Handlung
Fürsorge von therapeutischer Seite, aber auch Eigenverantwortung →	Zunahme von „sichernder" Fremdverantwortung, therapeutische Verantwortung

sich im Bereich des Denkens, Erwägens, des Überlegens abspielen. Unter juristischen Gesichtspunkten findet sich die Schnittstelle für fürsorglich-sichernde Maßnahmen zwischen Suizidideen ohne konkrete Absicht und erklärter Suizidabsicht; hier müssen therapeutisch-pflegerischfürsorgliche und sichernde Maßnahmen greifen.

Ob an der Schnittstelle von Suizididee ohne Handlungsdruck zu Suizidabsicht bzw. -versuch auch *neurobiologische* Aspekte eine Rolle spielen, muß diskutiert werden. Die Ergebnisse der bisherigen psychobiologischen Untersuchungen aus den Bereichen Neurobiochemie und Psychophysiologie weisen in die Richtung, daß hier der Faktor Impulskontrollstörung sozusagen hinzukommt bzw. wirksam wird. Daß sich nämlich Ergebnisse der Neurobiochemie bzw. der Psychophysiologie am ehesten bei Menschen mit Suizidversuchen und Suiziden mit sog. harter Methodik aufzeigen lassen und nicht bei Menschen mit Suizidideen oder Todeswünschen, könnte in dieser Richtung interpretiert werden. Dies könnte bedeuten, daß suizidales Denken erst dann „pathologisch" bzw. gefährlich wird, wenn gleichzeitig eine biologische Seite aktivert wird (z. B. durch überwältigende Krankheit, durch pharmakogene Überstimulation) und/oder bei Wegfall Aggressivität kontrollierender Faktoren, wie z. B. gesellschaftlicher Kontrollen durch Gesetze zur Aggressionsbegrenzung oder innerfamiliärer Normkontrollen zum Umgang mit aggressiven Impulsen. Zusätzlich wird dann auch die permissive Einstellung einer Gesellschaft zur Suizidalität oder die Familientradition, bei Schande, Ehrverlust, schwieriger sozialer Situation, Belastung der Familie durch die eigene Person „sich aus dem Feld zu nehmen", als Suizidmodell innerhalb der Familie oder der Bezugsgruppe suizidfördernd.

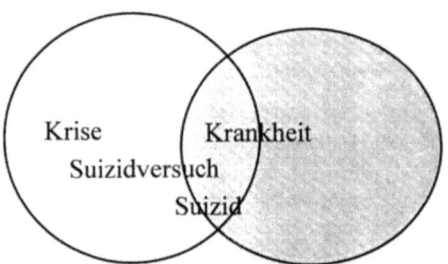

Abb. 1. Krisen- und Krankheitsmodell von Suizidalität

Tabelle 6. Ätiologische Modellvorstellungen zur Suizidalität

Narzißtische Krise
  Persönlichkeitsentwicklung mit Selbstwertstörung; spezifische Partnerwahl; narzißtische Besetzung von Beziehung, Objekt, eigener Person, Umwelt

Biologisches Modell
  Impulskontrollstörung, genetisch determiniert, manifestiert sich als Störung vor allem im serotonergen System; periphere Marker (Thrombozytenmodell, Serum- und Ery-Folsäure, Cholesterinwerte, elektrodermale Reaktivität), besonders bei „harter" Suizidmethode

1.3 Modelle der Entstehung und Entwicklung von Suizidalität

Bei den derzeit vorliegenden Erklärungsansätzen für suizidales Verhalten sind *ätiologische Modelle*, die Aussagen zu möglichen Ursachen suizidalen Verhaltens machen, von *Entwicklungsmodellen* zu unterscheiden, die das Fortschreiten und die Wechselwirkung zwischen verschiedenen Faktoren, z. B. Suizidalität fördernden und Suizidalität bremsenden, beschreiben (Abb. 1, Tabelle 6). Zu den ätiologischen Modellen gehört das, vor allem im psychosozialen Versorgungsbereich (z. B. Kriseninterventionseinrichtungen, Beratungsstellen) favorisierte *Krisenmodell* sowie das im engeren psychiatrisch-medizinischen Feld vorherrschende *Krankheitsmodell von Suizidalität* (eigentlich ein biologisches Modell). Unter den Entwicklungsmodellen sind neben dem *Anomie-Konzept von Durkheim* (1897) oder dem *lerntheoretischen Konzept* (z. B. Schmidtke 1988) vor allem die phänomenologisch-psychiatrischen Entwicklungsbeschreibungen zu finden, wie sie im „*präsuizidalen Syndrom*" von Ringel (1953) oder auch in den „*Stadien der suizidalen Entwicklung*" von Pöldinger (1968) skizziert sind. Nachfolgend sollen zuerst die ätiologischen Modelle, dann die Entwicklungskonzepte in aller Kürze beschrieben werden.

1.3.1 Ätiologische Modelle

Das *Krisenmodell* geht aus von einer *bisher psychisch unauffälligen Persönlichkeit*, die mit ihren Bewältigungsstrategien Lebensereignisse und Belastungen hat meistern können. Kommt es zu einem *Lebensereignis*, das mit den bisherigen Strategien nicht mehr bewältigbar erscheint, versagen oder fehlen zusätzliche äußere Ressourcen (Familie, Partnerschaft, Gesundheitssystem, Pfarrer etc.), besteht auch ein Lösungsdruck, so entwickelt sich ein *innerer Spannungszustand*, der mit *Symptomatik* einhergeht: Einengung der Gedanken auf die Problematik, Unfähigkeit andere Aspekte und Lösungswege wahrzunehmen, Unfähigkeit zu einer kritisch-distanzierenden Bewertung, sodann Gefühle von dysphorischer Gereiztheit, Depressivität, Attributionen von Hilf- und Hoffnungslosigkeit; ängstliche Anspannung, körperliche Unruhe, Schlafstörungen, Appetitstörungen, Ängste vor Kontrollverlust usw. treten auf. Es ist zu vermuten, daß in der *Lebensgeschichte dieser Personen* selbstdestruktive Stile der Konfliktbewältigung, depressive Attributionsstile, Neigung zu Selbstentwertung oder Gefühle von existentieller Lebensunfähigkeit häufiger vorliegen, kompensatorische Beziehungspartner-, Berufswahlen stattfanden oder/und auch Modelle für suizidales Verhalten in der Familie oder deren Umfeld (gelerntes Verhalten am Beispiel von Modellen der jeweiligen Bezugsgruppe) oder gesamtgesellschaftlich eine hohe Akzeptanz von Suizidalität vorliegen. Wünsche, „aus dem Feld zu gehen", Ruhewünsche, Phantasien, lieber tot sein zu wollen, Suizidideen werden aktualisiert und rücken als eine der Möglichkeiten, Spannung abzuführen, näher. Auch eine psychische Erkrankung, z. B. eine reaktive Depression, kann ausgelöst werden, eine körperliche, z. B. psychosomatische Störung, kann auftreten oder sich verschlechtern, Entwicklungen von Mißbrauch und Sucht können angestoßen werden. Suizidales Verhalten ist hier also eine Form des Krisenverhaltens und kann auch als Anpassungsstörung, Belastungsreaktion, depressiv-suizidale Reaktion bezeichnet werden (z. B. nach Mitteilung einer Krebsdiagnose, eines unerwarteten Todesfalles u. ä.). Caplan bzw. Cullberg (zit. nach Sonneck 1982) haben Veränderungskrisen von traumatischen Krisen unterschieden, Henseler (1974) und. C. Reimer (1985) haben *suizidales Verhalten als Ausdruck* einer spezifisch definierten, nämlich *einer sog. narzißtischen Krise* skizziert, wobei hier unter ätiologischen Gesichtspunkten eine gestörte Selbstwertentwicklung mit einer entsprechenden Partner- oder auch Berufswahl mit dem Ziel der Stabilisierung des eigenen Selbstwertgefühls zugrunde liegt. Suizidalität tritt dann auf bei Beziehungsbedrohung bzw. Gefährdung des eigenen Wertgefühls und führt zu Gefühlen der existentiellen Lebensunfähigkeit, des Nichtertragenkönnens, des unerträglichen seelischen Schmerzes. Dieses Modell der narzißtischen Krise läßt sich nicht nur bei Suizidalität im Rahmen von Beziehungsstörungen oder entsprechender Beziehungsgestaltung anwenden, sondern bei allen suizidalen Krisen, in denen es um die Bedrohung des Wertgefühls des Menschen geht.

Das *Krankheitsmodell* (Abb. 2) ist ein *psychobiologisches Modell von Suizidalität* im engeren Sinne und hat den Charakter eines *Flußdiagramms*; vermittelnde psychopathologische Faktoren sind in Tabelle 7 aufgelistet. Es lehnt sich an Beschreibungen von Mann u. Stanley (1988) bzw. ein Flußdiagramm zur suizidalen Dynamik speziell bei depressiven Erkrankungen von Wolfersdorf (1991) an. Steinert u. Wolfersdorf (1993) versuchten, Fremd- und Autoaggression in einem Modell zu vereinen (Abb. 3) und Aspekte der unterschiedlichen Entwicklung zu beschreiben.

Die bisherigen Modellvorstellungen zur Entstehung von Suizidalität weisen einen psychologisch-tiefenpsychologischen Schwerpunkt auf, sind gut ausformuliert und therapeutisch umsetzbar, z. T. unter Einbeziehung der jeweiligen sozialen

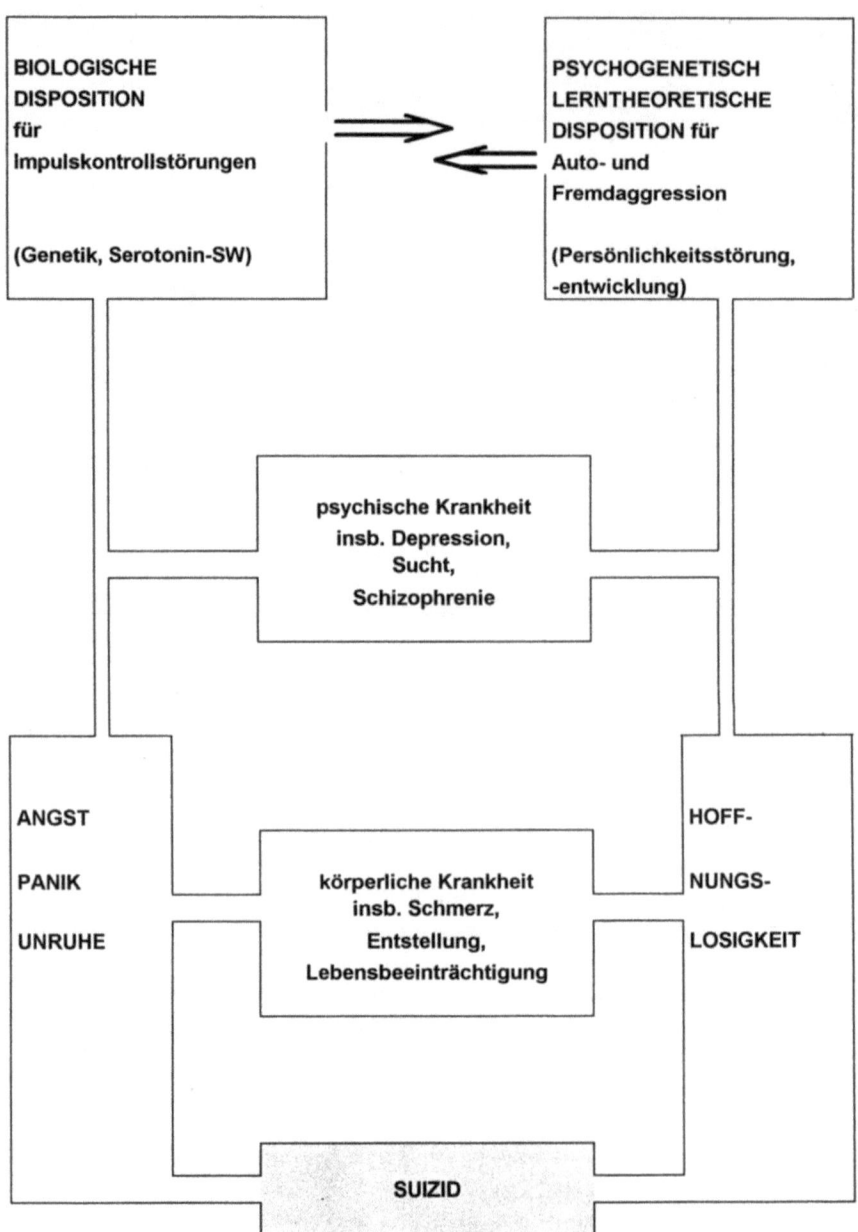

Abb. 2. Suizid: Disposition und Entwicklung

Situation. Von der psychologisch-tiefenpsychologischen Seite wurde auf Aspekte wie gestörte Persönlichkeitsentwicklung (z. B. narzißtische Persönlichkeitsstörung, Borderlinefunktionsniveau bei Henseler 1974; C. Reimer 1985; Kind 1992, u. a.), auf dissoziales Verhalten, auf lerntheoretische Aspekte (z. B. Schmidtke 1988), auf

Tabelle 7. Psychische Krankheit, suizidales Verhalten und mögliche vermittelnde psychopathologische Kennzeichen

---

Psychische Krankheit
⇩
Hoffnungslosigkeit
Unerträglichkeit seelischen Schmerzes
Antizipation unerträglichen körperlichen Schmerzes
Unerträgliche Unruhe
Quälendes Schuldgefühl bis Schuldwahn
Unerträgliche existentielle Bedrohung
Altruismus, Opferhaltung
⇩
Suizidales Verhalten

---

unzureichende interaktionelle bzw. soziale Kontrolle usw. hingewiesen. Erste weltweit rezipierte Befunde, die auf die *Beteiligung biologischer Faktoren hinwiesen*, waren z. B. die Daten aus der Gruppe um Asberg (Asberg et al. 1976) zu Störungen im Bereich des zerebralen Serotonin-Stoffwechsels, die in der Zwischenzeit mehrfach bestätigt und auch hinsichtlich dopaminerger Störungen ergänzt wurden (Übers. bei Maris 1986; Roy 1986; Blumenthal u. Kupfer 1990; Nordstorm et al. 1994; Roy 1994). Auch andere Hinweise werden diskutiert, wie z. B. eine psychophysiologische Hyporeaktivität in der elektrodermalen Aktivität (z. B. Edman et al. 1986; Keller et al. 1991; Wolfersdorf u. Straub 1994), oder Ergebnisse aus der Genetik. Als sog. integratives Modell haben Blumenthal u. Kupfer (1992) ihr Overlap-Konzept (Abb. 4) vorgestellt, das Suizidalität als Ergebnis des Zusammenwirkens verschiedener Faktoren begreift. Bisherige integrative Modelle sind deskriptiv, multikonditional, benennen die Vielfalt der Aspekte und sind für wissenschaftliche Fragestellungen nicht immer hilfreich.

Als ein weiterer Hinweis für die Sinnhaftigkeit eines Krankheitsmodells, d. h. eines wie auch immer gearteten Zusammenhanges zwischen psychischer Erkrankung und Suizidalität, können auch die Häufigkeiten psychischer Erkrankungen beim Suizid gelten. In Tabelle 8 sind aus der Literatur (s. Wolfersdorf u. Mäulen 1992) Angaben zur Suizidmortalität bei psychischen Erkrankungen zusammengefaßt.

1.3.2 Auf Suizidalität angelegte Entwicklungen

Hier ist insbesondere das „*präsuizidale Syndrom*" nach Ringel (1953) zu nennen (Tabelle 9). Ringel versuchte, die präsuizidale Dynamik eines Menschen zu beschreiben, und führte den Begriff der Einengung ein. Hiermit wird der zunehmende Verlust, passiv erlitten oder auch aktiv selbst herbeigeführt, von inneren und äußeren Ressourcen benannt. Hierzu gehört z. B. auch die zunehmende Einstellung von Hoffungslosigkeit und Hilflosigkeit, die Perspektivelosigkeit in einer Depression, die Einengung auf depressive und hoffnungslose Assoziationen

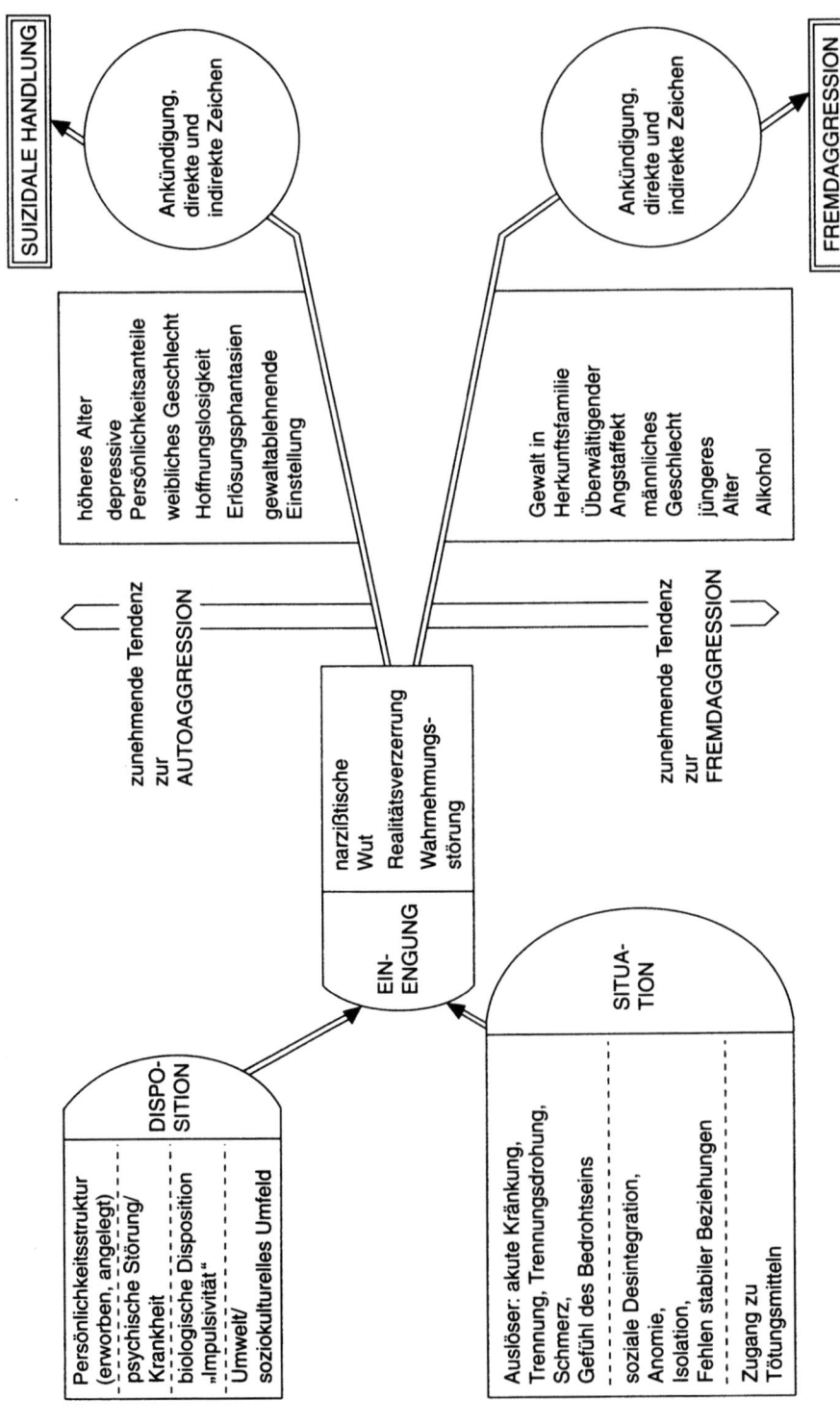

Abb. 3. Handlungsmodell aggressiver und autoaggressiver Dynamik. (Aus Steinert u. Wolfersdorf 1992)

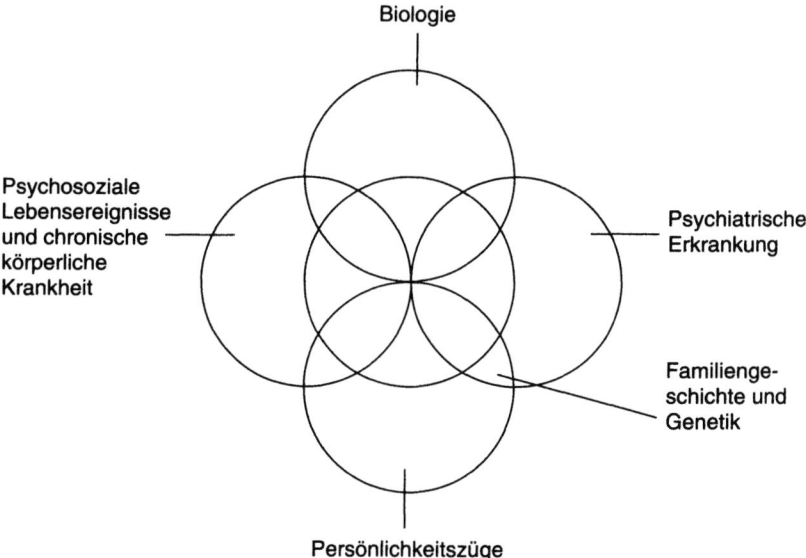

Abb. 4. „Overlap model" für suizidales Verhalten. (Nach Blumenthal u. Kupfer 1986)

Tabelle 8. Suizid/Suizidversuch bei psychischen Krankheiten: Depression, Alkoholkrankheit, Schizophrenie – Schätzungen anhand der Literatur. (Aus Wolfersdorf u. Mäulen 1992)

	Depression [%]	Schizophrenie [%]	Alkoholismus [%]
Anteil an Suizidalität in der			
Allgemeinbevölkerung: Suizid	40–60	2–12	20–30
Suizidversuch	10–50	2–17	≥30
Suizidmortalität im Krankheitsverlauf			
Häufigkeit von Suizidversuchen im	12–18	5–10	10–15
Verlauf	20–60	20–30	3–25
Suizidideen im Krankheitsverlauf	40–80	40–60	≥50

Tabelle 9. Entwicklungsmodelle von Suizidalität

Präsuizidales Syndrom (Ringel)
Stadien der suizidalen Entwicklung (Pöldinger)
Anomiekonzept (Durkheim)
Lerntheoretisches Modell (Linehan, Schmidtke)

und Kognitionen, die Entwicklung paranoiden Denkens und ängstlicher Gestimmtheit mit Rückzug aus allen zwischenmenschlichen Beziehungen, die damit ihren lebenserhaltenden Wert verlieren, nicht mehr bindend sind und keine subjektive Bedeutung mehr haben. Derartige Entwicklungen finden sich nicht nur bei psychisch Kranken, vor allem bei depressiven Patienten, sondern auch bei Menschen in chronischen psychosozialen Belastungssituationen, dann bei alten und vereinsamten, verwitweten Menschen, bei Menschen mit chronischer und lebensbeeinträchtigender körperlicher Erkrankung. Pöldinger (1968) hat die *Stadien der suizidalen Entwicklung* beschrieben und hier neben Erwägung und Entschluß vor allem die Phase der Ambivalenz herausgestellt. Hier geschehen nämlich Appelle, Hilferufe und Ankündigungen, und der ambivalente Patient, der zwischen dem Gedanken, sich zu töten, weil er so nicht mehr weiterleben kann, und dem Wunsch, weiterleben zu wollen, jedoch nicht zu können, schwankt, setzt hier Zeichen und Appelle, die wahrgenommen, ernstgenommen und hinterfragt werden müssen.

1.4 Abschlußbemerkung

Betrachtet man die heutigen Modelle zur Entstehung und Entwicklung suizidalen Verhaltens, so wird eine Tendenz zu Vorstellungen deutlich, welche sowohl biologische als auch psychologische Ansätze einbeziehen. Spricht man beim derzeitigen Wissensstand von biologischen Aspekten der oder bei Suizidalität, dann bedeutet dies in erster Linie den Versuch eines erweiterten Verstehens, der Sammlung von Fakten und Erkenntnissen; einige derzeitige Forschungsfragestellungen der Suizidologie sind in Tabelle 10 aufgelistet. Der Kliniker spricht von Handlungsdruck, von suizidaler Getriebenheit, von suizidalem Raptus, von Verlust der Impulskontrolle, von Spannungsabfuhr und deutet damit immer auch eine wahrscheinlich biologische, eine Antriebskomponente bei Suizidalität an. Dies legitimiert dann auch psychopharmakologische Überlegungen und muß in Konzepte der Suizidprävention eingehen. Offen bleibt naturgemäß eine Reihe von Fragen, die man z. T. auch aus der sonstigen biologischen Erforschung psychischer Störungen kennt, z. B. das Problem von State und Trait, von Störungsnähe, also Kausalität oder Epiphänomenen, ganz abgesehen von der Frage der therapeutischen Relevanz und Konsequenz. Während die tiefenpsychologischen Entwicklungsmodelle bereits den

Tabelle 10. Wesentliche Fragestellungen der Suizidforschung heute

1. *Biologische Suizidforschung*
   – Serotonin-bezogene Suizidforschung, Neurobiochemie
   – Psychopharmaka und Suizidalität, Lithiumprophylaxe und Suizidprävention
   – Elektrodermale Reaktivität und Suizid, Psychophysiologie suizidalen Verhaltens
   – Stoffwechsel und suizidales Verhalten: Cholesterin und Triglyzeride, Folsäure
   – Bildgebende Verfahren und Suizidalität

2. *Klinisch-psychiatrische Suizidforschung*
   – Patientensuizid unter stationärer psychiatrischer Behandlung
   – Suizidalität und Psychose, präpsychotisches Niveau und Suizidalität
   – erweiterter Suizid („murder-suicide")
   – Krisenintervention (z. B. chronische Suizidalität, manipulativ-instrumentelle Suizidalität, Rezidivforschung

3. *Epidemiologische Suizidforschung*
   – Alter und Suizidalität; Suizidrate im Alter
   – Inanspruchnahme von Einrichtungen
   – Abnahme suizidalen Verhaltens (SV)

Grad einer guten Ausformulierung erreicht und sich in der Praxis bewährt haben, bedarf es bezüglich der biologischen Suizidforschung konzeptueller Formulierungen. So ist bis heute offen, ob Suizidalität als Autoaggression in einem größeren Rahmen von Aggression gesehen werden muß, ob das Konzept der Impulskontrolle bzw. der Impulskontrollstörung neben den Zuordnungen, wie sie in ICD-10 oder DSM-III-R getroffen werden, um den Aspekt suizidalen Verhaltens erweitert werden muß und wie eine derartige biologische Grundlage von Impulskontrolle bzw. -störung konzipiert sein soll. Die „Psychobiologie suizidalen Verhaltens" als Forschungsfrage und -auftrag steht erst an ihrem Beginn.

Literatur

Asberg M, Traskman L, Thoren P (1976) 5-HIAA in the cerebrospinal fluid: A biochemical suicide predictor? Arch Gen Psychiatry 33: 1193–1197
Baechler J (1981, dtsch. Übers.) Tod durch eigene Hand. Ullstein, Frankfurt/Main Berlin Wien
Blumenthal SJ, Kupfer DJ (eds) (1990) Suicide over the life cycle. American Psychiatric Press, Washington London
Burton R (1988) Anatomie der Melancholie, 1. Aufl. Oxford 1621. Dtsch. Übers. von U. Horstmann. Artemis, Zürich, München
Committee on Cultural Psychiatry, Griffith EEH et al. (1989) Suicide and ethnicity in the United States. Brunner/Mazel, New York
Dilling H, Mombour W, Schmidt MH (Hrsg) (1993) Internationale Klassifikation psychischer Störungen ICD-no Kapitel V(F), 2. Aufl. Huber, Bern Göttingen Toronto
Durkheim E (1973) Der Selbstmord. Luchterhand, Neuwied Berlin
Durkheim E (1997) (1897 bzw. 1973): Der Selbstmord (dtsch. Übers. von „Le suicide") Suhrkamp Taschenbuch Wissenschaft 431, Luchterhand, Neuwied Berlin
Edman G, Asberg M, Levander S Schalling D (1986) Skin conductance habituation and cerebrospinal fluid 5-hydroxiindol-eaceticaced in suicidal patients. Arch Gen Psychiatry 43: 586–592
Esquirol JED (1838 bzw. 1968): Von den Geisteskrankheiten. In: Ackerknecht, E. H, Bluess H (Hrsg) Hubers Klassiker der Medizin und der Naturwissenschaften, Bd. XI, dtsch. Übers. W. Bernhard, Voß Verlag, Berlin Huber Bern Stuttgart
Farberow NL (ed) (1980) The many faces of suicide. Mc Graw-Hill, New York St. Louis San Francisco
Farberow NL (1994) Das Spektrum von Suizidalität. TW Neurologie Psychiatrie 8 (Sonderheft): 34–37
Federn P (1928/29) Selbstmordprophylaxe in der Analyse. Z Psychoanal Päd 3: 379–389
Freud S (1917) Trauer und Melancholie. Ges. W. X, Imago, London
Griesinger W (1867) Die Pathologie und Therapie der psychischen Krankheiten, 2. Aufl. 1861, unveränd. Abdruck 1867, 256–257. Zit. nach Schmidt-Degenhardt M (1983) Melancholie und Depression. Kohlhammer, Stuttgart Berlin, 551
Haenel T (1989) Suizidhandlungen. Neue Aspekte der Suizidologie. Springer, Berlin Heidelberg New York
Haenel T, Pöldinger W (1986) Erkennen und Beurteilen von Suizidalität. In: Kisker KP et al. (Hrsg) Psychiatrie der Gegenwart II. Springer, Berlin Heidelberg New York, S 107–132
Henseler H (1974) Narzißtische Krisen – Zur Psychodynamik des Selbstmords. Rowohlt, Reinbeck
Keller F, Wolfersdorf M, Straub R, Hole G (1991) Suicidal behaviour and electrodermal activity in depressive inpatients. Acta Psychiatr Scand 83: 324–328
Kind J (1992) Suizidal. Die Psychoökonomie einer Suche. Van den Hoeck & Ruprecht, Göttingen Zürich
Mann J, Stanley M (1988) Afterward. In: Frances AJ, Hales RE (eds) Review of psychiatry, vol. 7. Section II: Suicide. American Psychiatric Press, Washington DC, pp 422–426
Maris R (1986) Biology of Suicide, Guilford Press, New York
Menninger K (1983) Man against himself. Harcourt, Brace & Co., New York

Nordström P, Samuelson M, Asberg M et al. (1994) CSF 5-HIAA predicts suicide risk after attempted suicide. Suicide Life Threat Behav 24: 1–9
Peters UH (1984) Wörterbuch der Psychiatrie und medizinischen Psychologie, 3. Aufl. Urban & Schwarzenberg, München
Pöldinger W (1968) Die Abschätzung der Suizidalität. Huber, Bern
Praag H van, Plutschik R, Apter A (eds) (1990) Violence and suicidality. Brunner/Mazel, New York
Reimer C (1985) Psychotherapie der Suizidalität. IN: Pöldinger W, Reimer C (Hrsg) Psychiatrische Aspekte suizidalen Verhaltens. Tropon, Köln
Reimer C (1986) Prävention und Therapie der Suizidalität. In: Kisker KP et al. (Hrsg) Psychiatrie der Gegenwart II. Springer, Berlin Heidelberg New York, S 133–173
Ringel E (1953) Der Selbstmord. Abschluß einer krankhaften psychischen Entwicklung. Mandrich, Wien
Roy A (ed) (1986) Suicide. Williams & Wilkins, Baltimore London Los Angeles
Roy A (1994) Recent biological studies on suicide. Suicide Life Threat Behav 24: 10–14
Sachsse U (1994) Selbstverletzendes Verhalten. Psychodynamik-Psychotherapie. Van den Hoeck & Ruprecht, Göttingen, Zürich
Schmidtke A (1988) Verhaltenstherapeutisches Erklärungsmodell suizidalen Verhaltens. Roderer, Regensburg
Schmidtke A (1988) Suicidologie – Von der Domain- zur Doctrinforschung. Suizidprophylaxe 15: 87–106
Shneidman ES, Farberow NL, Littman RE (eds) (1970) The psychology of suicide. Science House, New York
Simson G (1976) Die Suizidtat. Eine vergleichende Betrachtung. Beck, München
Sonneck G (1982) Krisenintervention und Suizidverhütung. Psychiatria Clinica 15: 5–96
Steinert T (1993) Freizeitrisikoverhalten – ein suizidales Phänomen? Suizidprophylaxe 20: 45–55
Steinert T, Wolfersdorf M (1993) Aggression und Autoaggression. Psychiatr Prax 20: 1–8
Tenter J (1994) Suizid und Selbstaufgabe bei gerontopsychiatrischen Patienten. Suizidprophylaxe 21: 34–38
Wolfersdorf M (1991) Depression und Suizidalität, Diagnostik und Umgang mit depressiv-suizidalen Patienten. In: Steinberg R (Hrsg) Depressionen. Tilia – Mensch und Medizin-Klingenmünster, S 15–34
Wolfersdorf M (1994) Der suizidgefährdete Mensch. Zur Diagnostik und Therapie bei Suizidgefährdung – Eine Einführung. Van den Hoeck & Ruprecht, Göttingen Zürich (im Druck)
Wolfersdorf M (1994) Suizidologie als moderne Wissenschaft. Suizidprophylaxe 2: 47–53
Wolfersdorf M, Mäulen W (1992) Suizidprävention bei psychisch Kranken. In: Wedler H, Wolfersdorf M, Welz R (Hrsg) Therapie bei Suizidgefährdung. Ein Handbuch. Roderer, Regenburg, S 175–198
Wolfersdorf M, Straub R (1994) Electrodermal reactivity in male and female depressive patients who later died by suicide. Acta Psychiatr Scand 89: 279–284

2 Suizid- und Suizidversuchsraten in Deutschland

A. SCHMIDTKE

> In Deutschland begehen jedes Jahr weit mehr als 200,000 Personen einen Suizidversuch; die Zahl der durch eigene Hand aus dem Leben scheidenden Menschen übersteigt die der Verkehrsopfer. Im europäischen Vergleich liegen die alten Bundesländer im Mittelbereich, die neuen Länder im oberen Drittel. Während Suizide bei Kindern sehr selten sind, waren und sind sie bei Jugendlichen und jungen Erwachsenen (nach Unfällen) die häufigste Todesursache. Zwar scheint die Suizidrate heute niedriger zu liegen als zu Beginn der fünfziger Jahre; insbesondere bei den „weichen" Methoden ist jedoch von einer hohen Dunkelziffer auszugehen. So ist zu vermuten, daß sich unter den Drogentoten zahlreiche Suizidenten finden. Zudem steigt parallel zur Abnahme der Suizidzahlen die Rate der „unklaren Todesursachen". Insgesamt folgen die Suizidziffern dem „ungarischen" Muster, d. h. die Suizidrate ist im Alter deutlich höher als in der Jugend. Wegen der demographischen Entwicklung in Deutschland sollten daher speziell an Ältere gerichtete Suizidpräventionsprogramme gefördert werden.

2.1 Einleitung

Trotz vieler Unschärfen bei der Erfassung und Feststellung der Todesursachen liefert die amtliche Todesursachenstatistik nach wie vor die wesentlichsten Basisdaten für die epidemiologische Suizidforschung (Lange 1981). Ohne Suizidziffern können keine Risikogruppen und -faktoren bestimmt werden. Sie sind daher auch bei der primären, sekundären und tertiären Suizidprophylaxe nützlich. Veränderungen der Suizidziffern über die Zeit werden z. B. auch als Maße zur Effektivitätsprüfung suizidpräventiver Maßnahmen herangezogen.

In der Bundesrepublik werden die Suiziddaten zentral über die einzelnen statistischen Landesämter vom Statistischen Bundesamt gesammelt und jährlich in 5er Altersgruppen publiziert. Für die Klassifikation der Suizidmethoden wird jeweils die gültige ICD-Klassifikation herangezogen. Suizidzahlen, -raten und -methoden werden auch der WHO gemeldet. Daten der ehemaligen DDR wurden erstmals 1990 vom Institut für Medizinische Statistik und Datenverarbeitung publiziert.

Zur Abschätzung der Suizidversuchshäufigkeit und ihrer Entwicklug kann nicht auf offizielle statistische Angaben zurückgegriffen werden (vgl. Remschmidt 1982; Schmidtke 1984). Zwar wurden früher in einigen Bundesländern Daten von den Landeskriminalämtern gesammelt (vgl. Schmidtke et al. 1988a,b), aufgrund der

Dunkelziffern ist die Reliabilität dieser Daten aber niedrig. Zur Überprüfung der Suizidversuchshäufigkeit und ihrer Trends wurden früher daher Daten des Fallregisters des Zentralinstituts für Seelische Gesundheit (1966–1980) verwandt (Schmidtke et al. 1988). Da das Problem mangelhafter Daten zur Suizidversuchshäufigkeit alle europäischen Länder betrifft, wurde von der Weltgesundheitsorganisation (WHO) 1985 im Rahmen des Gesundheitsprogramms „Health for All by the Year 2000; HFA 2000" ein Projekt zur Erfassung möglichst wirklichkeitsgetreuer Suizidversuchsraten in Europa initiiert (WHO/EURO Multicentre Study on Parasuicide; WHO 1986; Schmidtke 1989; Bille-Brahe et al. 1993). Zur Zeit liegen für Deutschland repräsentative Daten nur aus dem deutschen Erfassungsgebiet dieser Studie vor. Dieses umfaßt die Catchment-Area Würzburg-Stadt und Würzburg-Land mit etwa 267,000 Einwohnern. Erfaßt werden sollen alle suizidalen Handlungen, die in irgendeiner Weise mit Gesundheitsinstitutionen in Berührung kommen. An der Studie sind daher seit 1989 alle Krankenhäuser, Beratungsstellen und sozialpsychiatrischen Dienste dieses Gebietes und eine Stichprobe niedergelassener Ärzte aller Fachgruppen beteiligt (Schmidtke et al. 1994a).

2.2 Suizidhäufigkeit und -trends

In den alten Ländern der Bundesrepublik (früheres Bundesgebiet) schwankte die Zahl der Suizide seit 1951 zwischen 9159 (1951) und 13926 (1977) pro Jahr. Die letzte bisher zur Verfügung stehende Gesamtzahl der Suizidtoten für 1993 beträgt für das Gesamtgebiet der alten Bundesländer 9625 Personen (6792 Männer und 2833 Frauen)[1]. Die Suizidziffer, d. h. die Zahl der Suizide pro 100,000 Einwohner, für das Jahr 1993 betrug für Männer 21,12[2] für Frauen 8,40.

Im Gesamtgebiet der neuen Länder, der früheren DDR, begingen 1993 nach den vorläufigen amtlichen Statistiken 3065 Personen (2168 Männer und 897 Frauen) Suizid. Die Suizidziffer für Männer betrug daher für das Gebiet der ehemaligen DDR 28,78, die für Frauen 11,12.

Die Zahl der Suizide sowohl in den alten wie auch in den neuen Bundesländern ist damit höher als die der Verkehrstoten (alte Länder: 7055 (5118 Männer und 1937 Frauen), neue Länder: 2885 (2152 Männer und 733 Frauen). Berechnet man die Wahrscheinlichkeit der Todesursache „Selbstmord" über die mittlere gesamte Lebensspanne für eine individuelle Person, so gibt sich zur Zeit in den alten Ländern der Bundesrepublik etwa jeder 71. Mann ($p = 0,01404$ bei einer mittleren Lebenserwartung von $72,9^3$ Jahren) und jede 149. Frau ($p = 0,00670$ bei einer mittleren

---

[1] Für die freundliche Hilfe bei der Beschaffung des Datenmaterials danken wir dem Statistischen Bundesamt Wiesbaden.
[2] Da die endgültigen Bevölkerungszahlen bei der Fertigstellung des Manuskriptes noch nicht vorlagen, wurden zur Berechnung der Ziffern die Bevölkerungsschätzungen des Statistischen Bundesamtes (Modellrechnungen für die gesamte Bundesrepublik) benutzt. Es wurde die mittlere Variante (Variante 2) verwandt.
[3] Nach Angaben des Statistischen Bundesamtes 1994 aufgrund der Lebenserwartungsstatistik für 1990–1992 berechnet. Basis der Berechnungen sind jeweils die Suizidziffern pro 5-Jahres-Altersgruppe, gemittelt für die Jahre 1990–1993.

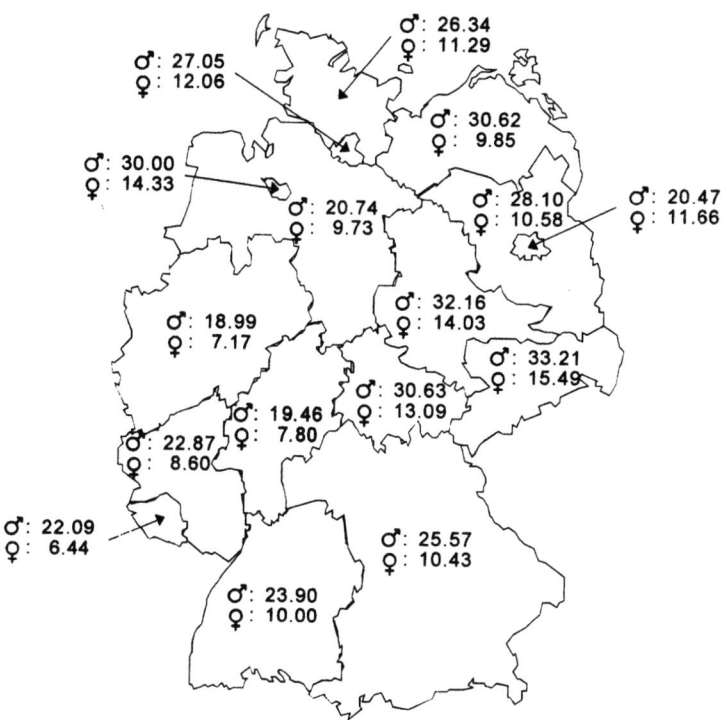

Abb. 1. „Rohe Suizidziffern" in einzelnen Ländern der Bundesrepublik Deutschland 1992: Datenquelle: Statistisches Bundesamt

Lebenserwartung von 79,3[3] Jahren) im Verlauf ihres Lebens selbst den Tod. Das Lebenszeitrisiko, an Suizid zu sterben, ist also derzeit in der Bundesrepublik für Männer etwa 2,1mal größer als jenes für Frauen. Für das Gebiet der ehemaligen DDR betragen diese Wahrscheinlichkeiten bei einer mittleren Lebenserwartung für Männer von 70,13 Jahren[4] p = 0,01975 und von 76,38[4] Jahren für die Frauen p = 0,00857 (jeder 51. Mann bzw. jede 117. Frau). Das Verhältnis des Suizidrisikos über die Lebensspanne Männer zu Frauen beträgt somit 1:2,3. Die Suizidziffern der ehemaligen BRD liegen damit im europäischen Vergleich etwas über dem Mittelwert, die der ehemaligen DDR im oberen Bereich der Verteilung.

Abbildung 1 gibt die Verteilung der „rohen" Suizidziffern über die einzelnen Bundesländer für das Jahr 1992[5] wieder. Zur methodischen Absicherung wurde auch der Durchschnitt der Jahre 1990–1992 berechnet. Es ergeben sich keine wesentlichen Unterschiede.

Für die Altersverteilung der Suizidziffern selbst findet sich für die alten und neuen Bundesländer immer noch das sog „ungarische Muster", d. h. die Suizid-

---

[4] Nach Angaben des Statistischen Bundesamtes 1994 aufgrund der Lebenserwartungsstatistik für 1989 berechnet.

[5] Bis zur Fertigstellung der Arbeit lagen die offiziellen Zahlen für Suizide auf Länderebene noch nicht für das Jahr 1993 vor.

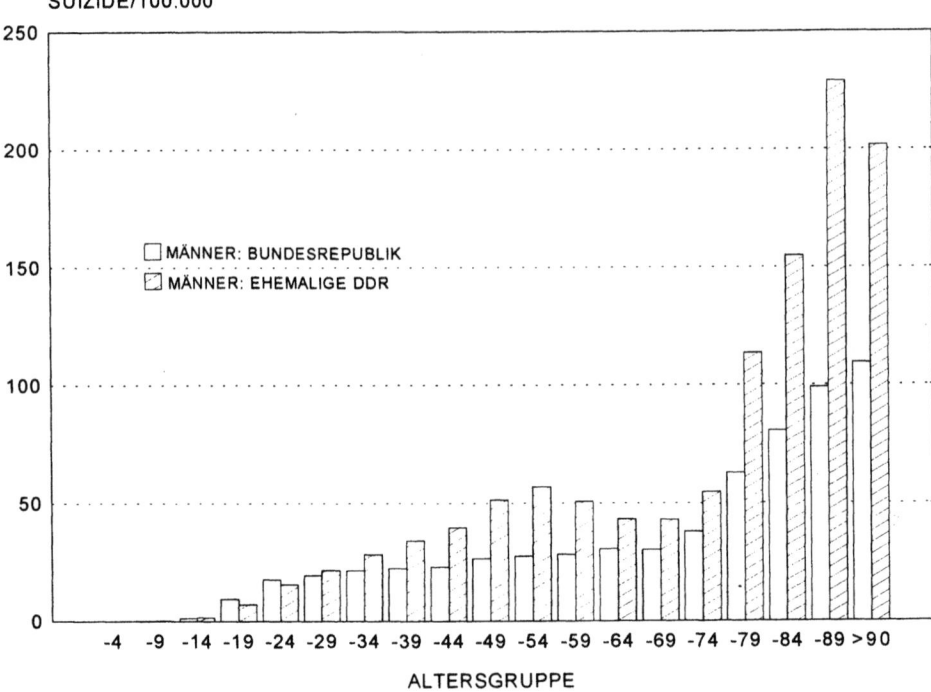

Abb. 2. Suizidziffern der einzelnen Altersgruppen: Männer der alten und neuen Länder der Bundesrepublik Deutschland. Durchschnitt 1990–1993. Datenquelle: Statistisches Bundesamt und Institut für Medizinische Statistik und Datenverarbeitung, Berlin

gefährdung nimmt mit dem Alter sowohl für Männer als auch für Frauen signifikant zu.

Die Differenzen der Suizidgefährdung zwischen dem Gebiet der ehemaligen Bundesrepublik und der DDR kovariieren sogar noch mit dem Alter (Abb 2, 3): Während sie in den jüngeren Altersgruppen geringer waren, nehmen sie mit steigendem Alter bei Männern und bei Frauen deutlich zu. Das Verhältnis der Suizidziffern bei den über 85jährigen betrug z. B. für den Durchschnitt 1990–1993 1:2,31 bei den Männern der Altersgruppe 85–89 Jahre und 1:2,34 bei den Frauen der entsprechenden Altersgruppe.

Interessanterweise gibt es hierbei auch noch einen deutlichen Unterschied zwischen den einzelnen Bundesländern. Während in den jüngeren Altersgruppen die Unterschiede zwischen den einzelnen Bundesländern eher zufällig sind, betreffen die Differenzen ab den über 35jährigen vor allem die Bundesländer Sachsen, Thüringen und Sachsen-Anhalt. Die Abb. 4 und 5 geben die Suizidziffern der einzelnen Bundesländer für die Altersgruppen 15–24 Jahre und 60 und älter wieder.

Auch nach Altersadjustierung weist die höchste Suizidziffer bei Männern das Land Sachsen, die zweithöchste das Land Sachsen-Anhalt und die dritthöchste das Land Thüringen auf. Nordrhein-Westfalen, Saarland und Hessen liegen am unteren Ende der Rangreihe. Bei den Frauen erhält den Rangplatz 1 das Land Sachsen, Rang 2 Thüringen und Rang 3 Sachsen-Anhalt. Die Odds-Ratios zwischen der

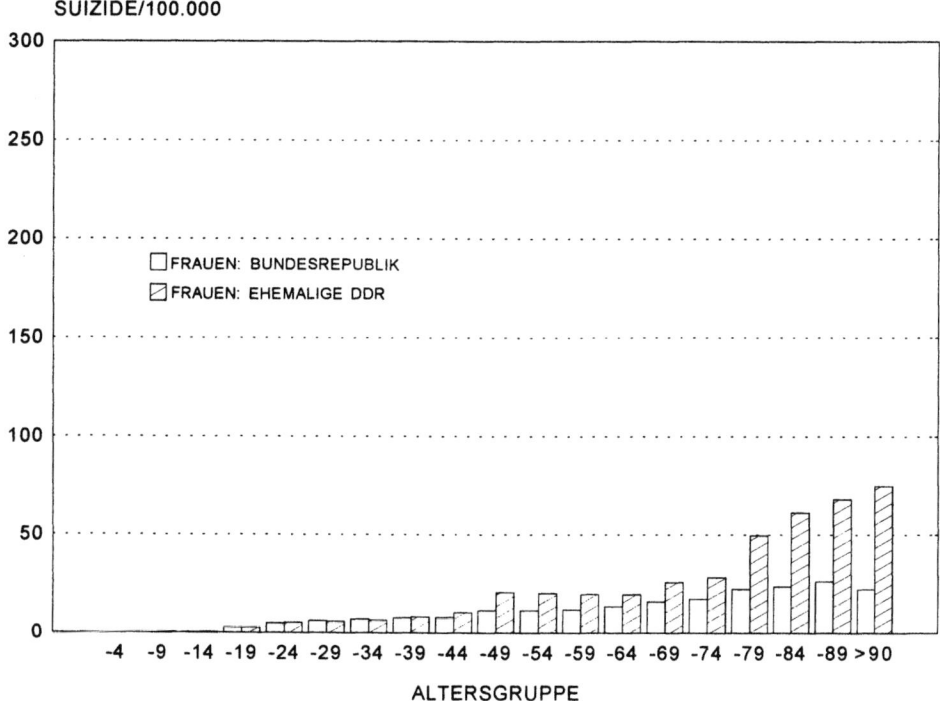

Abb. 3. Suizidziffern der einzelnen Altersgruppen: Frauen der alten und neuen Länder der Bundesrepublik Deutschland. Durchschnitt 1990–1993. Datenquelle: Statistisches Bundesamt und Institut für Medizinische Statistik und Datenverarbeitung, Berlin

höchsten und niedrigsten Suizidziffer bei Männern beträgt 2,14, bei den Frauen 2,56.

Der langfristige Trend der Suizidziffern sowohl für das Gebiet der ehemaligen BRD als auch der ehemaligen DDR scheint auf eher abnehmende Suizidziffern hinzuweisen (vgl. Abb. 6). Im Vergleich zum Beginn der 50er Jahre (Durchschnitt 1951–1955) sind im Gesamtgebiet der alten Bundesländer die rohen Suizidziffern für den Durchschnitt der letzten 5 Jahre (1989–1993) bei den Männern um 14% und bei den Frauen um 25% zurückgegangen. Auch für das Gebiet der ehemaligen DDR läßt sich in den letzten Jahren eine deutliche Abnahme (1961 und 1965 vs 1990–1993) feststellen. Sie erreicht bei den Männern 18%, bei den Frauen 43%.

Bei der Beurteilung dieser Trends ist aber einerseits bei den jungen Altersstufen zu beachten, daß in den alten Bundesländern die Zahl der sog. Drogentoten in den letzten Jahren deutlich zugenommen hat (im Vergleich zum Jahr 1986 mit 348 Drogentoten bis zum Jahr 1993 mit 1717 Drogentoten um 393%[6]; (bei den Männern alleine ist eine Zunahme um 416% zu verzeichnen; Bundeskriminalamt 1994). Schon nach früheren Untersuchungen im Auftrage des Bundeskriminalamtes soll sich aber unter den Drogentoten ein nicht unerheblicher Anteil von Suiziden

---

[6] Für die Unterstützung bei der Datenbeschaffung danken wir dem Bundeskriminalamt.

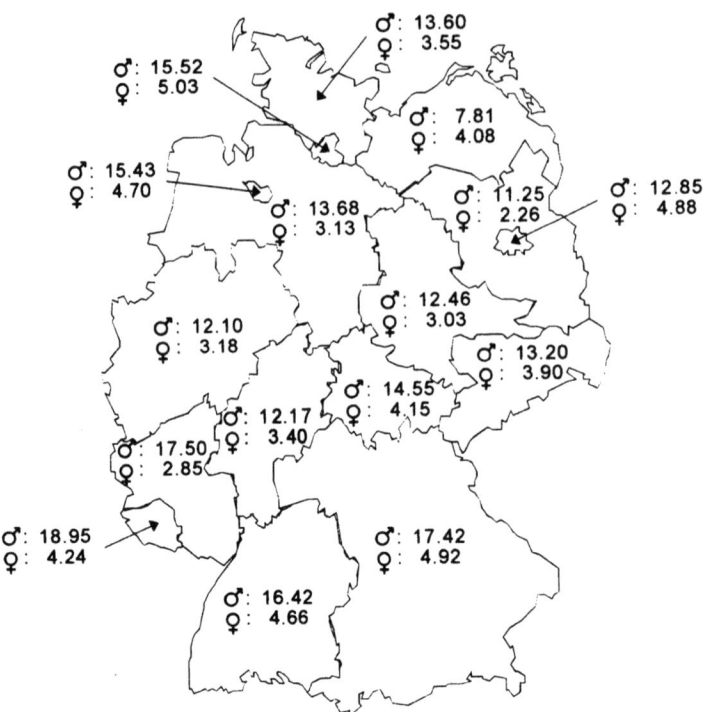

Abb. 4. „Rohe Suizidziffern" in einzelnen Ländern der Bundesrepublik Deutschland: Altersgruppe 15–24 Jahre, Durchschnitt 1990–1992. Datenquelle: Statistisches Bundesamt

verstecken (mindestens 18%). Der Anteil der Drogentoten, bei denen mit großer Wahrscheinlichkeit ebenfalls absichtliche Selbsttötungen angenommen werden könnte, wurde genau so hoch geschätzt (Kreuzer et al. 1981). Versucht man diese Unterschätzung zu berücksichtigen, indem man den Prozentsatz der Dunkelziffer der Suizidenten unter den Drogentoten zu den Suizidzahlen addiert, zeigt sich, daß bei den jüngeren Männern wahrscheinlich kein Rückgang der Suizidziffern anzunehmen ist (vgl. Schmidtke 1992).

Zu beachten ist andererseits auch, daß sich der Anteil alter Menschen an den Suiziden insgesamt in den letzten Jahren überproportional erhöht hat und zwar bei den Frauen noch deutlicher als bei den Männern.

Während der Anteil der männlichen Altersgruppen über 60 Jahre an allen Suiziden über die Zeit nur gering zugenommen hat und ca. 27–32% beträgt, stieg der Anteil weiblicher Altersgruppen über 60 Jahre von einem Anteil von 26% an der Gesamtzahl der Suizide zu Beginn der 50er Jahre auf im Durchschnitt 49% in den letzten 5 Jahren überproportional an, d.h. fast jeder zweite Suizid einer Frau wird heute von einer Frau über 60 Jahre begangen (Abb. 7).

In den neuen Bundesländern ist dieses Verhältnis noch unausgewogener. Während Frauen über 60 Jahre in den Jahren 1990–1993 nur 24% der Gesamtbevölkerung ausmachen, beträgt der Anteil dieser Altersgruppe an der Gesamtzahl der Suizide fast 57% (Männer 32%).

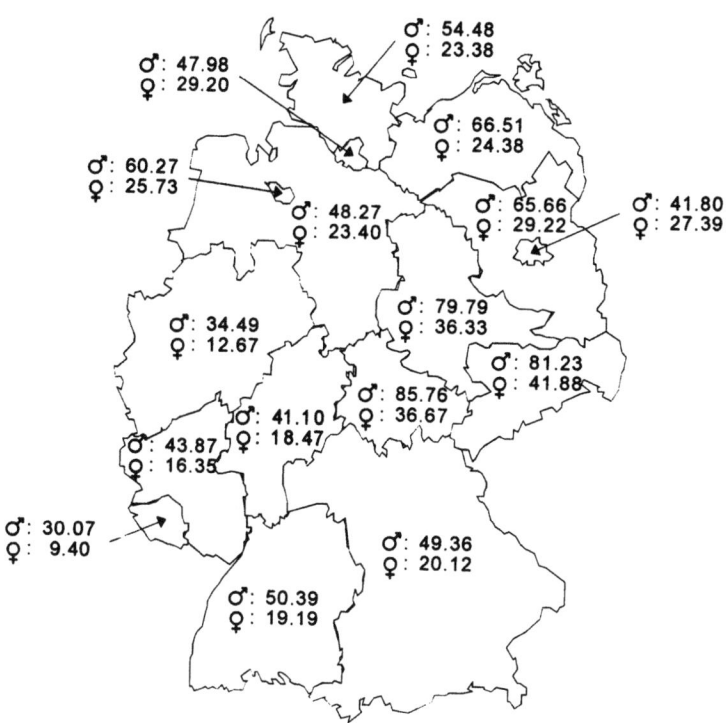

Abb. 5. „Rohe Suizidziffern" in einzelnen Ländern der Bundesrepublik Deutschland: Altersgruppe über 60 Jahre, Durchschnitt 1990–1992. Datenquelle: Statistisches Bundesamt

Hinzu kommt noch, daß aufgrund spezifischer Todesursachenklassifikationen der Anteil wahrscheinlich sogar noch höher ist (Schmidtke u. Weinacker 1991b).

Abbildung 8 zeigt für das Gebiet der alten Bundesländer ein Beispiel einer Kovariation der Abnahme sog. „weicher" Suizidmethoden, d.h. Vergiftungen und die gleichzeitige Zunahme sog. „unklarer" Todesursachen der Altersgruppe der Frauen von 75–79 Jahren. Für das Gebiet der ehemaligen Bundesrepublik konnte so nachgewiesen werden, daß für drei der sechs Altersgruppen über 60 Jahre, in denen eine Abnahme der Suizidziffern feststellbar war, gleichzeitig eine signifikante Zunahme der zusammengefaßten Kategorien der „unklaren" Todesursachen ermittelt werden konnte. Dies ist möglicherweise auf den Rückgang der offiziell festgestellten Suizide mittels „weicher" Methoden zurückzuführen, da die Absolutzahlen dieser Methoden sowie die prozentualen Anteile sanken, ohne daß dies durch andere Methoden „ausgeglichen" worden wäre (Schmidtke u. Weinacker 1991a,b).

Aufgrund der offiziellen Statistiken erscheinen die Methoden der Suizidenten im Alter daher zunächst die „härteren" Methoden zu sein (Abb. 9). Daß „harte" Methoden im Alter zu überwiegen scheinen, eine Hypothese, die man aber mehr und mehr in Zweifel ziehen kann, hängt wohl auch mit der Problematik der Definition suizidaler Handlungen und der spezifischen Suizidmethoden im Alter zusammen (Schmidtke u. Weinacker 1991b).

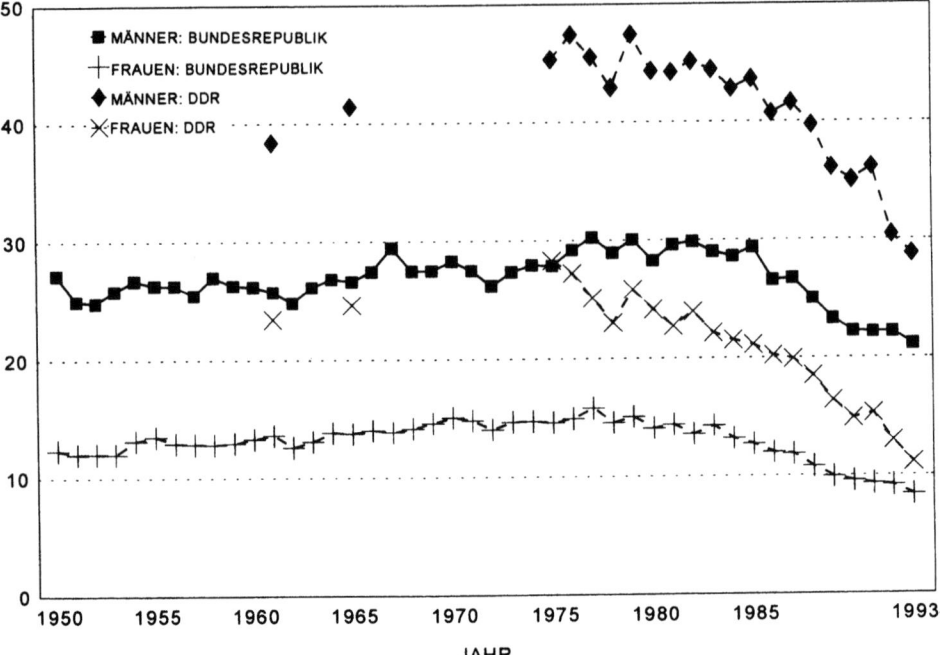

Abb. 6. Verlauf der Suizidziffern in den alten (1950–1993) und neuen Ländern (1972–1993) der Bundesrepublik Deutschland. Datenquellen: Statistisches Bundesamt; Institut für Medizinische Statistik und Datenverarbeitung Berlin

Die Methoden selbst haben sich insgesamt langfristig dahingehend verändert, daß z. B. in den alten Ländern der BRD aufgrund des Rückganges der Suizidziffern der sog. „weichen" Methoden (Vergiftungen) seit 1962 auf über die Hälfte (1993: 55% bei den Männern und 62% bei den Frauen), der Anteil der „weichen" Methoden an allen Methoden von etwa 30% zu Beginn der 60er Jahre auf etwa 19% in den letzten Jahren bei den Männern und von 44% auf 27% bei den Frauen zurückgegangen ist. Der prozentuale Anteil der „harten" Methoden an allen Methoden nahm daher bei den Männern auf über 80% und bei den Frauen auf 73% zu.

2.3 Suizidversuchshäufigkeit und -trends

Die neuesten Daten zur Suizidversuchshäufigkeit und zum Verlauf der Suizidversuchsraten liegen aus dem deutschen Erfassungsgebiet der WHO-Multicentre Study on Parasuicide für die Jahre 1989 bis 1993 vor. Insgesamt wurden von Dezember 1988 bis Ende Dezember 1993 für diese Stichprobe 760 Suizidversuche, die von 680 Personen durchgeführt worden waren, ermittelt. Der Anteil der Männer beträgt 39,5%. Die auf der Basis dieser WHO-Stichprobe geschätzten Suizidversuchsziffern für die BRD für die Bevölkerung 15 Jahre und älter waren für 1989–

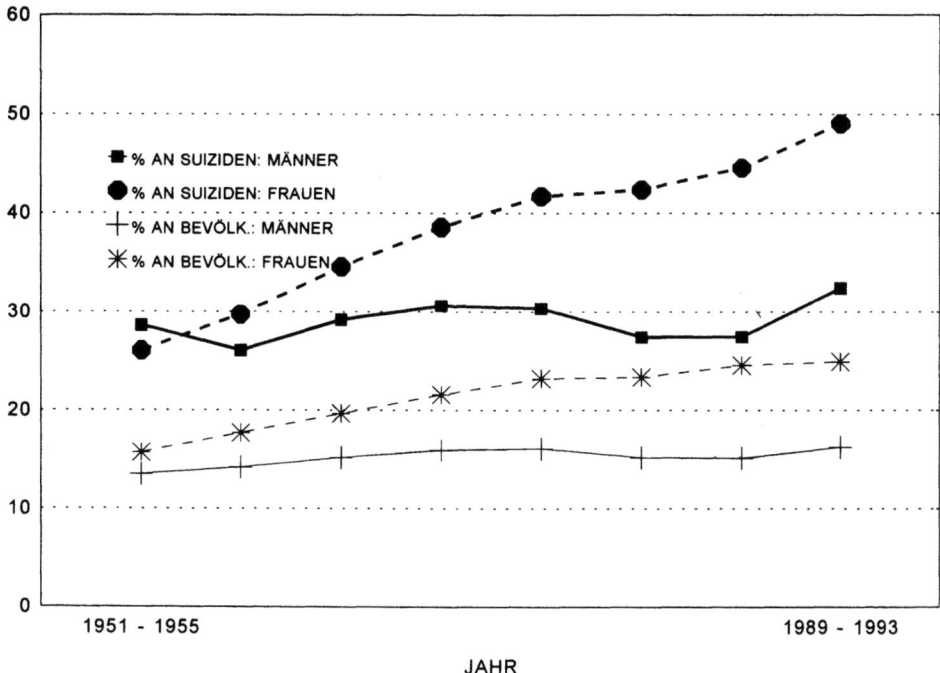

Abb. 7. Prozentuale Zunahme der über 60 jährigen an Suiziden und Gesamtbevölkerung: Datenquelle: Statistisches Bundesamt

1993 weitgehend gleich. Sie lassen sich für die Bevölkerung 15 Jahre und älter für 1989 für Männer auf 72/100,000 und für Frauen auf 99/100,000 schätzen, 1993 entsprechend 90/100,000 und 160/100,000. Die Suizidversuchsraten sind damit bei den Männern um 26% und bei den Frauen um 61% angestiegen. Der Vergleich der neuen Zahlen mit früheren Zahlen zeigt aber, daß die Suizidversuchsraten seit 1985 in etwa stabil geblieben sind (vgl. Abb. 10).

Die Altersverteilung der Personen mit Suizidversuchen ist der der Suizide entgegengesetzt. Die höchsten Raten sind für die jüngeren Altersgruppen, besonders die weiblichen Altersgruppen zwischen 15 und 30 Jahren, zu ermitteln. Die Korrelationen zwischen den altersspezifischen Suizidversuchsziffern und dem Alter fallen dementsprechend signifikant negativ aus (vgl. Abb. 11).

Etwa 70% der erfaßten Personen wohnten im Stadtgebiet (Würzburg), obwohl die Stadtbevölkerung nur die Hälfte des Erfassungsgebietes ausmacht. Bei 44% der Frauen, aber nur 23% der männlichen Personen wurde ein anamnestisch bekannter Suizidversuch angegeben; 13% der Frauen mit positiver Anamnese unternahmen innerhalb des Erfassungszeitraums eine weitere (dann mindestens die dritte) parasuizidale Handlung, bei negativer Anamnese hingegen nur 3% (bei den Männern waren es 7% bzw. 4%). Bereits die Hälfte der erfaßten Wiederholungen erfolgte innerhalb von 6 Monaten.

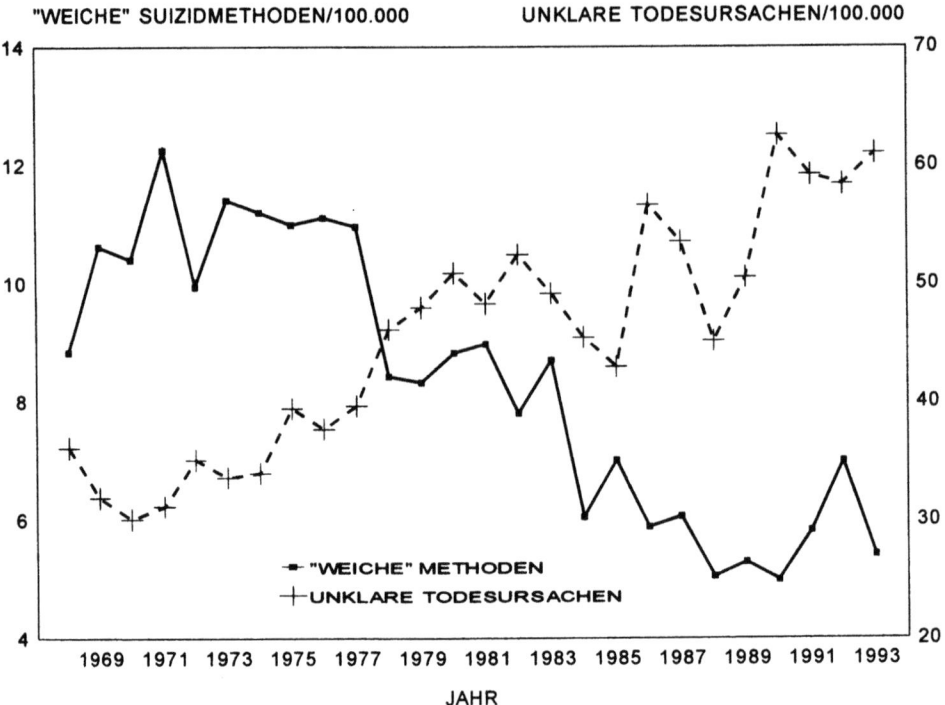

Abb. 8. Beispiel einer Kovariation „unklare" Todesursachen – „weiche" Suizidmethoden: Frauen: Altersgruppe 75–79 Jahre. Datenquelle: Statistisches Bundesamt

Bei den Suizidversuchsmethoden überwiegen im Gegensatz zu den Suiziden nach wie vor die „weichen" Methoden (Vergiftungen) und „Schneiden", nicht zu vernachlässigen sind jedoch auch die Methoden „Alkohol" (allein) und „Kfz-Unfall", deren alleinige Klassifikation erstmals durch die neue X-Klassifikation der Suizidmethoden der WHO ermöglicht wurde (vgl. Abb. 12). Hochgerechnet auf die alten Länder der Bundesrepublik ließe sich aufgrund dieser Daten z. B. eine Zahl von etwa 1000 Kfz-Unfällen pro Jahr schätzen, die in suizidaler Absicht durchgeführt werden.

2.4 Diskussion

Die Zahl der Menschen, die sich in der Bundesrepublik während eines Jahres das Leben nehmen, ist wesentlich höher als die der Verkehrstoten. Einschließlich der Suizidversuche, erreicht die Zahl der Personen, die eine Selbstmordhandlung begehen, immer noch eine Größenordnung, die an die Einwohnerzahl einer mittleren Großstadt heranreicht. Suizide und Suizidversuche stellen daher nach wie vor ein ernstes gesellschaftliches Problem dar (Reimer 1982).

Zwar wird angenommen, daß aufgrund der Dunkelzifferproblematik Aussagen über Unterschiede von Suizidziffern in verschiedenen Regionen nur schwer möglich

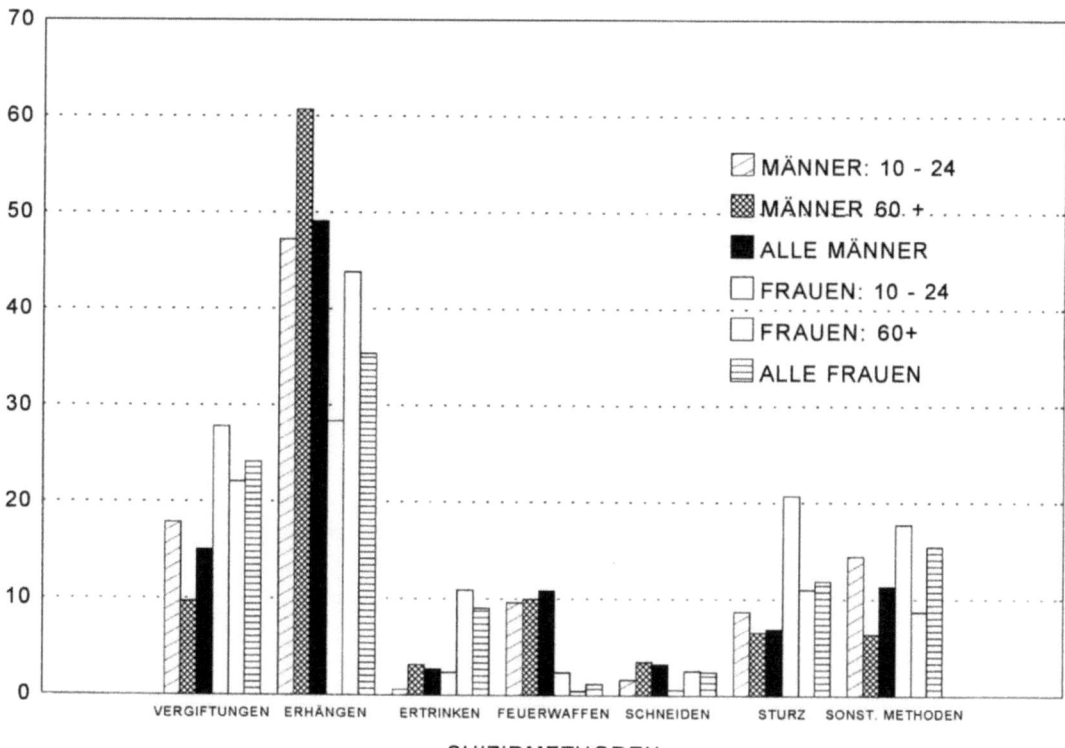

Abb. 9. Prozentuale Anteile der einzelnen Suizidmethoden in verschiedenen Altersgruppen. Datenquelle: Statistisches Bundesamt

sind (Schmidtke 1991), in der BRD ist aber nicht anzunehmen, daß es eine „länderspezifische" Dunkelzifferproblematik gibt, sondern eher, daß diese „Fehlervarianz" nach dem Beitritt der neuen Bundesländer gleich ist. Im europäischen Vergleich liegen die Suizidziffern der alten Bundesländer im Mittelbereich, die der neuen Bundesländer im oberen Drittel (Wedel 1992). Zwischen den einzelnen Bundesländern scheint es eher einen Ost-West- als einen Nord-Süd-Gradienten zu geben, denn die Suizidziffern der neuen Bundesländer unterscheiden sich mehr von denen der westlichen Bundesländer als die der nördlicheren und südlicheren Länder. Wie die Vergleiche der altersadjustierten Ziffern über die Länder zeigen, stellen diese Unterschiede auch keine Methodenartefakte dahingehend dar, daß sie auf unterschiedliche Alterspyramiden der einzelnen Bundesländer zurückzuführen wären. Ein (allerdings kaum überprüfbarer) Faktor könnte allerdings unterschiedliche Ausländeranteile an den jeweiligen Gesamtbevölkerungen sein, Ausländer werden aber in der Suizidstatistik nicht gesondert ausgewiesen.

Überprüft man die Unterschiede zwischen den Bundesländern getrennt für die Geschlechter und die einzelnen Altersgruppen, zeigt sich, daß sie bei Männern und vor allem auch bei den älteren Altersgruppen zum Teil deutlicher sind als bei den

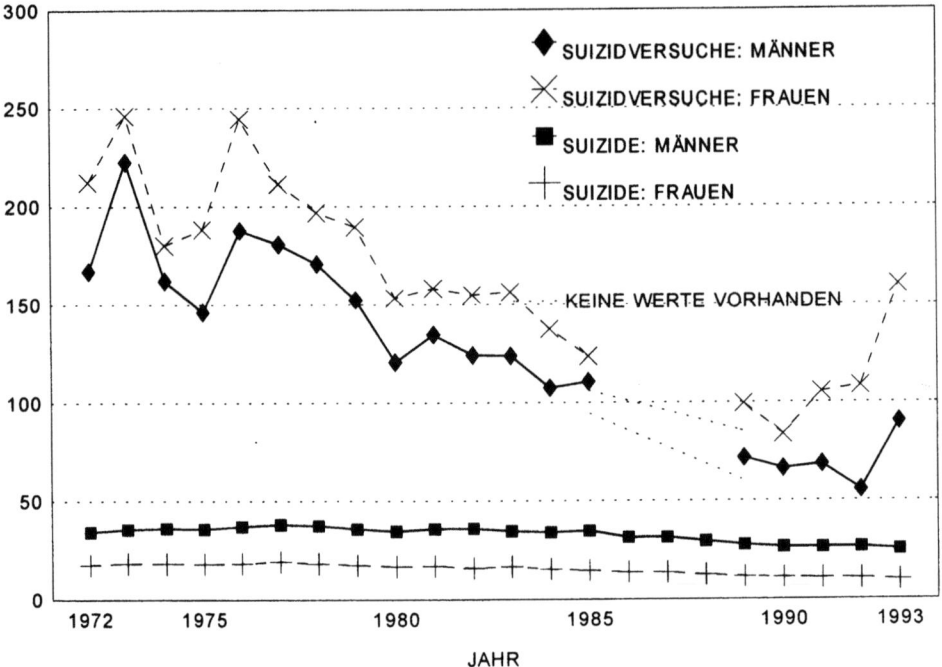

Abb. 10. Veränderungen der Suizidversuchsziffern der Bevölkerung 15+: Deutsches Erfassungsgebiet der WHO-Multicentre-Study on Parasuicide 1989–1993. Datenquelle: Würzburger WHO-Forschungsgruppe

Frauen. Die Differenzen für die jüngeren Altersgruppen zwischen den Ländern sind noch als eher zufällig anzusehen und zeigen keine Clusterbildung der Länder. Bei der „jungen" Altersgruppe 15–24 Jahre weist z. B. Bayern die höchste Suizidziffer für männliche Jugendliche und junge Männer auf. Auffällig ist auch, daß Bremen bei der Altersgruppe der 25–34jährigen Frauen wie auch bei den 35–59jährigen Frauen an der ersten Stelle steht. Bei den über 60jährigen liegen bei den Männern aber alle neuen Bundesländer bereits deutlich über den alten Bundesländern und auch bei den Frauen weisen 4 der neuen Bundesländer die höchsten Ziffern auf.

Für die einzelnen Altersgruppen ist festzustellen, daß Suizide bei Kindern sehr selten sind, bei Jugendlichen und jungen Erwachsenen waren und sind sie nach Unfällen jedoch die häufigste Todesursache (Hasselkus 1988; Schmidtke et al. 1994b). Für die Geburtsjahrgänge ab 1932 war bis Ende der 80er Jahre, ähnlich wie in anderen Ländern, auch ein Koharteffekt nachweisbar (Häfner u. Schmidtke 1985), wobei log-lineare Analysen für die früheren Zeitperioden einen Interaktionseffekt „Zeit × Geburtskohorte" zeigten (Schmidtke 1990, 1992). Dieser Koharteffekt kann dabei nicht auf Methodenartefakte zurückgeführt werden (Schmidtke u. Häfner 1985).

Da Suizide im Alter aber wesentlich häufiger sind als in den jungen Altersgruppen, wenn auch der prozentuale Anteil an den Gesamttodesursachen zurück-

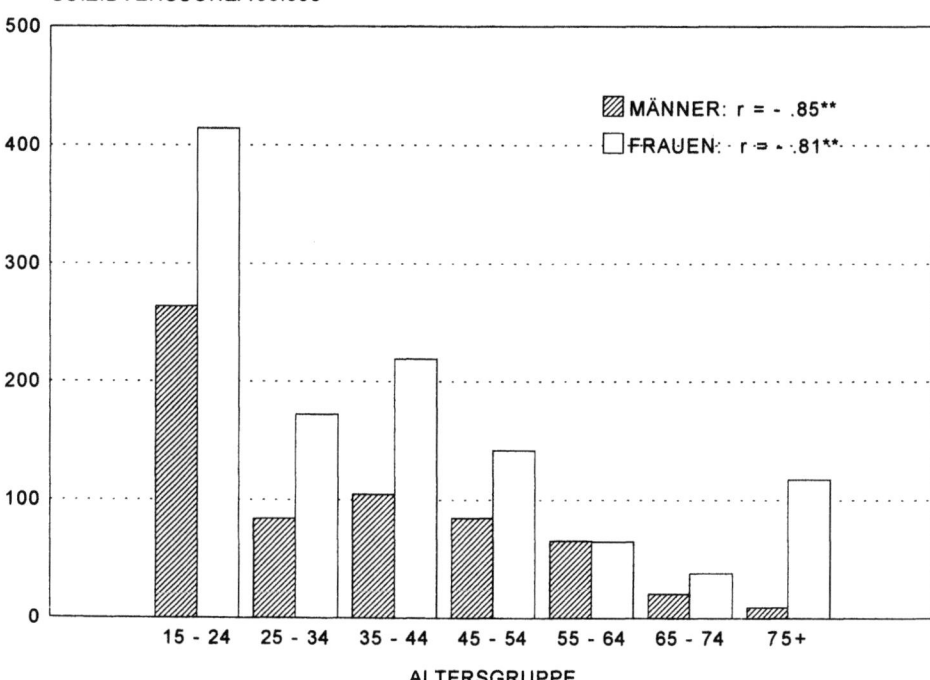

Abb. 11. Suizidversuchsraten in den einzelnen Altersgruppen. Deutsches Erfassungsgebiet der WHO-Multicentre-Study on Parasuicide 1993. Datenquelle: Würzburger WHO-Forschungsgruppe.

geht, folgen die Suizidziffern in der Bundesrepublik, im Gegensatz zu vielen anderen europäischen Staaten (Symposium Epidemiology around the Baltic Sea 1992), nach wie vor dem sog. „ungarischen" Muster, d. h. für die alten Altersgruppen ist ein wesentlich höheres Suizidrisiko als für die jüngeren festzustellen.

Die Verläufe der Suizidziffern über die Zeit zeigen zwar keinen generell abnehmenden Trend, da zwischenzeitlich auch deutliche Anstiege der Suizidziffern festzustellen waren, insgesamt aber sind im Vergleich zum Beginn der 50er Jahre die offiziellen Suizidziffern für die Gesamtbevölkerung und die meisten Altersgruppen im Durchschnitt der letzten 5 Jahre zurückgegangen, obwohl eine längere Lebenserwartung zu berücksichtigen ist (Kuratorium Deutsche Altershilfe 1989). Ebenso hat sich der Kohorteffekt abgeflacht. Aufgrund der Veränderungen bei den hauptsächlich angewandten Methoden, vor allem in den jüngeren und älteren Altersgruppen, sind diese Änderungen zunächst jedoch nur vorsichtig zu bewerten. Vor allem bei „weichen" Suizidmethoden ist nämlich zu beachten, daß bei diesen die Dunkelziffer am höchsten ist (Kleck 1988; Schmidtke u. Weinacker 1991 b), und hier ist auch der Rückgang am deutlichsten. Bei den jüngeren Altersgruppen kann man z. B. auch annehmen, daß sich unter den Drogentoten ein nicht unerheblicher Anteil von Suiziden versteckt und dies, aufgrund der Alters- und Geschlechtsverteilung der Drogentoten, insbesondere die jüngeren Männer betrifft. In den älteren Altersgruppen hat sich vor allem der Anteil weiblicher Altersgruppen über 60 Jahre

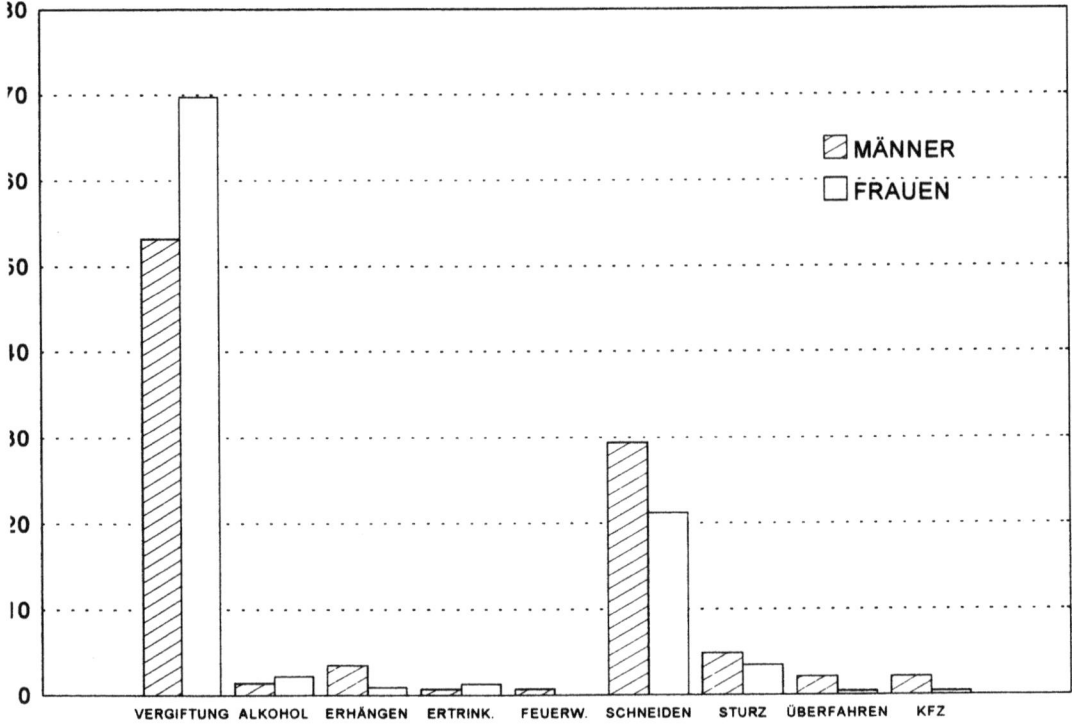

Abb. 12. Prozentuale Anteile der Suizidversuchsmethoden in den einzelnen Altersgruppen. Deutsches Erfassungsgebiet der WHO-Multicentre-Study on Parasuicide 1989–1993. Datenquelle: Würzburger WHO-Forschungsgruppe

überproportional erhöht. Der Anteil liegt deutlich über der nach dem Bevölkerungsanteil zu erwartenden Rate (Schmidtke u. Weinacker 1991a). In einzelnen Altersgruppen der über 60jährigen haben sich die Suizidziffern zwar auch deutlich verringert, dies ist ähnlich wie bei den jüngeren Altersgruppen aber möglicherweise aufgrund von Veränderungen der Todesursachenklassifikationen auch für diese Altersgruppen zu relativieren. Die Abnahmen der Suizidziffern gehen nämlich mit einem Ansteigen der „unklaren Todesursachen" einher. Diese Hypothese wurde auch von Wiegand (1987) auf Landesebene für Berlin-West bestätigt.

Durch die Veränderung der Alterspyramide und des dadurch zu erwartenden weiteren Ansteigens des Anteils älterer Altersgruppen werden die Absolutzahlen von Suiziden älterer Menschen (über 60 Jahre) aufgrund des „ungarischen Musters" mit hoher Wahrscheinlichkeit zunehmen, auch wenn sich innerhalb der einzelnen Altersgruppen das Suizidrisiko nicht ändert (vgl. Schmidtke et al. 1988a,b; Schmidtke 1990; Schmidtke u. Weinacker 1991a). Dies gleicht Trends in anderen Ländern (McIntosh 1992). Es sollten daher entsprechende Suizidpräventionsmaßnahmen für diese Altersgruppe gefördert werden.

Die auf der Basis der WHO-Stichprobe geschätzten Suizidversuchsziffern für die BRD betragen für die Bevölkerung 15 Jahre und älter für Männer zwischen 72/100,000 und 90/100,000 und für Frauen auf 99/100,000 bis 160/100,000. Die Suizidversuchsraten sind damit zwar bei den Männern in den letzten Jahren um 26% und bei den Frauen um 61% angestiegen. Der Vergleich der neuen Zahlen mit früheren Zahlen zeigt aber, daß die Suizidversuchsraten seit 1985 in etwa stabil geblieben sind (Schmidtke et al. 1988a,b). Das Verhältnis Suizid: SMV beträgt aufgrund dieser Ergebnisse daher jetzt etwa 1:3 bei Männern und 1:10 bei Frauen. Vergleicht man diese Daten mit denen der anderen beteiligten Zentren, so liegt das deutsche Erfassungsgebiet sowohl bei den „rohen" als auch bei den altersadjustierten Zahlen im unteren Drittel (Platt et al. 1992; Schmidtke et al. 1994a).

Die Raten der in der Anamnese angegebenen Suizidversuche sind signifikant höher als in früheren Untersuchungen berichtet (z. B. Böcker 1973). In einem relativ kurzen Zeitraum nach dem Indexsuizidversuch wurde von einem großen Prozentsatz auch erneut eine suizidale Handlung begangen. Der Anteil der Wiederholer innerhalb von 12 Monaten stieg damit von 4,9% im Jahr 1978 auf 9,5% im Jahr 1985 und beträgt jetzt 14,4%. Dies bestätigt die 1985 aufgestellte Hypothese (Schmidtke et al. 1988a,b), daß der Anteil einmaliger Suizidversuche und damit auch der weniger ernsthaften Suizidhandlungen zurückzugehen und jener der Wiederholer und damit möglicherweise der „kränkeren" Patienten anzusteigen scheint. Dies läßt sich mittlerweile auch auf europäischer Ebene bestätigen.

Literatur

Bille-Brahe U, Bjerke T, Crepet P et al. (1993) WHO/EURO Multicentre Study on parasuicide. Facts and figures. WHO, Copenhagen.
Böcker F (1973) Suizide und Suizidversuche in der Großstadt, dargestellt am Beispiel der Stadt Köln. Thieme, Stuttgart.
Hasselkus W (1988) Todesursachen junger Menschen in einem Kreisgebiet. Öff Gesundheitswes 50: 40–42
Häfner H, Schmidtke A (1985) Do cohort effects influence suicide rates? Arch Psychiatry 42: 926–927
Kleck G (1988) Miscounting suicides. Suicide Life Threat Behav 18: 219–236
Kreuzer A, Gebhardt C, Maassen M, Stein-Hilpers M (1981) Drogenabhängigkeit und Kontrolle. Wiesbaden: BKA-Forschungsreihe Nr. 14
Kuratorium Deutsche Altershilfe (1989) Steigende Lebenserwartung. Presse- und Informationsdienst 1: 4–6
Lange HJ (1981) Statistische Maßzahlen der Morbidität und Mortalität in der Epidemiologie. ASP 2: 50–52
McIntosh JL (1992) Older adults: The next suicide epidemic? Suicide Life Threat Behav 22: 322–332
Platt S, Bille-Brahe U, Kerkhof A et al. (1992) Parasuicide in Europe: The WHO/EURO multicentre study on parasuicide. I. Introduction and preliminary analysis for 1989. Acta Psychiatr Scand 85: 97–104
Reimer C (1982) Vorwort. In: Reimer C. (Hrsg) Suizid. Springer, IX–X
Remschmidt H (1982) Suizidhandlungen im Kindes- und Jugendalter – Therapie und Prävention. Prax Kinderpsychol Kinderpsychiatr 31: 35–40
Schmidtke A (1984) Zur Entwicklung der Häufigkeit suizidaler Handlungen im Kindes- und Jugendalter in der Bundesrepublik Deutschland 1950–1981. Suicidprophylaxe 11: 45–79
Schmidtke A (1989) WHO (Euro) Multicentre study of parasuicide. Working paper for the WHO Consultation on Strategies for reducing suicidal behaviour in the European Region, Szeged, Hungary, ICP/PSF 024/18

Schmidtke A (1990) Suizidhäufigkeiten und -trends in der Bundesrepublik Deutschland – Alters-, Zeit- und Kohorteffekte und Vorausschätzungen bis zum Jahre 2030. In: Lungershausen E, Kaschka WP, Witkowski RJ (Hrsg) Affektive Psychosen. Schattauer, Stuttgart, S 419–421

Schmidtke A (1991) Reliabilität und Validität von Suizid- und Suizidversuchsraten als Indikatoren „psychischer Gesundheit" – Probleme der zuverlässigen Erfassung. Psycho 17: 234–247

Schmidtke A (1992) Werden Suizidhandlungen in der Bevölkerung seltener? Neue epidemiologische Ergebnisse. Nervenheilkunde 11: 32–35

Schmidtke A, Häfner H (1985) The influence of cohort effects on suicide rates: reality or method artefacts? Paper presented at the WPA Symposium The Future of Epidemiology, Edinburgh

Schmidtke A, Weinacker B (1991a) Suizidraten, Suizidmethoden und unklare Todesursachen alter Menschen. Z Gerontol 24: 3–11

Schmidtke A, Weinacker B (1991b) Covariation of suicides and undetermined deaths among elderly persons: a methodological study. Crisis 12: 44–58

Schmidtke A, Weinacker B (1994) Suizidalität in den alten und neuen Bundesländern: Status und Trends. Suizidprophylaxe 21: 4–16

Schmidtke A, Häfner H, Möller HJ, Wedler H, Böhme K (1988a) Häufigkeiten und Trends von Suizidversuchen in der Bundesrepublik Deutschland: eine methodische Studie. Öff Gesundheitswes 50: 272–277

Schmidtke A, Häfner H, Möller HJ, Wedler H, Böhme K (1988b) Frequencies and trends in attempted suicide in the Federal Republic of Germany: a methodological study. In: Möller HJ, Schmidtke A, Welz R (eds) Current issues of suicidology. Springer, Berlin Heidelberg New York Tokyo, pp 14–25

Schmidtke A, Bille-Brahe U, Kerkhof A et al. (1993) The WHO/EURO Multicentre Project on Parasuicide – State of the art. Ital Suicidology 3: 83–95

Schmidtke A, Fricke S, Weinacker B (1994a) The epidemiology of attempted suicide in the Würzburg area, Germany, 1989–1992. In: Kerkhof A, Schmidtke A, Bille-Brahe U, DeLeo D (eds) Suicide attempts in Europe. DSWO, Leiden, S 159–174

Schmidtke A, Weinacker B, Pototzky W (1994b) Die Entwicklung von Suizid- und Suizidversuchsraten bei Kindern und Jugendlichen in der ehemaligen Bundesrepublik und DDR. Kinderarzt (im Druck)

Symposium „Epidemiology around the Baltic Sea" (1992) Royal Medical Society Stockholm

Wedel H (1992) Mortality data in the states around the Baltic. Paper presented at the Symposium „Epidemiology around the Baltic Sea". Royal medical Society, Stockholm

Wiegand A (1987) Rückgang der Todesfälle durch Suizid in Berlin. Suizidprophylaxe 14: 199–224

WHO (1986) Summary Report, Working Group on Preventive Practices in Suicide and Attempted Suicide. York, England. 22–26 September 1986. (ICP/PSF 017 (s))

Diskussion zu Vortrag 2

von Priv.-Doz. Dr. A. Schmidtke

N.N.
Sie sagten, daß die Suizidziffer zurückgegangen ist, der Anteil der Fälle mit harten Methoden aber gestiegen. Ist deren absolute Zahl dabei gleich geblieben und der Rückgang der Gesamtziffer auf den Rückgang der Suizide mit weichen Methoden zurückzuführen?

Priv.-Doz. Dr. A. Schmidtke
Man muß unterscheiden zwischen der Veränderung der Suizidmethodenziffern, wo die absolute Zahl ins Verhältnis zur Bevölkerungszahl gesetzt wird, und den prozentualen Anteilen innerhalb der Suizidgruppe. Wenn die Zahl der weichen Methoden zurückgeht, steigt innerhalb der Gruppe die Zahl der harten Methoden zwangsläufig an. Betrachtet man die Suizidmethodenziffern über die Zeit, so sieht man einen ähnlichen Effekt. Das gleicht sich eben nicht aus. Dafür gibt es zwei mögliche Gründe: Entweder sind die weichen Methoden tatsächlich zurückgegangen, oder es gibt Verschiebungen der Todesursachenklassifikationen. Wir meinen, daß es zumindest in den alten Altersgruppen eine Verschiebung der Todesursachenklassifikationen gibt. Mit dieser Auffassung stehen wir in der Bundesrepublik nicht alleine. Auch Frau Wiegand hat bestätigen können, daß diese Kurven parallel laufen, aus welchen Gründen auch immer.

Dr. O. von Maltzahn
Das letzte Schaubild bezog sich auf Suizidversuche. Gibt es ähnliche Daten auch für Suizide?

Priv.-Doz. Dr. A. Schmidtke
Leider nicht. Solche Daten zu Diagnosen von Suiziden werden nicht bundesweit gesammelt. Es ist in der Bundesrepublik aus Datenschutzgründen nicht möglich, Rasse oder Nationalität oder Geburtsort zu erfassen. Möglicherweise sind die zu beobachtenden Länderunterschiede zum Teil auch darauf zurückzuführen. Wir wissen es nicht.

Priv.-Doz. Dr. M. Wolfersdorf
Nach der Literatur verteilen sich die Diagnosen bei Suiziden zu 40–60 auf primäre Depressionen, zu 20–30 auf Alkoholkrankheiten und zu 8–10% auf schizophrene Erkrankungen. Bei knapp 10% ist keine Diagnose bekannt. Wir haben in Baden-Württemberg anhand von Daten der Kriminalpolizei über 600 Suizide nachuntersucht und dabei eine ähnliche Verteilung gefunden.

Prof. Dr. G. Ritzel
In eine solche Aufzählung gehören meiner Ansicht nach zunehmend auch Fälle hinein, die in die Problemkreise aktive und passive Sterbehilfe oder auch Euthanasie fallen. Diese Motive werden uns in den nächsten Jahren voraussichtlich zunehmend beschäftigen.

Prof. Dr. W. Maier
Bei Suiziden gibt es in der internationalen Literatur Hinweise auf eine hohe Assoziation zwischen Suiziden und „panic disorder", wobei die „panic disorder" nicht assoziiert ist mit einer Lebenszeitdiagnose von Alkoholismus oder Depression. In Ihrer Aufstellung kamen überhaupt keine Angsterkrankungen vor. Gehören diese Fälle in die Nicht-Diagnose-Gruppe hinein, oder haben Sie eine solche Assoziation nicht replizieren können?

Priv.-Doz. Dr. A. Schmidtke
Wir konnten sie nicht replizieren. Angsterkrankungen wurden praktisch nicht diagnostiziert. Inwieweit sie sich möglicherweise in der Gruppe ohne Diagnosen verstecken, ist schwer zu sagen.

Priv.-Doz. Dr. M. Wolfersdorf
Herr Straub hat bei unseren stationären depressiven Patienten untersucht, ob das Suizidrisiko bei Depression plus Angststörungen zunimmt. Wir haben diese Vermutung nicht bestätigen können.

N.N.
Ich halte eine Gegenüberstellung der Suizidraten der neuen und alten Bundesländer für sehr problematisch. Vor allem darf man daraus nicht den Schluß ziehen, als sei für bestehende Unterschiede die Gesellschaftsordnung oder der Umbruch verantwortlich. Beispielsweise gab es in Sachsen auch schon vor der Wiedervereinigung, sogar schon vor dem Kriege, Gegenden, wie zum Beispiel das Erzgebirge, in denen die Suizidquote wesentlich höher lag als im restlichen Teil von Sachsen.

Priv.-Doz. Dr. A. Schmidtke
Ich habe solche Rückschlüsse auch nicht gezogen. Aber aus statistischen Gründen gibt es nun einmal diese Einteilung nach Ländern. Natürlich ist mir bekannt, daß diese Unterschiede, unabhängig vom Gesellschaftssystem, auch früher schon bestanden haben.

Priv.-Doz. Dr. M. Wolfersdorf
Es ist richtig, daß die Suizidrate in den neuen Ländern schon immer höher gewesen ist. Es gibt allerdings auch ereignisbezogene Schwankungen der Suizidrate zu DDR-Zeiten.

N.N.
Ich bin überrascht, daß die Suizidraten in den neuen Bundesländern nicht höher sind, wenn man bedenkt, daß hohe Arbeitslosigkeit und soziale Umwälzungen als

Risikofaktoren gelten. Wie erklären Sie sich, daß die Suizidraten in den neuen Ländern in den letzten Jahren nicht gestiegen sind?

Priv.-Doz. Dr. A. Schmidtke
Aus Zeitgründen kann ich diese Frage nur sehr kurz beantworten. Nur soviel: Wir können anhand unserer Zahlen dieses Denkmodell nicht bestätigen. Möglicherweise stimmt dieses Modell eben so nicht.

3 Neuroanatomie und Neurophysiologie der zentralen noradrenergen und serotonergen Neuronensysteme

H.G. BAUMGARTEN und Z. GROZDANOVIC

> Die zentralen noradrenergen und serotonergen Projektionssysteme des Wirbeltiergehirns sind richtungsgebende Modifizierer der Signaleigenschaften von spezifischen Systemen und von komplexen Netzwerken zur flexiblen Anpassung an Zustands- und Situationsänderungen. Die Entladungscharakteristik des Locus coeruleus (LC) kann aufgabengerecht konditioniert werden. Diese bemerkenswerte funktionelle Plastizität kann bei Fehlkonditionierungsbedingungen (z.B. beim Paniksyndrom) krankheitsbegünstigende Auswirkungen auf das Verhalten haben. Ein organisch bedingter Kontrollverlust über die LC-Entladungsbereitschaft könnte an der Pathogenese der opiatentzugsinduzierten autonomen Entgleisung beteiligt sein. Die protektiven Eigenschaften der serotonergen Neuromodulation begünstigen eine ausgewogene und stabile Stimmungsregulation und fördern nichtaggressive Sozialverhaltensmuster. Es wird vermutet, daß Störungen der serotonergen Transmission für das Auftreten bestimmter diagnoseübergreifender psychopathologischer Phänomene im Rahmen eines weiten Spektrums von psychiatrischen Syndromen – und dabei auch für auto- und fremdaggressives Verhalten – verantwortlich sind.

3.1 Noradrenerge Projektionssysteme

3.1.1 Anatomie

Die zentralen noradrenergen Projektionssysteme (Abb. 1) bestehen aus dem Locus coeruleus/Subcoeruleus-System (LC, Zellgruppe A6 und A4 nach Dahlström u. Fuxe 1964) und dem lateralen tegmentalen System (LT) in Medulla und Pons (Zellgruppen A1 und A2 bzw. A5 und A7 nach Dahlström u. Fuxe 1964). Der relativ kompakte Nucleus Locus coeruleus besteht z. T. aus multipolaren Neuronen, deren T-förmig geteilte Stammaxone auf- und absteigende Hauptäste bilden, die über multiple und divergierende Kollateralen zahlreiche Zentren der gesamten Neuraxis erreichen (Lindvall u. Björklund 1974; Jones u. Moore 1977). Untergruppen zytoarchitektonisch charakterisierter Neurone projizieren zu funktionell verwandten und systemverknüpften kortikalen und subkortikalen Zielgebieten (Loughlin et al. 1986a,b; Grzanna u. Fritschy 1991). Auf diese Weise werden Netzwerke mit ähnlichen Aufgaben aber unterschiedlicher Lokalisation in einen vergleichbaren Zustand erhöhter oder verminderter Signalanalysebereitschaft versetzt, je nachdem

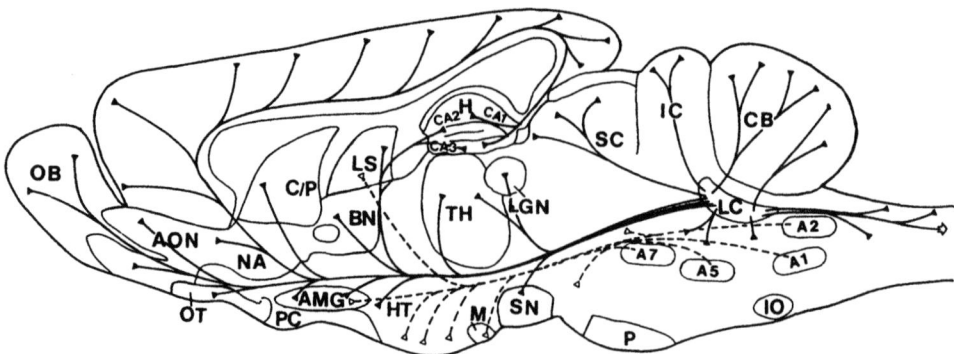

Abb. 1. Schematische Darstellung der noradrenergen Projektionssysteme (Mediosagittalansicht). Die Zellgruppe A6 des dorsomedialen Pons entspricht dem Nucleus locus coeruleus (*LC*); seine Verbindungen sind in *ausgezogener Strichmanier* dargestellt. Das laterale tegmentale System entspringt aus den Zellgruppen *A1, A2, A5* und *A7* (*unterbrochene Linien*). Einzelheiten s. Text. Abkürzungen: *AMG* Amygdala; *AON* Nucleus olfactorius anterior; *BN* „bed nucleus" der Stria terminalis; *C/P* Caudatus/ Putamen; *CB* Cerebellum; *H* Hippocampus; *HT* Hypothalamus; *IC* Colliculus inferior; *IO* Nucleus olivaris inferior; *LGN* Nucleus geniculatus lateralis; *LS* Nucleus septi lateralis; *M* Corpus mamillare; *NA* Nucleus accumbens; *OB* Bulbus olfactorius; *OT* Tuberculum olfactorium; *P* Nucleus pontis; *PC* Cortex piriformis; *SC* Colliculus superior; *SN* Substantia nigra; *TH* Thalamus. (Aus Baumgarten u. Zimmermann 1992)

ob mehr oder weniger Katecholamine aus den synaptischen und synaptoiden Strukturen der Terminalplexus freigesetzt werden. Dieses Organisationsprinzip des LC-Systems ähnelt der Funktionsarchitektur des Projektionssystems der dorsalen Raphe. Die LC-Neurone exprimieren ein für Noradrenalin (NA) und für das toxische β-Haloalkylamin DSP-4 hochaffines Transportprotein, so daß die gesamten Projektionen des LC selektiv chemisch ausgeschaltet werden können ohne Beeinträchtigung von Morphologie und Funktion des lateralen tegmentalen NA-Systems (Fritschy et al. 1990). Dank dieses experimentellen Kunstgriffs sind selektive Studien zur verhaltensbiologischen Bedeutung des LC möglich.

Die aufsteigenden Projektionen des LC erreichen über das dorsale Tegmentumbündel und die zentrale Haubenbahn das mediale Vorderhirnbündel, von dem aus die Axonkollateralen über bekannte myelinisierte Trakte ihre Zielgebiete erreichen. Neo- und Allocortex sowie der Mandelkernkomplex erhalten noradrenergen Input vom LC, während basale olfaktorische und limbische Vorderhirnstrukturen und der Thalamus neben Coeruleusafferenzen auch Zustrom vom LT-System erhalten. In hypothalamischen Kernen dominiert der lateral tegmentale NA-Input, viele Zentren erhalten aber eine geringe zusätzliche Innervation durch den LC. Im Hirnstamm versorgt der LC allgemein und speziell somatosensorische Kerne. Andere Hirnstammzentren wie die Raphe, die motorischen Hirnnervenkerne, die Brückenkerne und die untere Olive erhalten ihren Hauptinput vom LT-NA-System.

In der Erwartung, daß eine genaue Kenntnis der regional topographischen Innervationsmuster Vorhersagen zur funktionellen Bedeutung des LC-Systems erlaubt, ist die neokortikale Verteilung von noradrenergen Axonen genauer studiert worden (Morrison u. Foote 1986; Foote u. Morrison 1987; Morrison u. Hof 1992).

Die noradrenergen Axone zeigen eine tangentiale Anordnung in Lamina I und VI; von diesen Tangentialfasern ziehen Zweige in kolumnenparalleler Anordnung in die Nachbarlaminae; sie entsprechen bereits Axonterminalen. Bei der Ratte ist die Dichte von Terminalaxonen besonders hoch in Lamina IV und V, beim Primaten mehr gleichmäßig über alle Laminae verteilt. Pyramidenzelldendriten in den Laminae III, V und VI könnten nach dem Ramifikationsverhalten der NA-Axone hauptsächlich als Kontaktelemente dienen. Für andere Laminae werden auch Interneurone als Kontaktelemente angenommen. Die Analyse des regionalen Dichtegradienten für NA-Axone im Primatenkortex zeigt eine deutliche Bevorzugung primär-motorischer und somatosensibler Rindenfelder sowie der ihnen zuzuordnenden Assoziationsfelder im Frontal- und Parietallappen. Die Dichte in okzipitalen und temporalen Assoziationsfeldern ist deutlich geringer. Auf die visuelle Informationsverarbeitung bezogen zeigen diese Daten eine noradrenerge Beeinflußung von Feldern, die raumanalytische Parameter visueller Wahrnehmungsmuster verrechnen und so die Basis für adäquates visuomotorisches Verhalten liefern.

Im Gegensatz zu früheren Annahmen über die Existenz zahlreicher monosynaptischer Afferenzen zum LC aus verschiedenen Hirnregionen enden die meisten Afferenzsysteme in der Nachbarschaft des Kernes, d.h. im zentralen Grau, in der Parabrachialregion und im Umfeld der Area subcoerulea, die als Interface für polysynaptische Afferenzen dienen könnte. Direkten Input erhält der Kern von zwei medullären Arealen: vom N. paragigantocellularis (Pgi) und vom N. praepositus hypoglossi (Prh) (Aston-Jones et al. 1991a). Die Pgi-Region organisiert sympathoexzitatorische Reaktionen, die Prh-Region ist an der Koordination von Okulo- und Kopfmotorik im Rahmen von Orientierungsreaktionen beteiligt. Der exzitatorische Input aus der Pgi-Region scheint die phasischen Einflüsse sensorischer Afferenzen auf den LC zu vermitteln. Hemmende Einflüsse aus der Prh-Region dämpfen offenbar den sensorischen Entladungsantrieb an den LC-Neuronen. Direkte serotonerge Afferenzen zum LC bzw. indirekte zu den exzitatorischen Pgi-Afferenzen dienen zur Unterdrückung des sensorischen Antriebs für die LC-Neurone. In äußerst wirksamer Weise kann Serotonin den glutamatinduzierten Anstieg der Entladungsfrequenz von LC-Neuronen hemmen (Aston-Jones et al. 1991a) und damit der noradrenalinvermittelten Verstärkung von Alarmsignalen entgegenwirken („sensorischer Filtereffekt des Serotonins", Baumgarten 1992). Aston-Jones und Mitarbeiter haben die These aufgestellt, daß die Verbindungs- und Funktionsarchitektur des LC Ausdruck seiner Rolle als Koordinator von erhöhter somatosensorisch-motorischer und sympathischer Reaktionsbereitschaft sein könnte.

3.1.2 Physiologie

Einzelzellableitungen bei verschiedenen Spezies zeigen, daß die mittlere Entladungsrate von LC-Neuronen vigilanzkorreliert ist, d.h. die Neurone entladen schnell während des aktiven Wachzustandes (aufmerksame Außenweltregistrierung), langsam während der Entfaltung von konsumatorischen Aktivitäten und Selbstpflegeverhalten (reduzierte Aufmerksamkeit) und während des langsamwelligen Schlafes; mit dem Eintritt in eine REM-Episode stellen die meisten LC-Neurone ihre Entladungstätigkeit ein (Aston-Jones et al. 1991b; Jacobs et al. 1991). Im Wachzustand führt jede Alarmreaktion, die Anlaß fur eine Unterbrechung von niedrigvigilanten Gewohnheitshandlungen ist, begleitet oder gefolgt von einer Orientierungsreaktion, zur phasischen Zunahme der ohnehin schon hohen Grundaktivität der LC-Neurone. Sensorische Stimuli verschiedenster Modalitäten produzieren solche phasischen Mehrentladungen.

Läsionen des LC und seiner Projektionen führen zum Phänomen gestörter Aufmerksamkeitsfokussierung, d. h. zu leichterer Ablenkbarkeit von der Zielorientierung. Erhöhte Ablenkbarkeit beeinträchtigt die Lernfähigkeit in Verhaltensparadigmen. Es wird angenommen, daß die reduzierte Lernfähigkeit von chronisch gestreßten Versuchstieren (wiederholte vom Tier nicht kontrollierbare Schockerlebnisse) auf einer reduzierten Leistung des LC-Systems beruhen könnte.

Am postsynaptischen Zielneuron wird der Katecholamineffekt sichtbar als Bahnung für die Durchsetzung von am Zielneuron konkurrierenden Afferenzsytemen, gleichgültig ob sie hemmend oder fördernd sind. Dabei wird die Spontanaktivität der noradrenerg innervierten Zellen kaum verändert. Diese Leistung ist als Verbesserung der Signal-Geräuschrelation bezeichnet worden (Aston-Jones et al. 1984). Neuronale Netzwerke werden in die Lage versetzt, interessierende oder relevante Signale leichter von Hintergrundgeräuschen unterscheiden zu können (verbesserte Diskriminationsfähigkeit; Servan-Schreiber et al. 1990).

Der Mechanismus fördernder bzw. hemmender Wirkungen von Noradrenalin an Zielzellen ist im Cortex und Thalamus untersucht worden (McCormick et al. 1991). Die NA-vermittelte Stimulierung von β-Rezeptoren führt an kortikalen Pyramidenzellen zu einer erhöhten Erregbarkeit für depolarisierende Afferenzen über eine Unterdrückung eines Ca^{++}-abhängigen Kaliumstromes (nachhyperpolarisierender Kaliumstrom, I_{AHP}), der für die zeitabhängige Frequenzabnahme von Entladungssalven verantwortlich ist (sog. Spikefrequenzadaptation). Nicht nur Noradrenalin, sondern alle Transmitter der übrigen retikulären Cortexmodulatorsysteme (Histamin, Azetylcholin und Serotonin) können diesen Ca^{++}-abhängigen nachhyperpolarisierenden Kaliumstrom unterdrücken (McCormick u. Williamson 1989); somit handelt es sich um einen allgemeinen Bahnungsmechanismus für die Erregungsverarbeitungsbereitschaft von Projektionsneuronen. Die NA-vermittelte Stimulierung von α_1-Rezeptoren an thalamokortikalen Projektionsneuronen führt zu einer langsamen Depolarisierung durch Reduktion eines Kaliumruhestromes (Kaliumleckstrom, I_{KL}). Dadurch ändern die Neurone ihre Arbeitscharakteristik grundlegend: sie reagieren jetzt auf den Informationsinput spezifischer Afferenzsysteme und leiten diese Informationen unverändert zu den Zielneuronen im Cortex weiter („spike transfer mode"). Ohne den modulierenden Effekt von NA (5-HT oder Histamin) entladen sie in kurzen rhythmischen Salven („burst mode of firing") bei relativ hyperpolarisierter Membranspannung („Eigenrhythmus") und geringer Bereitschaft, spezifische Informationen anzunehmen und weiterzuleiten.

3.1.3 Pathophysiologie

Aston-Jones et al. (1991b) haben gezeigt, daß die Entladungscharakteristik des LC aufgabengerecht konditioniert werden kann. Diese bemerkenswerte funktionelle Plastizität des LC kann bei Fehlkonditionierungsbedingungen krankheitsbegünstigende Auswirkungen auf das Verhalten haben: so beispielsweise beim Paniksyndrom, bei dem die Entladungsbereitschaft des LC offenbar entgleist und zum Syndrom des autonomen Sturms beiträgt. Ein organisch bedingter Kontrollverlust über die LC-Entladungsbereitschaft könnte an der Pathogenese der opiatentzugsinduzierten autonomen Entgleisung beteiligt sein.

3.2 Serotonerge Projektionssysteme

3.2.1 Anatomie

Die as- bzw. deszendierenden Hauptprojektionen des zentralen Serotoninsystems entspringen aus mesopontinen bzw. pontomedullären Zellgruppen der Raphe und paramedian sowie lateral gelegenen Zellclustern (Abb. 2). Der mesopontine Komplex umfaßt die oberen Raphekerne (N. raphe dorsalis B6, B7; N. centralis superior [raphe medianus] B5, B8 und den N. supralemniscalis B9). Der pontomedulläre Komplex umfaßt die unteren Raphekerne (N. raphe magnus B3; N. centralis superior pars caudalis B5; N. raphe obscurus B2, B4; N. raphe pallidus B1) und die Serotoninzellgruppen in der rostralen und kaudalen ventrolateralen Medulla (B3, B1) (Dahlström u. Fuxe 1964; Steinbusch u. Nieuwenhuys 1983; Törk 1990; Jacobs u. Azmitia 1992). Separate Populationen von Neuronen des kranialen Raphekernkomplexes bedienen heterologe, jedoch funktionell verknüpfte Netzwerke.

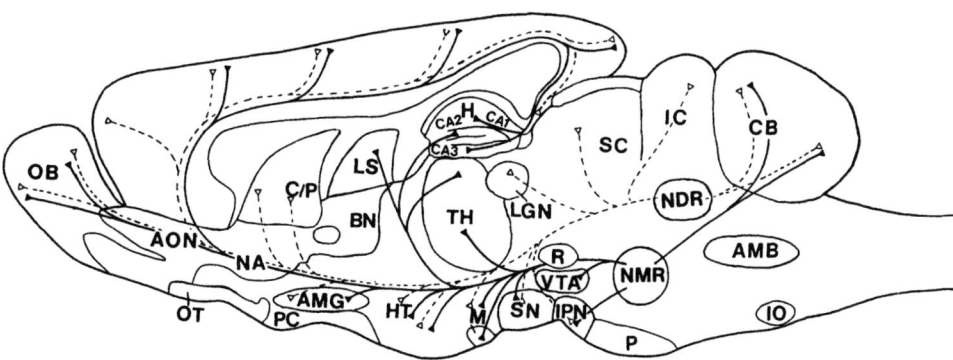

Abb. 2. Schematische Darstellung der serotonergen Projektionssysteme (Mediosagittalansicht). Das dorsale System (*unterbrochene Linien*) entspringt im Nucleus raphe dorsalis (*NDR*), das ventrale System (*ausgezogene Linien*) entspringt im Nucleus raphe medianus (*NMR*). Die deszendierenden Axonschenkel der NDR-Neurone sind nicht berücksichtigt. Einzelheiten s. Text. Abkürzungen (si. auch Abb.1): *IPN* Nucleus interpeduncularis; *R* Nucleus ruber; *VTA* Area tegmentalis ventralis. (Aus Baumgarten u. Zimmermann 1992)

Die Terminalplexus serotonerger Axone bestehen aus synaptischen und synaptoiden Strukturen, deren Verhältnis spezies- und regionsabhängig ist. Die Ratte zeichnet sich durch einen hohen Prozentsatz nicht-synaptischer Varikositäten in allen untersuchten Vorderhirnregionen aus (Descarries et al. 1990). Zielstrukturen serotonerger Axone sind nicht nur Projektions- und Interneurone sowie komplexe Synapsen (Glomeruli), sondern auch Ependym (intraventrikuläre Terminalplexus) und Glia (Baumgarten u. Lachenmayer 1985; Törk 1990). Die vom dorsalen und ventralen Raphekomplex ausgehenden Vorderhirnprojektionen zeigen bemerkenswerte morphologische und pharmakologische Differenzierungen. Die hochkollateralisierten Axone vieler Neurone der dorsalen Raphe sind marklos, sehr dünn und mit feinen fusiformen Varikositäten ausgestattet, die selten synaptische Strukturen ausbilden; sie sind hochsensitiv gegenüber neurotoxischen Wirkungen substituierter Amphetamine (e.g. MDMA, „ecstasy"; Molliver et al. 1990). Die weniger kollateralisierten Axone von Neuronen der medianen Raphe sind kräftiger und mit runden, dicken Varikositäten ausgestattet, die asymmetrische Synapsen an Dendriten und Somata von Zielzellen (bevorzugt an GABAergen Interneuronen; Halasy et al. 1992) ausbilden; sie sind weitgehend resistent gegenüber toxischen Effekten substituierter Amphetamine. In zahlreichen Zielgebieten befinden sich überlappend Terminalplexus sowohl von Axonen der dorsalen als auch der ventralen Raphe.

Obwohl in dicht innervierten Zielgebieten, wie z. B. im Cortex, theoretisch jedes Netzwerkelement mehrere Kontakte vom serotonergen System erhält, zeigt die genauere Analyse des regionalen Dichtegradienten in den kortikalen Laminae eine Bevorzugung für die Terminalzone von spezifischen Thalamusafferenzen (Lamina IV des Neocortex). Bei hochentwickelten Arten, wie z. B. Makaken (Rhesus), sind in primären, sekundären und assoziativen Feldern des visuellen Systems diejenigen Sublaminae, die mit der Verarbeitung von räumlichen und Bewegungsaspekten von visuellen Eindrücken befaßt sind, dichter innerviert als die für Farb- und Formanalyse zuständigen (Morrison u. Hof 1992). Damit wird deutlich, daß das serotonerge System evolutionskonform Teilqualitäten sensorischer Wahrnehmungen differenziert beeinflussen kann. Typischerweise ist die Dichte noradrenerger Axone in Laminae mit hoher serotonerger Axondichte gering; das Innervationsverhalten beider Systeme im Neocortex ist daher komplementär.

Die Raphekerne unterhalten wechselseitig reziproke Verbindungen; die Neurone der oberen Raphekerne haben außerdem rückläufige Axonkollateralen zur autoregulatorischen Kontrolle ihrer eigenen Feuerungsrate. Kollateralen von NA-LC- und -LT-Projektionen nehmen Beziehung zu den oberen Raphekernen auf. Obwohl eine dopaminerge Modulation von Serotoninneuronen im oberen Raphekomplex angenommen werden darf (Kalen 1988; Ferre et al. 1994), ist unklar, ob es direkte Projektionen von Dopaminneuronen zur Raphe gibt oder ob die Beeinflussung indirekt über limbische Rückmeldeschleifen erfolgt (vom Septum und der lateralen Habenula). Der obere Raphekomplex bezieht seine wichtigsten Afferenzen aus limbischen Vorderhirnzentren (Präfrontalcortex, Hippocampus, Septum, Habenula, Hypothalamus), also aus Zielgebieten seiner Efferenzen (Jacobs u. Azmitia 1992). Daraus schließen wir, daß die serotonerge Raphe hauptsächlich vorverarbeitete Informationen über den Außen- und Innenweltstatus, über Motivation, Bewertung und Planung erhält (Baumgarten u. Grozdanovic 1994).

3.2.2 Physiologie

Die regelmäßig rhythmische Entladungscharakteristik der Rapheneurone wird durch verschiedene sensorische Stimulusmuster, die zu phasischen Änderungen von vegetativen und endokrinen Reaktionsparametern führen, nicht beeinflußt. Die Haupteinflußgröße für die Festlegung der mittleren Feuerungsrate ist der jeweils vorherrschende Vigilanzzustand im Schlaf-Wach-Zyklus (Jacobs 1991; Jacobs u. Fornal 1993). Die wichtigste bekannte Abweichung vom tonischen Entladungsverhalten betrifft temporäre Zunahmen der Feuerungsrate in Korrelation zur Aktivierung von rhythmischen Mustergeneratoren, die orale Stereotypien organisieren (Kauen, Lecken, Beißen, Selbstpflegehandlungen). Nur ein Teil der Serotoninneurone in der oberen Raphe (ca. 1/3) zeigt solche phasischen Mehrentladungen. Die Entfaltung dieser oralen Stereotypien als Bestandteil konsumatorischer Verhaltensmuster setzt außenweltabgeschirmte Bedingungen voraus. Serotonin sichert diese Bedingungen durch Dämpfung/Wegfiltern von unwichtigen sensorischen Störgrößen. Jede alarminduzierte Unterbrechung solcher konsumatorischer Verhaltensmuster, die zu Aufmerksamkeitssteigerung und Orientierungsreaktion zur Störquelle führt, ist von einer Abnahme der Rapheaktivität (und einer Zunahme der LC-Feuerungsrate) begleitet. Während des SW-Schlafes nimmt die Entladungsrate der Rapheneurone ab und wird unregelmäßig. Während des REM-Schlafes sistiert die Aktivität der Rapheneurone. Offenbar ist die (cholinerginduzierte) Hemmung der Entladungsbereitschaft von 5-HT- (und NA-)Neuronen während der REM-Episoden Voraussetzung für die Paralyse der axialen und der proximalen Extremitätenmuskulatur, die diese Schlafform auszeichnet. Wenn diese Unterdrückung der monoaminergen Feuerungsbereitschaft durch Läsionen der dorsomedialen Brückenhaube aufgehoben wird, ist trotz Anzeichen einer REM-Phase die Antigravitätsmotorik aktiviert und die Tiere sind in der Lage, sich koordiniert zu bewegen; dabei feuern die Rapheneurone in Korrelation zum Muskeltonus (also wie im Wachzustand). Diese Befunde untermauern den Zusammenhang von serotonerger Aktivität und zentralmotorischem Tonus im Rahmen des Schlaf-Wach-Zyklus (Jacobs u. Fornal 1993).

Ein Hauptcharakteristikum serotonerger Verhaltensmodulation ist die Unterdrückung situationsirrelevanter, ablenkender und irritierender sensorischer Störgrößen sowie die Sicherstellung einer ausreichenden Reaktionslatenz zur Verhinderung von selbst- (oder fremd-) gefährdender Impulsivhandlungsbereitschaft (Soubrie 1986, 1988; Baumgarten 1992). Diese protektiven Eigenschaften der serotonergen Neuromodulation (die im wesentlichen auf den desamplifizierenden Eigenschaften von 5-HT$_1$-Rezeptoren beruhen) fördern die Entfaltung von nichtaggressiven Sozialverhaltensmustern, begünstigen ausgewogene, stabile Stimmungsregulation und helfen bei der Begrenzung von Cravingverhalten. Sie beruhen z. T. auf einer kontrollierenden Beeinflußung dopaminerger Mechanismen in relevanten motivationsgestaltenden Netzwerken des Vorderhirns (z. B. im N. accumbens septi, Tuberculum olfactorium und limbisch-bezogenen Cortexfeldern). Zum anderen Teil beruhen sie auf einer serotonergen Dämpfung der sensorische Stimulusparameter verstärkenden Eigenschaften des Locus coeruleus. Damit besitzen die serotonergen Modulatorsysteme eine übergeordnete homöostatische Kontrollfunktion für die anderen monoaminergen Verstärkersysteme des Wirbeltiergehirns.

3.2.3 Pathophysiologie

Der genetisch festgelegte mittlere, individuelle Serotoninumsatz ist beim Menschen eine richtungsbestimmende Regelgröße für wichtige Merkmale von Persönlichkeit und Verhalten (Stabilisierung von Emotionalität und Selbstwertgefühl, Kontrolle über Irritabilität, Ängstlichkeit, Aggressivität und Streßsensibilität, über Impulsivität, Craving und Sensationssuche) (Ågren 1983; Goodwin u. Post 1983; Traskman-Bendz et al. 1986; Soubrie 1986; Fishbein et al. 1989; Baumgarten 1992; Spoont 1992; Linnoila et al. 1993). Es ist daher zu erwarten, daß Störungen des Serotoinumsatzes (gemessen als erniedrigte Konzentration von 5-Hydroxyindolessigsäure im Liquor) an einem weiten Spektrum psychiatrischer Syndrome sowie an Persönlichkeits- und Anpassungsstörungen beteiligt sind, die durch erhöhte Irritabilität und Streßsensibilität, reduzierte emotionale Stabilität und Frustrationstoleranz sowie beeinträchtigte Impuls- und Aggressionskontrolle ausgezeichnet sind (Übersicht bei Apter et al. 1990; van Praag et al. 1990; Benkert et al. 1993).

3.3 Zusammenfassung

Die zentralen noradrenergen und serotonergen Projektionssysteme des Wirbeltiergehirns sind Repräsentanten der retikulären Modulatorsysteme des Hirnstamms, die über kollateralisierte auf- und absteigende Axone zahlreiche funktionell verknüpfte Netzwerke in heterogenen Abschnitten des ZNS mit (teilweise komplementären) Terminalplexus versorgen. Sie sind nicht Vermittler von spezifischen sensorischen, motorischen oder kognitiven Informationen, sondern richtunggebende Modifizierer der Signalanalysiereigenschaften von spezifischen Systemen und von komplexen Netzwerken zur flexiblen Anpassung an Zustands- und Situationsänderungen (Vigilanzregulation im Schlaf-Wach-Zyklus bzw. ereigniskorrelierte Regulation der Signal-Rausch-Relation). Obwohl die mittlere Entladungsrate beider Neuronenpopulationen grundsätzlich vigilanzkorreliert ist, ist das ereignisbezogene Feuerungsverhalten verschieden: Phasische Mehrentladungen des Locus coeruleus (LC) reflektieren ungewohnte, beachtenswerte oder alarmierende sensorische Stimulusmuster, die zur Verbesserung der Signaldiskriminierfähigkeit, Aufmerksamkeitszunahme und erhöhter sensomotorischer und sympathoexzitatorischer Bereitschaftsreaktion führen. Jede noradrenerg gebahnte Orientierungsreaktion mit Unterbrechung von Gewohnheitshandlungen bewirkt eine Abnahme der Rapheentladungstätigkeit. Phasische Mehrentladungen der Raphe reflektieren periodische Aktivierung von zentralen rhythmischen Mustergeneratoren, die niedrigvigilantes konsumatorisches und Selbstpflegeverhalten, Lokomotion oder Respiration organisieren. Tonische Rapheentladungsaktivität korreliert zum Antigravitätsmotorentonus. Parallel zur Anhebung des zentralmotorischen Vigilanztonus desamplifiziert das serotonerge System irrelevante, ablenkende und irritierende sensorische Störeffekte und verbessert die Reaktionslatenz zur Vermeidung von selbst- oder fremdgefährdender Impulsivhandlungsbereitschaft. Damit übernimmt das serotonerge Modulatorsystem homöostatische und koordinierende Kontrollfunktionen für andere signalamplitudenerhöhende monoaminerge Verstärkersysteme. Die protektiven Eigenschaften der serotonergen

Neuromodulation begünstigen ausgewogene und stabile Stimmungsregulation und fördern nichtaggressive Sozialverhaltensmuster. Der genetisch festgelegte mittlere, individuelle Serotoninumsatz ist eine richtunggebende Einflußgröße für wesentliche Merkmale von Persönlichkeit und Verhalten. Es wird vermutet, daß Störungen der serotonergen Transmission für das Aufteten bestimmter diagnoseübergreifender psychopathologischer Phänomene im Rahmen eines weiten Spektrums von psychiatrischen Syndromen verantwortlich sind (erhöhte Irritabilität und Streßsensibilität, reduzierte emotionale Stabilität und Frustrationstoleranz sowie beeinträchtigte Impuls- und Aggressionskontrolle).

Literatur

Ågren H (1983) Depression and altered neurotransmission – states, traits, and interactions. In: Angst J (ed) The origins of depression: current concepts and approaches. Springer, Berlin Heidelberg New York, pp 297–311

Apter A, van Praag HM, Plutchik R, Sevy S, Korn M, Brown S-L (1990) Interrelationships among anxiety, aggression, impulsivity, and mood: a serotonergically linked cluster? Psychiatry Res 32: 191–199

Aston-Jones G, Foote SL, Bloom FE (1984) Anatomy and physiology of locus coeruleus neurons: functional implications. In: Ziegler M, Lake CR (eds) Norepinephrine. Williams & Wilkins, Baltimore (Frontiers of Clinical Neuroscience, vol 2, pp 92–116)

Aston-Jones G, Shipley MT, Chouvet G et al. (1991a) Afferent regulation of locus coeruleus neurons: anatomy, physiology and pharmacology. Prog Brain Res 88: 47–75

Aston-Jones G, Chiang C, Alexinsky T (1991b) Discharge of noradrenergic locus coeruleus neurons in behaving rats and monkeys suggests a role in vigilance. Prog Brain Res 88: 501–520

Baumgarten HG (1992) Control of vigilance and behavior by ascending serotonergic systems. In: Zschocke S, Speckmann E-J (eds) Basic mechanisms of the EEG. Birkhäuser, Boston Basel Berlin, pp 231–268

Baumgarten HG, Grozdanovic Z (1994) Neuroanatomy and neurophysiology of central serotonergic systems. J Serotonin Res 1: 171–179

Baumgarten HG, Lachenmayer L (1985) Anatomical features and physiological properties of central serotonin neurons. Pharmacopsychiatry 18: 180–187

Baumgarten HG, Zimmermann B (1992) Cellular and subcellular targets of neurotoxins: the concept of selective vulnerability. In: Herken H, Hucho F (eds) Selective neurotoxicity, Springer, Berlin Heidelberg New York Tokyo (Handbook of experimental pharmacology, vol 102, pp 1–27)

Benkert O, Wetzel H, Szegedi A (1993) Serotonin dysfunction syndromes: a functional common denominator for classification of depression, anxiety, and obsessive-compulsive disorder. Int Clin Psychopharmacol 8 (Suppl 1): 3–14

Dahlström A, Fuxe K (1964) Evidence for the existence of monoamine-containing neurons in the central nervous system. I. Demonstration of monoamines in the cell bodies of brain stem neurons. Acta Physiol Scand [Suppl] 232: 1–55

Descarries L, Audet MA, Doucet G et al. (1990) Morphology of central serotonin neurons. Ann N Y Acad Sci 600: 81–92

Ferre S, Cortes R, Artigas F (1994) Dopaminergic regulation of the raphe-striatal pathway: microdialysis studies in freely moving rats. J Neurosci 14: 4839–4846

Fishbein DH, Lozovsky D, Jaffe JH (1989) Impulsivity, aggression, and neuroendocrine responses to serotonergic stimulation in substance abusers. Biol Psychiatry 25: 1049–1066

Foote SL, Morrison JH (1987) Extrathalamic modulation of cortical function. Annu Rev Neurosci 10: 67–95

Fritschy J-M, Geffard M, Grzanna R (1990) The response of noradrenergic axons to systemically administered DSP-4 in the rat: an immunohistochemical study using antibodies to noradrenaline and dopamine-β-hydroxylase. J Chem Neuroanat 3: 309–321

Goodwin FK, Post RM (1983) 5-Hydroxytryptamine and depression: a model for the interaction of normal variance with pathology. Br J Clin Pharmacol 15: 393S–405S

Grzanna R, Fritschy J-M (1991) Efferent projections of different subpopulations of central noradrenaline neurons. Prog Brain Res 88: 89–101

Halasy K, Miettinen R, Szabat E, Freund TF (1992) GABAergic interneurons are the major postsynaptic targets of median raphe afferents in the rat dentate gyrus. Eur J Neurosci 4: 144–153

Jacobs BL (1991) Serotonin and behavior: emphasis on motor control. J Clin Psychiatry 52 (Suppl 12): 17–23

Jacobs BL, Azmitia EC (1992) Structure and function of the brain serotonin system. Physiol Rev 72: 165–229

Jacobs BL, Fornal CA (1993) 5-HT and motor control. a hypothesis. Trends Neurosci 16: 346–352

Jacobs BL, Abercrombie ED, Fornal CA, Levine ES, Morilak DA, Stafford IL (1991) Single-unit and physiological analyses of brain norepinephrine function in behaving animals. Prog Brain Res 88: 159–165

Jones BE, Moore RY (1977) Ascending projections of the locus coeruleus in the rat. II. Autoradiographic study. Brain Res 127: 23–53

Kalen P (1988) Regulation of brain stem serotonergic and noradrenergic systems. Thesis, University of Lund, Lund

Lindvall O, Björklund A (1974) The organization of the ascending catecholamine neuron systems in the rat brain. Acta Physiol Scand [Suppl] 412: 1–48

Linnoila M, Virkkunen M, George T, Higley D (1993) Impulse control disorders. Int Clin Psychopharmacal 8 (Suppl 1): 53–56

Loughlin SE, Foote SL, Bloom FE (1986a) Efferent projections of nucleus locus coeruleus: topographic organization of cells of origin demonstrated by three-dimensional reconstruction. Neuroscience 18: 291–306

Loughlin SE, Foote SL, Grzanna R (1986b) Efferent projections of nucleus locus coeruleus: morphologic subpopulations have different efferent targets. Neuroscience 18: 307–319

McCormick DA, Williamson A (1989) Convergence and divergence of neurotransmitter action in the human cerebral cortex. Proc Natl Acad Sci USA 86: 8098–8102

McCormick DA, Pape H-C, Williamson A (1991) Actions of norepinephrine in the cerebral cortex and thalamus: implications for function of the central noradrenergic system. Prog Brain Res 88: 293–305

Molliver ME, Berger UV, Mamounas LA, Molliver DC, O'Hearn E, Wilson MA (1990) Neurotoxicity of MDMA and related compounds: anatomic studies. Ann N Y Acad Sci 600: 640–646

Morrison JH, Foote SL (1986) Noradrenergic and serotonergic innervation of cortical, thalamic and tectal structures in old and new world monkeys. J Comp Neurol 243: 117–138

Morrison JH, Hof PR (1992) The organization of the cerebral cortex: from molecules to circuits. In: Magistretti PJ (ed) Discussions in neuroscience, vol IX/2. Elsevier, Amsterdam, pp 11–79

Praag HM van, Asnis GM, Kahn RS, Brown S-L, Korn M, Harkavy-Friedman JM, Wetzler S (1990) Monoamines and abnormal behaviour. Br J Psychiatry 157: 723–734

Servan-Schreiber D, Printz J, Cohen JD (1990) A network model of catecholamine effects: gain, signal-to-noise ratio, and behavior. Science 249: 892–895

Soubrie P (1986) Reconciling the role of central serotonin neurons in human and animal behavior. Behav Brain Sci 9: 319–364

Soubrie P (1988) Serotonin and behaviour, with special regard to animal models of anxiety, depression and waiting ability. In: Osborne NN, Hamon M (eds) Neuronal serotonin. John Wiley, Chichester, pp 255–270

Spoont MR (1992) Modulatory role of serotonin in neural information processing: implications for human psychopathology. Psychol Bull 112: 330–350

Steinbusch HWN, Nieuwenhuys R (1983) The raphe nuclei of the rat brainstem: a cytoarchitectonic and immunohistochemical study. In: Emson PC (ed) Chemical neuroanatomy. Raven Press, New York, pp 131–207

Törk I (1990) Anatomy of the serotonergic system. Ann N Y Acad Sci 600: 9–35

Traskman-Bendz L, Asberg M, Schalling D (1986) Serotonergic function and suicidal behavior in personality disorders. Ann N Y Acad Sci 487: 168–174

4 Neurobiochemie suizidalen Verhaltens

J. DEMLING

> Die biochemische Suizidforschung ist aus der biochemischen Depressionsforschung hervorgegangen. Dies gilt für post-mortem-Studien ebenso wie für die Quantifizierung von Neurotransmittermetaboliten in der Zerebrospinalflüssigkeit depressiver bzw. suizidaler Patienten, aber auch für den Versuch, leichter zugängliche periphere Parameter für die Diagnostik nutzbar zu machen. Von Anfang an war die vorrangige Rolle des Neurotransmitters Serotonin im Zusammenhang mit suizidalem Verhalten deutlich; auch heute noch konzentriert sich die Forschung insbesondere auf die serotoninbezogenen Parameter einschließlich der Rezeptoren, Metaboliten und biochemischen Vorstufen. Seit Beginn der neunziger Jahre gewinnen aber auch andere, speziell adrenerge, Parameter zunehmendes Interesse. Die laborchemische Testung auf eine Suizidneigung ist sicher noch eine Zukunftsvision, jedoch wurden bereits erste Versuche mit klinisch-praktisch anwendbaren Kombinationstests aus Spontanparametern und Funktionstests unternommen. Fernziel ist dabei die Ermittlung eines objektiven, biochemischen Suizidindexes.

4.1 Monoamine und Affektivität

Bereits in den 50er und frühen 60er Jahren fanden sich Hinweise darauf, daß die als Neurotransmitter im Zentralnervensystem (ZNS) aktiven Monoamine – hierbei im wesentlichen Noradrenalin und Serotonin (5-Hydroxytryptamin, 5-HT) – an der Steuerung affektiven Erlebens unmittelbar beteiligt sind. Die Verarmung der neuronalen Speichervesikel an Monoaminen durch Reserpin kann Depressionen auslösen, antidepressiv wirksame Substanzen hingegen verbessern die Nervenimpulsübertragung durch Monoamine (Übersicht bei Beckmann 1978). Es wurde daher die Hypothese aufgestellt, für die Entstehung eines depressiven Syndroms sei eine Minderaktivität eines oder mehrerer der monoaminergen Übertragersysteme der entscheidende pathophysiologische Faktor. Die Beteiligung von 5-HT an der Pathogenese der Depression wurde durch die Ergebnisse mehrerer Forschungsansätze deutlich:

1. Die Katecholamine Noradrenalin, Dopamin und Adrenalin bzw. das Indolamin 5-HT sind Stoffwechselprodukte der essentiellen Aminosäuren Phenylalanin (das im Organismus zu Tyrosin umgebaut wird) bzw. Tryptophan. Pollin et al. (1960) vom National Institute of Mental Health in den USA testeten

verschiedene Aminosäuren auf ihre Wirkungen bei depressiv verstimmten Kranken; es handelte sich um chronisch schizophrene Patienten. Dabei zeigte sich, daß in signifikanter Weise nur Tryptophan, in Kombination mit Iproniazid, einem Monoaminooxidasehemmer, imstande war, die Stimmungslage der meisten dieser Patienten positiv zu beeinflussen.
2. Auf der Grundlage dieser und nachfolgender Therapieergebnisse verglichen Shaw et al. (1967) den 5-HT-Gehalt im Hirnstammgewebe (Rautenhirn) von Suizidopfern – bei solchen handelt es sich ja in der Regel um depressiv Gewesene – mit Werten eines Kontrollkollektivs plötzlich Verstorbener. Die Konzentrationen bei den Suizidopfern lagen im Mittel signifikant niedriger.
3. 5-Hydroxy-Indolessigsäure (5-HIES), das Hauptabbauprodukt von 5-HT im ZNS, ist in lumbal gewonnenem Liquor zerebrospinalis chemisch nachweisbar (Ashcroft u. Sharman 1960). Die Liquorkonzentration dieses Metaboliten wird allgemein als Maß für den Stoffwechselumsatz von 5-HT im ZNS angesehen (Eccleston, zit. nach Ashcroft et al. 1966). Hierbei wirken mehrere Einflußgrößen zusammen, unter anderem die Menge der zur Verfügung stehenden Muttersubstanz (5-HT), die Aktivität metabolisierender Enzyme und die Sensitivität postsynaptischer Rezeptoren (Kuhn et al. 1986). Zweifellos tragen zu der im lumbalen Liquor gefundenen Konzentration von 5-HIES sowohl die nach rostral (in das Zwischen- und das Endhirn) als auch die nach kaudal (ins Rückenmark) projizierenden serotoninführenden Neuronen bei, wobei der jeweilige prozentuale Anteil nur schwer anzugeben ist (Garelis et al. 1974) und von weiteren Einflußgrößen, etwa auch der Körperlänge und -haltung, abhängt (Åsberg et al. 1987). Eine umfangreiche post mortem-Studie fand eine enge Korrelation zwischen Liquor- und kortikalen Konzentrationen von 5-HIES (Stanley et al. 1985), aber die Frage bleibt offen, ob dieser Befund den Verhältnissen in vivo, speziell bezogen auf den lumbalen Liqour, entspricht (Gjerris 1988).

Studien über Abbauprodukte von Monoaminen im lumbalen Liquor psychiatrischer Patienten wurden zu Beginn der 60er Jahre erstmals publiziert. Das Interesse galt insbesondere den endogenen Depressionen, die chemischen Untersuchungen konzentrierten sich auf die 5-HIES sowie auf die Abbauprodukte von Noradrenalin (3-Methoxy-4-hydroxyphenylglykol, MHPG) und von Dopamin (Homovanillinsäure, HVA). Erstmals konnten Ashcroft u. Sharman (1960) in Edinburgh eine signifikante Verminderung von 5-HIES im lumbalen Liquor depressiver Patienten während der Erkrankungsphase nachweisen, ein Befund, der sich allerdings nicht in allen Nachfolgestudien replizieren ließ (Åsberg et al. 1976a, Literaturzitate).

Die Ergebnisse dieser und anderer (Coppen 1967) Untersuchungsansätze führten schließlich zur Formulierung der „Indolamin-" oder „Serotoninhypothese" der Depression (Åsberg et al. 1976a; Coppen 1967), die neben der „Katecholamin-" oder „Noradrenalinhypothese" der Depression (Schildkraut 1965) bis heute als Forschungsgrundlage Gültigkeit hat.

Im folgenden wird versucht, den gegenwärtigen Stand der neurobiochemischen Forschung zum suizidalen Verhalten zusammenzufassen (Übersicht s. Tabelle 1).

Tabelle 1. Neurobiochemie suizidalen Verhaltens – Überblick über die wichtigsten Forschungsansätze

Zentrale Parameter (im postmortalen Hirngewebe und lumbalen Liquor cerebrospinalis)

Serotonerge Parameter:
Serotonin und 5-HIES im postmortalen Hirngewebe
5-HIES im Liquor cerebrospinalis
Serotoninrezeptoren im postmortalen Hirngewebe

Adrenerge Parameter:
Katecholamine und -metaboliten im postmortalen Hirngewebe
Katecholamine und -metaboliten im Liquor cerebrospinalis
Adrenerge Rezeptoren im postmortalen Hirngewebe
Tyrosin-Hydroxylaseaktivität im postmortalen Hirngewebe

Weitere zentrale Parameter:
MAO-Aktivität im postmortalen Hirngewebe
GABA-erge Parameter im postmortalen Hirngewebe
Muskarinerge Azetylcholinrezeptoren im postmortalen Hirngewebe
Peptiderge Parameter (postmortales Hirngewebe, Liquor cerebrospinalis)

Periphere Parameter

Urin:
17-OH-Kortikosteroide
Kortisol
Noradrenalin
Adrenalin
Quotient Noradrenalin:Adrenalin
Dopamin und HVA

Blutplasma und Vollblut:
Kortisol
löslicher Interleukin-2-Rezeptor
Cholesterin
Tryptophan und Tryptophanquotient
Serotonin
Melatonin

Thrombozyten:
5-HT-Aufnahme
Imipraminbindungsrezeptor
$5-HT_2$-Rezeptor
Serotoningehalt
MAO-B-Aktivität

Funktionstests
Dexamethason-Suppressionstest (DST)
Apomorphin-Test
Clonidin-Test
TRH-Test
Clomipramin-Test
m-CPP-Test
Fenfluramin-Test
5-HTP-Test

Dabei wird deutlich, daß das Gebiet seine Anregungen stets aus der neurobiochemischen Depressionsforschung erhalten hat und daß die serotoninbezogenen Parameter einschließlich der Rezeptoren, Metaboliten und biochemischen Vorstufen bis heute den Hauptteil des Interesses beanspruchen.

4.2 Neurobiologie der Suizidalität: zentrale Parameter

4.2.1 Serotonerge Parameter

Auf die Möglichkeit eines speziellen Zusammenhangs zwischen gestörter serotonerger Nervenimpulsübertragung und Suizidalität haben zunächst post mortem-Befunde an Hirngewebe von Suizidopfern hingewiesen, wobei das Interesse ursprünglich dem Zusammenhang zwischen 5-HT-Stoffwechsel und Depressivität, also nicht speziell der Suizidalität, galt (Shaw et al. 1967). Die Untersuchungen von Neurotransmittern und ihren Metaboliten in verschiedenen Hirnregionen von Suizidopfern haben, auch bezüglich 5-HT und 5-HIES, in den darauffolgenden Jahren unterschiedliche Resultate erbracht (Tabelle 2).

Frühere Publikationen beschreiben, allerdings nur für 5-HT und 5-HIES, gegenüber Kontrollwerten erniedrigte Konzentrationen (Shaw et al. 1967; Bourne et al. 1968; Pare et al. 1969; Lloyd et al. 1974). Neuere Untersuchungen konnten Veränderungen seltener nachweisen. Die Arbeitsgruppe um Crow und Owen in London fanden in mehreren Studien keine signifikanten Unterschiede. Korpi et al. (1986) beschrieben eine verminderte Konzetration von 5-HT im Hypothalamus nichtschizophrener Suizidopfer, dagegen konnten Arató et al. (1987) in frontalen Cortices von Suizidtoten keine Unterschiede gegenüber Kontrollproben nachweisen. In der jüngsten Studie hierzu aus der Arbeitsgruppe um Meltzer fand sich bei den Suizidopfern ein signifikant höherer HVA/5-HIES-Quotient bei vergleichbaren Konzentrationen der Einzelparameter einschließlich Tryptophan (Ohmori et al. 1992).

Einen besonders starken Impuls erhielt die „biologische" Suizidforschung durch die Befunde von Åsberg und Mitarbeitern am Karolinksa-Institut in Stockholm. Diese Autoren fanden bei depressiven Patienten im lumbal entnommenen Liquor zunächst eine zweigipflige („bimodale") Verteilung von 5-HIES (Åsberg et al. 1976a). Da der Gipfel der höheren Konzentrationen im Kontrollbereich lag (zwischen ca. 15 und 35 ng/ml), postulierten Åsberg und Mitarbeiter eine biochemisch definierbare Untergruppe affektiv gestörter Patienten, die sich durch niedrigere Liquorspiegel von 5-HIES (ca. 10 bis 15 ng/ml) auszeichneten. Katamnestische Untersuchungen zeigten nun, daß diejenigen Patienten, die im weiteren Verlauf einen Suizidversuch unternahmen, überwiegend der Gruppe mit den niedrigeren Liquorkonzentration von 5-HIES angehörten. Suizidenten, die gewaltsame Methoden angewandt hatten, fanden sich nahezu ausschließlich in dieser Gruppe; hierzu gehörten auch die Suizidopfer, deren Selbsttötung Anlaß für die katamnestische Studie gewesen war (Åsberg et al. 1976b). Wie bereits zuvor die post mortem-Befunde an Hirngewebe, so legten jetzt auch die Liquorergebnisse den

Tabelle 2. Studien zu Serotonin (5-HT) und 5-HIES im postmortalen Hirngewebe

Autoren und Jahr	n	Hirnregion (en)	5-HT	5-HIES
Shaw et al. (1967)	S: 22 K: 17	Hirnstamm	↓	∅
Bourne et al. (1968)	S: 23 K: 28	Hirnstamm	↑↓	↓
Pare et al. (1969)	S: 26 K: 15	Verschiedene	↓?	↑↓
Lloyd et al. (1974)	S: 7 K: 5	Raphekerne	↓	↑
Cochran et al. (1976)	S: 19 K: 12	Verschiedene	↑↓	∅
Beskow et al. (1976)	S: 23 K: 62	Verschiedene	↑↓	↑↓
Owen et al. (1983)	S: 7 K: 18	Frontaler Cortex	∅	↑↓
Crow et al. (1984)	S: 10 K: 19	Cortices, Hippocampus	∅	↑↓
Korpi et al. (1986)	S: 14 K: 29	Verschiedene	(↓)	↑↓
Arató et al. (1987)	S: 13 K: 14	Frontaler Cortex, Hippocampus	↑↓	↑↓
Ohmori et al. (1992)	S: 28 K: 73	Frontaler Cortex	∅	↑↓

Erklärung der Abkürzungen und Zeichen in den Tabellen: *AS* Aminosäuren; *Bzd* Benzodiazepin; *CSF* Zerebrospinalflüssigkeit; *GABA* Gamma-Aminobuttersäure; *5-HIES* 5-Hydroxyindolessigsäure; *5-HT* 5-Hydroxytryptamin, Serotonin; *5-HTP* 5-Hydroxytryptophan; *HVA* Homovanillinsäure; *K* Kontrollen (nichtsuizidale Patienten und/oder Gesunde); *L* links; *MAO, MAO-B* Monoaminoxidase, Monoaminoxidase B; *m-CPP* meta-Chlorphenylpiperazin; *MHPG* 3-methoxy-4-hydroxy-Phenylglykol; *n* Anzahl; *R* rechts; *S* Suizidopfer; *SG* Patient mit Suizidgedanken; *SV* Patient nach Suizidversuch; *TRH* thyrotropin releasing hormone; ↑ bei Indexfällen gegenüber Kontrollen im statistischen Mittel signifikant erhöht; ↓ bei Indexfällen gegenüber Kontrollen im statistischen Mittel signifikant vermindert; ↑↓ kein signifikanter Unterschied zwischen Index- und Kontrollfällen; ∅ nicht untersucht

Anmerkungen:
1. Die Ergebnisse insbesondere der autoradiographischen Studien und einige der Untersuchungen an Thrombozyten konnten nicht immer im Detail in der Ergebnisspalte wiedergegeben werden. Der Interessierte wird hier auf die jeweils zitierte Originalliteratur verwiesen.
2. Die Ergebnisse zu Rezeptoren beziehen sich, soweit nicht anders vermerkt, auf die maximale Rezeptordichte B_{max}.

Gedanken an einen Zusammenhang zwischen zentralem 5-HT-Stoffwechsel und Suizidalität nahe.

Der Befund signifikant erniedrigter 5-HIES-Speigel im Liquor von Suizidpatienten wurde im weiteren Verlauf durch viele Studien eindrucksvoll bestätigt; der großen Zahl hypothesenkonformer Ergebnisse stehen nur wenige Studien mit negativen Befunden (Vestergaard et al. 1978; Roy-Byrne et al. 1983; Roy et al. 1985) gegenüber (Übersicht bei Åsberg et al. 1987, dort Tabelle 2); Ursachen für die Diskrepanz dürften in der Patientenauswahl (z. B. überwiegend bipolar Depressive in den negativen Studien) und der Definition des Kriteriums „Suizidalität" (anamnestisch versus akut) liegen. Interessanterweise wurde in subokzipital entnommenem Liquor von Suizidopfern, also zu Tode gekommenen Suizidenten, eine relative *Erhöhung* von Serotonin (und Noradrenalin) gefunden, was sich angesichts der obengenannten Befunde nur schwer interpretieren läßt (Kauert et al. 1986).

Immer stärker schälte sich auch eine besonders deutliche Korrelation zwischen violenten, auch impulsiven Akten der Autoaggression und einer besonders niedrigen Konzentration von 5-HIES im lumbalen Liquor heraus, wobei diese Abweichungen unabhängig von der jeweiligen diagnostischen Zuordnung gefunden wurden. So konnte van Praag (1983) einen entsprechenden Befund (nach Probenecidgabe) auch bei suizidalen Schizophrenen ohne depressive Symptomatik erheben. – Entsprechende Liquorbefunde korrelierten auch mit unterschiedlichen Arten *fremd*aggressiven Verhaltens (Brown et al. 1982; Kruesi 1989; Leckman et al. 1990; Lidberg et al. 1984; Linnolia et al. 1983; Virkkunen et al. 1987). Eine Schwierigkeit bei diesen Studien besteht darin, daß die Spiegel der Liquormetaboliten physiologischerweise jahreszeitlichen (Brewerton et al. 1988), wahrscheinlich auch zirkadianen Schwankungen unterliegen und zudem von Körpergröße, Entnahmemodus und Prämedikation beeinflußt werden. – Die derzeit favorisierte Hypothese besagt, daß der Marker „niedriger 5-HIES-Spiegel im Liquor" konform geht mit einer anlagebedingten Neigung („Vulnerabilität") zu impulsivem Reagieren auf entsprechende Situationen (Åsberg et al. 1987), so etwa mit Suizidimpulsen auf spezifische Kränkungen.

Seit 1982 erscheinen in der Literatur post mortem-Untersuchungen über zerebrale 5-HT-Rezeptorsysteme bei Suizidopfern (Tabellen 3a,b und 4). Es handelte sich zunächst um biochemische Membranbindungsstudien, in den letzten Jahren auch um morphologische Untersuchungen mittels Autoradiographie. Stanley und Mitarbeiter berichteten über Befunde, die einen Zusammenhang zwischen Erhöhung der Dichte postsynaptischer 5-HT_2-Rezeptoren im Frontalhirn und suizidalem Verhalten nahelegen (Stanley et al. 1983; Mann et al. 1986). Die Forschergruppe um Meltzer konnte dieses Ergebnis bestätigen; besonders signifikant war bezüglich der Dichte der 5-HT_2-Rezeptoren (in den frontalen Cortices) der Unterschied zwischen Anwendern „harter" Suizidmethoden und der Kontrollgruppe (Arora u. Meltzer 1989b). Stanley und Mitarbeiter fanden zudem eine Erniedrigung der Dichte präsynaptischer Imipraminrezeptoren, die mit den Wiederaufnahmestellen für freigesetztes 5-HT im Rahmen den Inaktivierung dieses Transmitters in funktioneller Verbindung stehen (Stanley et al. 1982, 1983). Diese Konstellation würde den Schluß auf eine prämortal verminderte Aktivität zentraler serotonerger Neuronensysteme erlauben (Stanley et al. 1983). Allerdings konnten Arora u. Meltzer (1989a) die Dichteabweichung der zentralen Imipraminrezeptoren nicht bestätigen, Meyerson et al. (1982) fanden im Kontrollvergleich sogar eine erhöhte Imipraminbindungsdichte bei den Suizidopfern. Verschiedene britische Untersucher konnten weder eine Abweichung von 5-HT_2-Rezeptoren (Cheetham et al. 1988; Owen et al. 1983, 1986) noch von Imipraminrezeptoren (Owen et al. 1986; Lawrence et al. 1990a) im Kontrollvergleich nachweisen.

Autoradiographisch fand eine israelische Gruppe bei einem kleineren Kollektiv von Suizidopfern hirnregional unterschiedliche Abweichungen, die insgesamt eher auf eine Dichteminderung von 5-HT_2-Rezeptoren bei Suizidenten hindeuten

Tabelle 3a. Studien zu Imipraminrezeptoren im postmortalen Hirngewebe

Autoren und Jahr	n	Hirnregion (en)	Ergebnis
Stanley et al. (1982), Stanley et al. (1983)	S: 9 K: 9	Frontaler Cortex	↓
Meyerson et al. (1982)	S: 8 K: 11	Frontaler Cortex	↑
Crow et al. (1984)	S: 10 K: 19	Cortices, Hippocampus	↓ ↓
Owen et al. (1986)	S: 19 K: 19	Cortices, Hippocampus	↑↓
Gross-Isseroff et al. (1988)[a]	S: 12 K: 12	Hirnstammregionen	↑↓
Gross-Isseroff et al. (1989)[a]	S: 12 K: 12	Cortices, Hirnstammregionen	Regional unterschiedlich
Arora u. Meltzer (1989a)	S: 32 K: 37	Frontaler Cortex	↑↓
Lawrence et al. (1990a)[b]	S: 22 K: 20	Frontaler Cortex, Hippocampus, S. nigra	↑↓
Hrdina et al. (1993)	S: 10 K: 10	Präfrontaler Cortex, Amygdala	↑↓
Laruelle et al. (1993)	S: 16 K: 18	präfrontaler, okzipitaler Cortex (teilweise Schizophrenien)	↓

[a] Autoradiographische Studie
[b] ³H-Paroxetin als Ligand

Tabelle 3b. Studien zum Hemisphärenvergleich der Imipraminrezeptoren (postmortal)

Autoren und Jahr	n	Hirnregion(en)	Ergebnis
Arató et al. (1987)	S: 13 K: 14	Frontaler Cortex	S: L>R, K: R>L
Lawrence et al. (1990b)[a]	S: 8 K: 8	Frontaler Cortex, Putamen, S. nigra	S, K: L = R, S = K
Arató et al. (1991)	S: 23 K: 23	Hippocampus	S, K: L = R
Arora u. Meltzer (1991)	S: 6 K: 10	Frontaler Cortex	S, K: L = R, S = K

[a] ³H-Paroxetin als Ligand

(Gross-Isseroff et al. 1990a). Eine erhöhte Dichte von 5-HT$_2$-Rezeptoren im präfrontalen Cortex wurde demgegenüber – ebenfalls autoradiographisch sowie in Membranbindungsstudien – von der Gruppe um Stanley und Mann gefunden (Arango et al. 1990). Tritiummarkierte Imipraminrezeptoren zeigten regional divergierende Abweichungen vom Kontrollkollektiv (Gross-Isseroff et al. 1989).

Arató et al. (1987, 1991) fanden eine Umkehrung der Dichte von Imipraminrezeptoren zwischen der rechten und der linken Hemisphäre bei Suizidopfern gegenüber Kontrollwerten und diskutierten aufgrund dessen eine Störung der funktionellen Hemisphärenasymmetrie als Ursache affektiver Symptome und suizidalen Verhaltens. Dieser Befund konnte allerdings von anderen Forscher-

Tabelle 4. Studien zu 5-HT$_2$-Rezeptoren im postmortalen Hirngewebe

Autoren und Jahr	n	Hirnregion (en)	Ergebnis
Stanley et al. (1983), Stanley u. Mann (1983)	S: 9 K: 9	Frontaler Cortex	↑
Owen et al. (1983)	S: 17 K: 20	Frontaler Cortex	(↓)
Crow et al. (1984)	S: 10 K: 19	Cortices, Hippocampus	↑↓
Owen et al. (1986)	S: 19 K: 19	Cortices, Hippocampus	↑↓
Mann et al. (1986)	S: 21 K: 21	Frontaler Cortex	↑
Cheetham et al. (1988)	S: 19 K: 19	Cortices, Amygdala, Hippocampus	↑↓
Arora und Meltzer (1989b)	S: 32 K: 37	Frontaler Cortex	↑
Gross-Isseroff et al. (1990a)[a]	S: 12 K: 12	Cortices, Hirnstamm- regionen	Regional unterschiedlich
Arango et al. (1990)	S: 11 K: 11	Cortices (präfrontal, temporal)	↑ regional
Hrdina et al. (1993)	S: 10 K: 10	Präfrontaler Cortex, Amygdala	↑
Laruelle et al. (1993)	S: 16 K: 18	Präfrontaler Cortex	↑
Lowther et al. (1994)	S: 73 K: 70	Verschiedene	↑↓
Arranz et al. (1994)	S: 18 K: 23	Frontaler Cortex	↑↓

[a] Autoradiographische Studie

gruppen (Lawrence et al. 1990b; Arora u. Meltzer 1991) nicht repliziert werden (Tabelle 3a).

Betrachtet man die Gesamtheit der vorliegenden Studien zur postmortalen Imipraminbindungs- bzw. 5-HT$_2$-Rezeptorendichte einschließlich der jüngsten Publikationen (Hrdina et al. 1993; Laruelle et al. 1993; Lowther et al. 1994 [größte Fallzahl!], Arranz et al. 1994, s. Tabellen 3a,b und 4), so fällt in der Tat eine Tendenz zu entgegengesetzten Abweichungen im Sinne der von Stanley et al. beschriebenen Ergebnisse auf.

5-HT$_1$-Rezeptoren in der Epiphyse zeigten bei einigen Suizidopfern verringerte Dichte und Affinität zum Liganden (Sparks u. Little 1990). Erniedrigte Dichte bzw. Affinität ergab sich auch für 5-HT$_1$- und 5-HT$_{1A}$-Rezeptoren im Hippocampus bzw. der Amygdala von antidepressivafreien Suizidopfern, keine Veränderungen hingegen im frontalen und temporalen Cortex (Cheetham et al. 1990). Insgesamt sind die Befunde bezüglich der 5-HT$_1$-Rezeptoren widersprüchlich, überwiegend wurden keine Abweichungen gegenüber Kontrollen gefunden (Tabelle 5).

Die Unterschiede der jeweiligen Ergebnisse dürften in der Auswahl (bzgl. Diagnose, medikamentös vorbehandelt vs. unbehandelt u. a.) und der Stärke der Patienten- und der Kontrollkollektive sowie im methodischen Vorgehen

Tabelle 5. Studien zu 5-HT$_1$-Rezeptoren im postmortalen Hirngewebe

Autoren und Jahr	n	Hirnregion (en)	Ergebnis
Mann et al. (1986)	S: 21 K: 21	Frontaler Cortex	↑↓
Owen et al. (1986)	S: 19 K: 19	Cortices, Hippocampus	↑↓
Dillon et al. (1991) (5-HT$_{1A}$)^a	S: 14 K: 14	Cortices, Hippocampus	↑↓
Cheetham et al. (1990) (5-HT$_1$, 5-HT$_{1A}$)	S: 19 K: 19	Cortices, Amygdala, Hippocampus	↑ ↓
Sparks u. Little (1990) (5-HT$_1$, 5HT$_{1A}$)	S: 11 K: 23	Corpus pineale	(↓)
Matsubara et al. (1991) (5-HT$_{1A}$)	S: 23 K: 40	Frontaler Cortex	violente S ↑↓ nichtviolente S ↑
Arranz et al. (1994) (5-HT$_{1A}$, 5-HT$_{1D}$)	S: 18 K: 23	Frontaler Cortex	5-HT$_{1A}$↓? 5-HT$_{1D}$ ↓ (B$_{max}$, K$_d$)

^{a} Autoradiographische Studie

Tabelle 6. Adrenerge Parameter: Katecholamine und -metaboliten im postmortalen Hirngewebe

Keine Abweichungen gegenüber Kontrollbefunden in folgenden Studien:
- Bourne et al. (1968) (Noradrenalin)
- Pare et al. (1969) (Dopamin)
- Beskow et al. (1976) (Noradrenalin, Dopamin, HVA)
- Crow et al. (1984) (MHPG, HVA)
- Ordway et al. (1994a) (Noradrenalin im Locus coeruleus)

(Auswahl und Definition der Hirnareale, analytische Methoden, z. B. Wahl der markierten Liganden) begründet liegen. Eine komplizierende Rolle spielen weiterhin zirkadiane (Wesemann u. Weiner 1990) und evtl. saisonale Schwankungen der Rezeptoraktivität.

Trotz der einstweilen noch widersprüchlichen Ergebnisse kann ein Zusammenhang zwischen suizidalem Verhalten und einer Dysfunktion im Sinne einer Minderaktivität zentraler 5-HT-Neuronensysteme zumindest als wahrscheinlich gelten. Diese „Serotoninhypothese der Suizidalität" stützt sich besonders auf die geschilderten Liquorbefunde, aber auch auf die postmortal gefundenen Abweichungen zentraler serotonerger Rezeptorsysteme.

4.2.2 Adrenerge Parameter

Bereits in einigen der ersten post-mortem- und Liquorstudien über Serotonin und 5-HIES waren auch adrenerge Parameter berücksichtigt worden. Bezüglich Noradrenalin und Dopamin und deren Abbauprodukten (MHPG, HVA) im postmortalen Hirngewebe wurden fast durchweg keine signifikanten Abweichungen gefunden (Tabelle 6).

Die Ergebnisse der Liquoruntersuchungen bei Suizidpatienten sind uneinheitlich, lassen aber in der Zusammenschau einen gewissen Trend zu erhöhten MHPG-und erniedrigten HVA-Spiegeln erkennen (Åsberg et al. 1987, s. dort Tabelle 2).

Nicht zuletzt wegen der engen funktionellen Verzahnung der beiden Transmittersysteme gilt neben den Serotoninrezeptoren auch den Adrenozeptoren im postmortalen Hirngewebe von Suizidopfern besonderes Interesse. Untersucht wurden α_1- und α_2-Rezeptoren sowie β-Rezeptoren, letztere in jüngsten Studien auch differenziert nach den Untergruppen $β_1$ und $β_2$. Soweit sich Abweichungen fanden, betrafen diese durchweg die Dichte (B_{max}), kaum aber die Affinität der Rezeptoren zum jeweiligen Liganden. Die Befunde für die α-Rezeptoren sind uneinheitlich und variieren offenbar auch je nach untersuchter Region, was sich besonders bei den autoradiographischen Studien zeigt (Tabelle 7).

Die Dichte der β-Rezeptoren wurde überwiegend, wenngleich ebenfalls nicht einheitlich (de Paermentier et al. 1990), vermehrt gefunden (Tabelle 8); dies geht konform mit der bekannten β-Downregulation im Zuge einer somatischen antidepressiven Therapie (Medikamente, Elektrokrampfbehandlung).

Die noradrenalinführenden Zellkörper im ZNS sind nahezu ausschließlich im Nucleus coeruleus am Boden der Rautengrube zusammengefaßt (s. Beitrag Baumgarten in diesem Band). Zwei Arbeitsgruppen haben, um die Hypothese einer enzymgebundenen Störung der Katecholminsynthese zu prüfen, die Aktivität der Tyrosinhydroxylase im Nucleus coeruleus von Suizidopfern untersucht, sind dabei aber zu entgegengesetzten Resultaten gekommen (Tabelle 9).

4.2.3 Weitere zentrale Parameter

Auch anderen Monoamin-metabolisierenden Enzymen galt das Interesse der biologischen Suizidforschung. Zur Aktivität der Monoaminoxidase (insgesamt oder differenziert nach MAO-A und MAO-B) in verschiedenen Hirnregionen von Suizidopfern wurden allerdings in 4 Publikationen, die hierzu vorliegen, unterschiedliche Befund im Vergleich zu Kontollwerten mitgeteilt (Tabelle 10). Der gleiche Parameter fand sich in Thrombozyten von Suizidpatienten, also nach überlebten Suizidversuchen, überwiegend erniedrigt (vgl. unten).

Von großem Interesse ist wegen des häufigen gemeinsamen Auftretens von Angst und Depression (mit Suizidneigung) die Frage nach möglichen Abweichungen GABA-erger Parameter im Hirngewebe von Suizidopfern. Untersucht wurden hierzu der Transmitter (Gamma-Aminobuttersäure, GABA) selbst, der GABA-Benzodiazepin-Rezeptorkomplex oder funktionelle Bestandteile desselben und schließlich die Aktivität des synthetisierenden Enzyms Gamma-Aminobutyrat-Transaminase (GABA-T). Auch hier ergibt sich kein einheitliches Bild: überwiegend wurden, außer bei speziellen Vergiftungen, keine signifikanten Abweichungen von Kontrollwerten gefunden (Tabelle 11).

Auch zentrale muskarinerge Azetylcholinrezeptoren unterschieden sich bezüglich ihrer Dichte bei Suizidopfern nicht durchweg von den Kontrollen. Hierzu liegen 3 Studien vor (Tabelle 12).

Tabelle 7. Studien zu α-Rezeptoren im postmortalen Hirngewebe

Autoren und Jahr	n	Rezeptor(en)	Hirnregion(en)	Ergebnis
Crow et al. (1984)	S: 10 K: 19	α_1, α_2	Cortices, Hippocampus	↑↓
Gross-Isseroff et al. (1990b)[a]	S: 12 K: 12	α_1	Cortices, Hirnstammregionen	↓teilweise
Meana et al. (1992)	S: 67 K: 48	α_2	Cortices, Hirnstammregionen	↑
Meana et al. (1993)	S: 8 K: 11	nonadrenoceptor ^{3}H-Idaxozan	Frontaler Cortex	↑
Arango et al. (1993)[a]	S: 17 K: 17	α_1, α_2	Präfrontaler Cortex (PFC) Temporaler Cortex	α_1: ↑ (PFC) α_2: ↑↓ NE: ↑
Ordway et al. (1994a)	S: 10 K: 10	α_2	Locus coeruleus	Agonist: ↑ Antagonist ↑↓
González et al. (1994)[a]	S: 17 K: 9	α_2	Frontaler Cortex Hippocampus	↑ ↑

[a] Autoradiographische Studie

Tabelle 8. Studien zu β-Rezeptoren im postmortalen Hirngewebe

Autoren und Jahr	n	Rezeptor(en)	Hirnregion(en)	Ergebnis
Meyerson et al. (1982)	S: 8 K: 11	β	Frontaler Cortex	↑↓
Crow et al. (1984)	S: 10 K: 19	β	Cortices, Hippocampus	↑↓
Mann et al. (1986)	S: 21 K: 21	β	Frontaler Cortex	↑
Biegon u. Israeli (1988)[a]	S: 14 K: 14	β	Verschiedene	Präfrontaler Cortex ↑, sonst ↑↓
De Paermentier et al. (1990)	S: 21 K: 20	β, β_1	Cortices	↓
Arango et al. (1990)[a]	S: 11 K: 11	β	Frontaler Cortex Temporaler Cortex	↑
Stockmeier u. Meltzer (1990)	S: 22 K: 22	β	Frontaler Cortex	↑↓
Joyce et al. (1992)[a]	S: 15 (7 Schizophrene) K: 9 Schizophrene	β_1, β_2	Cortices, Hippocampus	Hippocampus: Nichtschizophrene: β_2: R>L Schizophrene: β_2: R = L
Arango et al. (1992)[a]	S: 13 K: 13	β	Frontaler Cortex Temporaler Cortex	↑

[a] Autoradiographische Studie

Tabelle 9. Studien zur Tyrosinhydroxylase im postmortalen Hirngewebe

Autoren und Jahr	n	Hirnregion(en)	Ergebnis
Biegon u. Fieldust (1992)	S: 6 K: 6	Locus coeruleus	↓
Ordway et al. (1994b)	S: 9 K: 9	Locus coeruleus	↑

Tabelle 10. Studien zur Monoaminoxidase (MAO) im postmortalen Hirngewebe

Autoren und Jahr	n	Parameter	Hirnregion(en)	Ergebnis
Grote et al. (1974)	S: 25 K: 19	MAO	Hypothalamus	↑↓
Gottfries et al. (1975)	S: 15 K: 20	MAO	Cortices, Hirnstamm-region	↓ bei Alkoholikern
Mann u. Stanley (1984)	S: 13 K: 13	MAO-A	Frontaler Cortex	↑↓
Sherif et al. (1991)	S: 19 K: 23	MAO-A MAO-B	Frontaler Cortex, Gyrus cinguli, Hypothalamus	MAO-A↑ (Depressive) MAO-B ↑↓

Tabelle 11. Studien zu GABA-ergen Parametern im postmortalen Hirngewebe

Autoren und Jahr	n	Parameter	Hirnregion(en)	Ergebnis
Korpi et al. (1988)	S: 13 K: 25	GABA (+ andere AS)	Frontaler Cortex	↑↓
Stocks et al. (1990)	S: 19 K: 19	Bzd-Rezeptoren	Amygdala, Hippocampus	↑↓
Rochet et al. (1992)[a]	S: 6 K: 6	Bzd-Rezeptoren[a]	Hippocampus	K_d ↑
Arranz et al. (1992)	S: 16 K: 20	$GABA_B$-Rezeptoren	Frontaler Cortex,	↑ bei CO-Intoxikation, sonst ↑↓
Sherif et al. (1991)	S: 19 K: 23	GABA-T	Frontaler Cortex, Gyrus cinguli, Hypothalamus	↓ bei Intoxikation, sonst ↑↓

[a] Autoradiographische Studie

Tabelle 12. Studien zu muskarinergen Cholinrezeptoren im postmortalen Hirngewebe

Autoren und Jahr	n	Hirnregion(en)	Ergebnis
Meyerson et al. (1982)	S: 8 K: 11	Frontaler Cortex	↑
Kaufmann et al. (1984)	S: 10 K: 10	Cortices, Hypothalamus	(↓)
Stanley (1984)	S: 22 S: 22	Frontaler Cortex	↑↓

Tabelle 13. Studien zu Neuropeptidparametern in postmortalem Hirngewebe und CSF

- Nemeroff et al. (1988) (frontaler Cortex, S=29, K=29)
  CRH-Rezeptoren ↓[a]
- Träskman-Bendz et al. (1992 a) (CSF, SV=44)
  CRH ↓ (frühere SV), ↑↓ für Somatostatin, DSIP[b], NPY[c], β-Endorphin, AVP[d]
- Roy (1993) (CSF, SV=19, K=8)
  CRH, Somatostatin, NPY, DBI[e], GABA: ↑↓ (auch nach 5 Jahren follow-up)

[a] *CRH* „corticotropin releasing hormone"
[b] *DSIP* „delta-sleep inducing peptide"
[c] *NPY* Neuropeptid Y
[d] *AVP* Arginin-Vasopressin
[e] *DBI* „diazepam binding inhibitor"

Untersucht wurden schließlich auch eine Vielzahl von Neuropeptiden im Liquor von Suizidpatienten einschließlich des Corticotropin-releasing-Hormons (CRH) und – im postmortalen Hirngewebe – dessen Rezeptor (Tabelle 13).

Die letztgenannten beiden Parameter wurden erniedrigt gefunden, was mit der bei Depressionen (und Suizidalität) vermuteten Störung der hypothalamisch-hypophysär-adrenalen Funktionsachse konform gehen würde. Befunde über abweichende Elektrolytkonzentrationen im Liquor (Banki et al. 1985) bedürfen noch der weiteren Bestätigung.

4.3 Neurobiochemie suizidalen Verhaltens: periphere Parameter

Aus den geschilderten Befunden lassen sich – zumindest theoretisch – Ansätze für die laborchemische Testung auf eine aktuelle Suizidgefahr im individuellen Einzelfall ableiten. Wünschenswert wären hierzu Parameter, deren Substrat problemlos zu gewinnen ist und die ohne größeren zeitlichen und methodischen Aufwand zu quantifizieren sind. Beides trifft auf die Liquorparameter nur bedingt zu und selbstverständlich nicht auf die zentralen Rezeptorsysteme.

Unabhängig von den geschilderten Forschungsansätzen galt bei Suche nach routinemäßig durchzuführenden Labortestungen auf Suizidtendenz die Aufmerksamkeit zunächst dem *Urin*, der am leichtesten zu gewinnenden Körperflüssigkeit. Die untersuchten Parameter waren Hormone – allen voran die 17-Hydroxykortikosteroide und das Kortisol – bzw. Neurotransmitter, besonders die Katecholamine und einige ihrer Metaboliten. Die Befunde über die 17-Hydroxykortikosteroide erschienen erstmals vor genau 30 Jahren (Bunney u. Fawcett 1965) und sind damit psychiatriegeschichtlich die ältesten Befunde zur (Neuro-)Biochemie der Suizidalität. Wie die Tabelle 14 ebenfalls zeigt, sind die Ergebnisse zu den mehrfach untersuchten Urinparametern relativ konform, wenngleich natürlich, allen statistischen Signifikanzen zum Trotz, stets mehr oder weniger große Überlappungen mit den jeweiligen Normbereichen zu verzeichnen sind.

Auch im *Blutplasma* (Tabelle 15) wurden die basalen Werte des Kortisols als möglicher Marker für Suizidneigung untersucht. In die Depressions- und, in ihrem

Tabelle 14. Studien zu Urinparametern

Parameter	Autoren und Jahr	n	Ergebnis
17-OH-Kortikosteroide	Bunney u. Fawcett (1965)	SV: 3 (✟) K: 36	↑
	Bunney et al. (1969)	SV: 9 K: 145	↑
Kortisol	Ostroff et al. (1982)	SV: 3 K: 19	↑
	Prasad (1985)	SV: 13 violent 19 nicht violent	↑
	Mancini u. Brown (1992)	SV: 32 SG: 11	↑↓
Noradrenalin: Adrenalin	Ostroff et al. (1982)	SV: 3 K: 19	↑
	Ostroff et al. (1985)	SV: 38 K: 61	↓
	Prasad (1985)	SV: 13 violent 19 nicht violent	↓
	Dajas et al. (1986)	65 Depressive 21 Kontrollen	↓
	Mancini u. Brown (1992)	SV: 32, SG: 11	↑↓
Noradrenalin	Mancini u. Brown (1992)	SV: 32 SG: 11	↑ (SV)
Dopamin	Mancini u. Brown (1992)	SV: 32 SG: 11	↑↓
	Roy et al. (1992)	SV: 12 K: 10 Depressive 25 Gesunde	↓
HVA	Roy et al. (1992)	SV: 12 K: 10 Depressive 25 Gesunde	↓
Adrenalin	Mancini u. Brown (1992)	SV: 32 SG: 11	↑↓

Gefolge, in die Suizidforschung hält die Psychoimmunologie mehr und mehr Einzug (Nässberger u. Träskman-Bendz 1993). Epidemiologische Befunde über die Todesursachen von Patienten, die mit Lipidsenkern behandelt werden, führten zu der Hypothese einer Membranstörung als Ursache psychischer Auffälligkeiten einschließlich suizidalen Verhaltens (Engelberg 1992; Duits u. Bos 1993), ein zweifellos interessanter, wenngleich etwas gewagt erscheinender Denkansatz (Diskussionen bei Hawton et al. 1993 sowie Santiago u. Dalen 1994; die Leserzuschriften zu Engelberg und zu Hawton et al. enthalten z.T. eigene, hier nicht angeführte Studien). – An der Serotoninhypothese der Suizidalität orientieren sich Versuche, Tryptophan und seine funktionstragenden Metaboliten Serotonin (im Vollblut) und Melatonin als mögliche „Marker für Suizidalität" nutzbar zu machen. – Der Gedanke lag nahe, auch die Plasmaspiegel des Serotoninpräkursors L-Tryptophan und anderer, für den Einstrom von Tryptophan in das ZNS relevanter Aminosäuren bei Suizidpatienten zu untersuchen. Studien zu Tryptophan waren wiederum bereits

Tabelle 15. Studien zu Parametern in Plasma (P) und Vollblut (V)

Parameter	Autor(en) und Jahr	n	Ergebnis
Kortisol (P)	Krieger (1974)	SV: 13 K: 39	↑
	Maes et al. (1989)	SV: 17 K: 17	↑↓
	Mancini u. Brown (1992)	SV: 32 SG: 11	↑ (SV)
Löslicher Interleukin-2- Rezeptor (S-IL-2R)(P)	Nässberger u. Träskman- Bendz (1993)	SV: 30 K: 36	↑
Cholesterin (P)	Engelberg (1992)		↓
	Duits u. Bos (1993)	3 Patienten	↓unter Simvastatin
Gesamttryptophan (P)	Banki et al. (1981)	33 Depressive	↓ (SV)
Tryptophan (P) (gesamt und frei)	Demling et al. (1992)	SV: 79 K: 74	↓
Tryptophanquotient (P) (gesamt und frei)	Demling et al. (1992)	SV: 79 K: 74	↓
Serotonin (V)	Bräunig et al. (1988)	Kasuistik	↓ (Schizoaffektive)
	Bräunig et al. (1989)	SV: 17 K: 17 Schizophrene 26 Gesunde	↓ (Schizophrene)
	van Kempen et al. (1992)	SV: 9	↓(↑↓ im follow-up)
Melatonin (P)	Beck-Friis et al. (1985)	SV: 10 K: 22 Depressive 33 Gesunde	↑ (gegenüber Depressiven)
	Sandyk u. Awerbuch (1993)	SV: 6 K: 22	↓ (Multiple Sklerose)

bei Depressiven, ohne nähere Berücksichtigung der Suizidalität, durchgeführt worden (Coppen et al. 1972; DeMyer et al. 1981). In einer eigenen Studie konnten die Befunde von Banki et al. (1981) bestätigt und gezeigt werden, daß die Plasma-Gesamttryptophanspiegel und die Gesamttryptophanquotienten bei Suizidpatienten, unabhängig von der diagnostischen Zuordnung, vermindert waren (Demling et al. 1992); allerdings ist die Frage nach der Spezifität solcher Befunde weiterhin offen. Bräunig et al. (1989) wiesen bei suizidalen schizophrenen Frauen deutlich verringerte 5-HT-Spiegel im Vollblut nach. Eine bestätigende Untersuchung hierzu liegt mittlerweile auch von Mann et al. (1992a) vor (Tabelle 16).

Serotonin im Vollblut ist nahezu ausschließlich in *Thrombozyten* enthalten. Thrombozyten gelten seit langem als Modellzellen für zentrale Neuronen, speziell auch aufgrund weitgehender Gemeinsamkeiten im 5-HT-Stoffwechsel (Übersichten bei Da Prada et al. 1988; Sneddon 1973; Stahl 1985; Wirz-Justice 1988). So verfügen die Plasmamembranen sowohl von serotonergen Neuronen als auch von Thrombozyten über Imipraminrezeptoren, die mit den Aufnahmestellen für 5-HT in das Zellinnere in funktionellem Zusammenhang stehen (Briley et al. 1980); Imipramin wirkt hier als Aufnahmehemmer. Ebenso ließen sich an Thrombozytenmembranen 5-HT$_2$-Rezeptoren nachweisen (McBride et al. 1983), deren Stimulation mit entsprechenden Agonisten zu Veränderungen der Gestalt und der Funktionsbereitschaft dieser Zellen führt. Interessanterweise sind die neuronalen und die thrombo-

Tabelle 16. Studien zu thrombozytären Parametern

Parameter	Autoren und Jahr	n	Ergebnis
Imipramin-bindungsstellen	Wägner et al. (1985)	SV: 15 K: 48 Depressive, 53 Gesunde	↓ (Depressive insgesamt) ↑ („harte" vs. „weiche" SV)
	Marazziti et al. (1989)	SV: 9 K: 9	↓
	Meltzer u. Arora (1986)	306 Patienten	↓[a]
	De Leo et al. (1991)	SV: 15 K: 13	↓
	Marazziti u. Conti (1991)	SV: 10 K: 20 (10 Depressive)	↓
5-HT-Aufnahme	Meltzer u. Arora (1986)	306 Patienten	↑
	Modai et al. (1989)	SV: 20 K: 14	↑ (harter SV)
5-HT$_2$-Rezeptoren	Biegon et al. (1990)	SV: 22 K: 19	↑
	Pandey et al. (1990)	SV: 9 K: 14 Depressive 20 Gesunde	↑
	Simonsson et al. (1991)	SV: 17 K: 17	↑
	Arora u. Meltzer (1993)	SV: 9 Schizophrene K: 24 Schizophrene 42 Gesunde	↑
	McBride et al. (1994)	SV: 18 K: 25 Depressive 42 Gesunde	(↑)
Serotoningehalt	Meltzer u. Arora (1986)	306 Patienten	↑↓
	Mann et al. (1992a)	SV: 12 K: 17 Depressive 27 Gesunde	↓
MAO-Aktivität (nur MAO-B)	Buchsbaum et al. (1977)	SV: 25 K: 54 Depressive 375 Gesunde	↓, wenn familienanamnestisch S oder SV
	Gottfries et al. (1980)	SV: 15, SG: 28 K: 105	↓ bei „harten" SV
	Oreland et al. (1981)	SV: 15 K: 31 Depressive 42 Gesunde	↑↓
	Meltzer u. Arora (1986)	306 Patienten	↓ bei nichtdepressiven Frauen, sonst ↑↓
	van Kempen et al. (1992)	SV: 9	(↑), ↑↓ im follow-up

[a] Geringere Affinität

zytären 5-HT$_2$-Rezeptoren an das gleiche Second-messenger-System gekoppelt (Inositol-Triphosphat, Übersicht bei Da Prada et al. 1988).

Untersuchungen von Wägner et al. (1985) aus der Karolinska-Arbeitsgruppe fanden erstmals eine Verminderung der thrombozytären Imipramin-Bindungsstellen bei suizidalen Depressiven, ein Befund, der in der Folgezeit besonders von einer italienischen Untersuchergruppe in mehreren Studien an Suizidpatienten repliziert werden konnte (Marazziti et al. 1989; de Leo et al. 1991; Marazziti und Conti 1991). Diese Befunde korrelieren gut mit jenen einer abweichenden 5-HT-Aufnahme durch Thrombozyten bei suizidalen (und bei fremdaggressiven) Patienten (Meltzer u. Arora 1986; Modai et al. 1989). Eine israelische Arbeitsgruppe um Biegon konnte andererseits bei depressiven (Biegon et al. 1987) und suizidalen (Biegon et al. 1990) Patienten eine hochsignifikant erhöhte Dichte von 5-HT$_2$-Rezeptoren an Thrombozytenmembranen demonstrieren. Die Ergebnisse von Biegon et al. wurden von anderen Arbeitsgruppen mittlerweile fast durchweg bestätigt (s. Tabelle 16) und dabei ein enger Zusammenhang mit der Suizidalität wahrscheinlich gemacht.

Die gegensinnigen Abweichungen von 5-HT$_2$- und Imipraminrezeptoren könnten entsprechende Veränderungen im ZNS widerspiegeln (vgl. oben).

Meltzer u. Arora (1986) publizierten Ergebnisse einer umfangreichen Studie zu 5-HT-bezogenen Meßgrößen von Thrombozyten (5-HT-Aufnahme, Imipraminbindung, 5-HT-Gehalt und Aktivität der Monoaminoxidase) bei einem diagnostisch heterogenen psychiatrischen Patientengut, wobei sie die gemessenen Werte zur Suizidalität (nach der Hamilton-Depressionsskala, Hamilton 1960) korrelierten. Die Ergebnisse würden, soweit sie für die Verhältnisse im ZNS repräsentativ sind, ebenfalls auf eine Verminderung der serotonergen Signalübertragung hindeuten.

Auch die Monoaminoxidaseaktivität in Thrombozyten (die nur MAO-B enthalten, Åsberg et al. 1987) wurde von verschiedenen Forschergruppen bei Suizidpatienten untersucht; es fand sich, in Übereinstimmung mit einigen der entsprechenden ZNS-Befunde, tendenziell eine Minderung der Enzymaktivität, doch sind die Ergebnisse hierzu weit weniger einhellig als die Rezeptorbefunde (Tabelle 16).

Die Thrombozytenbefunde erscheinen, wenngleich unterschiedlich gut belegt, recht konsistent und auch spezifisch für suizidales Verhalten. Interessanterweise – und glücklicherweise unter dem praktischen Gesichtspunkt – sind die peripheren Parameter bei Suizidpatienten insgesamt konsistenter und einheitlicher verändert als die zentralen Parameter. Weitgehend einheitlich sind aber auch die Befunde zur 5-HIES in der Zerebrospinalflüssigkeit.

Auch bei den peripheren Markerkandidaten ist zu berücksichtigen, daß diese in noch unzureichend erforschtem Maße individuellen (Demling et al. 1993), zirkadianen (Montero et al. 1989) und saisonalen (Klompenhouwer et al. 1990; Sarrias et al. 1989; Wirz-Justice u. Richter 1979) Oszillationen unterliegen.

4.4 Neurobiochemie der Suizidalität: Funktionstests (Tabelle 17)

Hierbei handelt es sich um endokrinologische Stimulationstestungen, die bereits für die Depressionsforschung mehr oder weniger richtungweisend gewesen sind, wie den Dexamethason-Suppressionstest (Nonsuppression von Kortisol als Prädiktor für vollendeten Suizid, Lester 1992), den Apomorphin- und den Clonidin-Test (verminderte Ausschüttung von somatotropem Hormon) und den TRH-Test (verminderte Stimulation der TSH-Ausschüttung). Wiederum auf die vermutete

Tabelle 17. Studien zu Funktionstests

Test	Autoren und Jahr	n	Ergebnis
Dexamethason-Suppressionstest	Lester (1992)	Meta-Analyse	Cortisol ↑: prädiktiv für Suizid
Apomorphin-Test	Pitchot et al. (1992)	SV: 15 K: 15	STH ↓
Clonidin-Test	Pitchot et al. (1993)	SV: 15 K: 15 (Depressive)	STH ↓
TRH-Test	Linkowski et al. (1983)	SV: 25 K: 26	TSH ↓ („harte" SV)
	Linkowski et al. (1984)	SV: 31 K: 29	TSH ↓ („harte" SV)
	Banki et al. (1984)	SV: 52 K: 89	TSH ↑
	Kjellmann et al. (1985)	SV: 10 K: 21	TSH ↓
	Maes et al. (1989)	SV: 17 K: 17	TSH ↑↓
	Corrigan et al. (1992)	27 Depressive	TSH ↓ (insgesamt)
Clomipramin-Test	Golden et al. (1991)	66 Patienten	Prolaktin ↑↓
m-CPP-Test	Wetzler et al. (1991)	SV: 11 K: 19	Prolaktin ↑↓
	Korn et al. (1992)	SV: 8 K: 8	Prolaktin ↑↓
Fenfluramin-Test	Coccaro et al. (1989)	SV: 14 K: 31 Patienten 18 Gesunde	Prolaktin ↓
	Lopez-Ibor et al. (1990)	SV: 17 K: 17	Prolaktin ↓
5-HTP-Test	Meltzer et al. (1984)	SV: 7 K: 33	Cortisol ↓

serotonerge Regulationsstörung bei suizidalem Verhalten zielt die Stimulation der serotoningesteuerten Prolaktinausschüttung mittels Clomipramin (Serotonin-Rückaufnahmehemmer), Meta-Chlorphenylpiperazin (m-CPP, ein Serotonin-Rezeptoragonist) und Fenfluramin, das die präsynaptischen Serotonin-Speichervesikel entleert und die Rückaufnahme des Transmitters hemmt. Auch die Kortisolsekretion steht zentral unter (förderndem) serotonergem Einfluß; hier wurde eine verminderte Stimulierbarkeit unter 5-Hydroxytryptophan, dem unmittelbaren Stoffwechselpräkursor von Serotonin, gefunden. – Nach den bislang vorliegenden Befunden scheint unter den genannten Stimulationstests vor allem der Fenfluramintest relativ spezifisch mit dem psychopathologischen Parameter „Suizidneigung" zu korrelieren; ein pathologischer Befund ist hierbei offenbar im Sinne eines „trait"-Markers, d. h. als Vulnerabilitätsfaktor, unabhängig von einer aktuellen Suizidneigung, zu verstehen (Coccaro et al. 1989).

Tabelle 18. Wie könnte eine biochemische Testbatterie auf Suizidneigung aussehen?

1. *Urin*:
   5-OH-Kortikosteroide ↑
   Quotient Noradrenalin: Adrenalin ↓
   Homovanillinsäure (HVA) ↓

2. *Plasma*:
   Fenfluramintest: Prolaktin ↓
   Dexamethason-Suppressionstest (DST): Kortisol ↑ (Nonsuppression)
   TRH-Test:TSH ↓ (Minderanstieg)
   Gesamttryptophan/-quotient ↓

3. *Thrombozyten*:
   Serotoningehalt ↓
   Imipraminbindungskapazität ↓
   Serotonin-5-HT$_2$-Bindungskapazität ↑

4. *Zerebrospinalflüssigkeit (CSF)*:
   5-Hydroxyindolessigsäure (5-HIES) ↓
   Homovanillinsäure (HVA) ↓
   3-methoxy-4-hydroxy-Phenylglykol (MHPG) ↑

4.5 Ist eine klinisch-praktische Nutzanwendung denkbar?

Einige der führenden Forschergruppen auf diesem Gebiet haben versucht, diejenigen Parameter, die in den vorliegenden Studien bei aktuellem oder anamnestischem suizidalem Verhalten gleichsinnig und offenbar suizidspezifisch verändert gefunden wurden, zu einander in Beziehung zu setzen und ihre klinisch-praktische Wertigkeit zu überprüfen (z. B. Träskman-Bendz 1992b, Mann et al. 1992b). Solche Untersuchungen könnten die Basis für „Testbatterien" auf suizidales Verhalten liefern, aus denen sich – als Fernziel – eine Art biochemischer Suizidindex errechnen läßt. Eine solche Testbatterie, bestehend aus Spontanparametern und Funktionstests, könnte – bei aller Subjektivität der Wertung – etwa die in Tabelle 18 aufgeführten „items" enthalten.

In die Tabelle wurden CSF-Parameter mit aufgenommen, da insbesondere die 5-HIES eine hohe Aussagekraft besitzt und die Gewinnung lumbaler Zerebrospinalflüssigkeit mit Hilfe der neuentwickelten Punktionsnadel nach Sprotte (Engelhardt et al. 1992) den Patienten weniger belastet. Die Spezifität für (speziell violent) suizidales Verhalten, unabhängig von der psychischen Grundstörung, bedarf allerdings für einige der genannten Parameter noch der genaueren Klärung; eine weitere Frage ist diejenige nach der „state-" oder „trait-" Natur des jeweiligen Markers, die erst für einen Teil der Parameter beantwortet ist.

Offensichtlich stehen aber der praktischen Handhabung eines solchen biochemischen Hilfsmittels (mehr wird es nicht sein können) beträchtliche Probleme im Wege: all diese Parameter unterliegen zahlreichen äußeren Störfaktoren (Medikamenten- und Ernährungseinflüsse inklusive Alkohol, Streß, Umstände der Probengewinnung) sowie zirkadianen und jahreszeitlichen Schwankungen, über die wir erst lückenhaft orientiert sind. Beträchtlich sind auch die jeweiligen intra- und interindividuellen *physiologischen* Schwankungsbreiten. Schließlich steht der zeitliche Aufwand für die Bestimmung der meisten genannten Parameter ihrer Nutzanwendung in solchen Fällen (vorerst) entgegen, wo es erforderlich ist, jetzt und hier eine aktuelle Suizidtendenz zu beurteilen, um eine kurzfristige klinische Entscheidung, z. B. die Entlassung eines Patienten aus stationärer Obhut, treffen zu können. All diese Schwierigkeiten dürfen (und werden) die naturwissenschaftlich orientierte psychiatrische Forschung nicht davon abhalten, auf dem Gebiet der Neurobiochemie suizidalen Verhaltens weitere Anstrengungen zu unternehmen, gehört doch die Beurteilung einer Suizidgefahr zu den schwierigsten und verantwortungsvollsten Aufgaben jedes praktisch tätigen Arztes. Angesichts von ca. 14,000 Suizidtoten pro Jahr in der Bundesrepublik (s. Beitrag Schmidtke in diesem Band) wäre die Möglichkeit zur Objektivierung einer aktuellen Suizidgefahr zweifellos eine wichtige Ergänzung des klinischen Befundes, der mit allen Unzulänglichkeiten subjektiver Einschätzung behaftet ist.

Literatur

Arango V, Ernsberger P, Marzuk PM et al. (1990) Autoradiographic demonstration of increased serotonin 5-HT$_2$ and beta-adrenergic receptor binding sites in the brain of suicide victims. Arch Gen Psychiatry 47 (Suppl 11): 1038–1047

Arango V, Underwood MD, Mann JJ (1992) Alterations in monomine receptors in the brain of suicide victims. J Clin Psychopharmacol 12: 8S–12S

Arango V, Ernsberger P, Sved AF, Mann JJ (1993) Quantitative autoradiography of alpha$_1$- and alpha$_2$-adrenergic receptors in the cerebral cortex of controls and suicide victims. Brain Res 630: 271–282

Arató M, Tekes K, Tothfalusi L, Magyar K, Palkovits M, Demeter E, Falus A (1987) Serotonergic split brain and suicide. Psychiatry Res 21: 355–356

Artaó M, Tekes K, Tothfalusi L et al. (1991) Reversed hemispheric asymmertry of imipramine binding in suicide victims. Biol Psychiatry 29: 699–702

Arora RC, Meltzer HY (1989a) ^{3}H-imipramine binding in the frontal cortex of suicides. Psychiatry Res 30: 125–135

Arora RC, Meltzer HY (1989b) Serotonergic measures in the brains of suicide victims: 5-HT$_2$ binding sites in the frontal cortex of suicide victims and control subjects. Am J Psychiatry 146: 730–736

Arora RC, Meltzer HY (1991) Laterality and ^{3}H-imipramine binding: studies in the frontal cortex of normal controls and suicide victims. Biol Psychiatry 29 (Suppl 10): 1016–1022

Arora RC, Meltzer HY (1993) Serotonin$_2$ receptor binding in blood platelets of schizophrenic patients. Psychiatry Res 47: 111–119

Arranz B, Cowburn R, Eriksson A, Vestling M, Marcusson J (1992) Gamma-aminobutyric acid-B (GABA$_B$) binding sites in postmortem suicide brains. Neuropsychobiology 26: 33–36

Arranz B, Eriksson A, Mellerup E, Plenge P, Marcusson J (1994) Brain 5-HT$_{1A}$, 5-HT$_{1D}$, and 5-HT$_2$ receptors in suicide victims. Biol Psychiatry 35: 457–463

Åsberg M, Thorén P, Träskman L, Bertilsson L, Ringberger V (1976a) „Serotonin depression" – a biochemical subgroup within the affective disorders? Science 191: 478–480

Åsberg M, Träskman L, Thorén P (1976b) 5-HIAA in the cerebrospinal fluid – a biochemical suicide predictor? Arch Gen Psychiatry 33: 1193–1197

Åsberg M, Schalling D, Träskman-Bendz L, Wägner A (1987) Psychobiology of suicide, impulsivity, and related phenomena. In: Meltzer HY (ed) Psychopharmacology. The third generation of progress. Raven Press, New York, pp 655–668

Ashcroft GW, Sharman DF (1960) 5-hydroxyindoles in human cerebrospinal fluids. Nature 186: 1050–1051

Aschcroft GW, Crawford TBB, Eccleston D, Sharman DF, McDougall EJ, Stanton JB, Binns JK (1966) 5-hydroxyindole compounds in the cerebrospinal fluid of patients with psychiatric or neurological diseases. Lancet II: 1049–1052

Banki CM, Molnar G, Vojnik M (1981) Cerebrospinal fluid amine metabolites, tryptophan and clinical parameters in depression. J Affect Disord 3: 91–99

Banki CM, Arato M, Papp Z, Kurcz M (1984) Biochemical markers in suicidal patients. Investigations with cerebrospinal fluid amine metabolites and neuroendocrine tests. J Affect Discord 6 (3–4): 341–350

Banki CM, Vojnik M, Papp Z, Balla KZ, Arato M (1985) Cerebrospinal fluid magnesium and calcium related to amine metabolites, diagnosis, and suicide attempts. Biol Psychiatry 20: 163–171

Beck-Friis J, Kjellman F, Aperia B, Unden F, Rosen D, Ljunggren J-G, Wetterberg L (1985) Serum melatonin in relation to clinical variables in patients with major depressive disorder and a hypothesis of a low melatonin syndrome. Acta Psychiatr Scand 71: 319–330

Beckmann H (1978) Biochemische Grundlagen der endogenen Depression. Nervenarzt 49: 557–568

Beskow J, Gottfries CG, Roos BE, Winblad B (1976) Determination of monoamine and monoamine metabolites in the human brain: post mortem studies in a group of suicides and in a control group. Acta Psychiatr Scand 53: 7–20

Biegon A, Fieldust S (1992) Reduced tyrosin hydroxylase immunoreactivity in locus coeruleus of suicide victims. Synapse 10: 79–82

Biegon A, Israeli M (1988) Regionally selective increases in beta-adrenergic receptor density in the brains of suicide victims. Brain Res 442: 199–203

Biegon A, Weizman A, Karp L, Ram A, Tiano S, Wolff M (1987) Serotonin 5-HT$_2$ receptor binding on blood platelets – a peripheral marker for depression? Life Sci 41: 2485–2492

Biegon A, Grinspoon A, Blumenfeld B, Bleich A, Apter A, Mester R (1990) Increased serotonin 5-HT$_2$ receptor binding on blood platelets of suicidal men. Psychopharmacology 100: 165–167

Bourne HR, Bunney WE, Colburn RW, Davis JM, Davis JN, Shaw DM, Coppen AJ (1968) Noradrenaline, 5-hydroxytryptamine, and 5-hydroxyindoleacetic acid in hindbrains of suicidal patients. Lancet II: 805–808

Bräunig P, Pollentier S, Rao ML (1988) Increased serotonin after a suicide attempt: coincidence or catharsis? Biol Psychiatry 24: 725–727

Bräunig P, Rao ML, Fimmers R (1989) Blood serotonin levels in suicidal schizophrenic patients. Acta Psychiatr Scand 79: 186–189

Brewerton TD, Berrettini WH, Nurnberger JI, Linnoila M (1988) Analysis of seasonal fluctuations of CSF monoamine metabolites and neuropeptides in normal controls: findings with 5-HIAA and HVA. Psychiatry Res 23: 257–265

Briley M, Langer SZ, Raisman R, Sechter D, Zarifian E (1980) Tritiated imipramine binding sites are decreased in platelets of untreated depressed patients. Science 109: 303–305

Brown DL, Ebert MH, Goyer PF, Jimerson DC, Klein WJ, Bunney WE, Goodwin FK (1982) Aggression, suicide, and serotonin: relationships to CSF amine metabolites. Am J Psychiatry 139: 741–746

Buchsbaum MS, Haier RJ, Murphy DL (1977) Suicide attempts, platelet monoamine oxidase and the average evoked response. Acta Psychiatr Scand 56: 69–79

Bunney WE, Fawcett JA (1965) Possibility of a biochemical test for suicidal potential. Arch Gen Psychiatry 13: 232–239

Bunney WE, Fawcett JA, Davis JM, Gifford S (1969) Further evalutaion of urinary 17-hydroxycorticosteroids in suicidal patients. Arch Gen Psychiatry 21: 138–150

Cheetham SC, Crompton MR, Katona SLE, Horton RW (1988) Brain 5-HT$_2$ receptor binding sites in depressed suicide victims. Brain Res 443: 272–280

Cheetham SC, Crompton MR, Katona CLE, Horton RW (1990) Brain 5-HT$_1$ binding sites in depressed suicides. Psychopharmacology 102: 544–548

Coccaro EF, Siever LJ, Klar HM, Maurer G, Cochrane K, Cooper TB, Mohs RC, Davis KL (1989) Serotonergic studies in patients with affective and personality disorders. Arch Gen Psychiatry 46: 587–599

Cochran E, Robins E, Grote S (1976) Regional serotonin levels in brain: a comparison of depressive suicides and alcoholic suicides with controls. Biol Psychiatry 11: 283–294

Coppen A (1967) The biochemistry of affective disorders. Br J Psychiatry 113: 1237–1264

Coppen A, Eccleston EG, Peet M (1972) Total and free tryptophan concentration in the plasma of depressive patients. Lancet II: 1415–1416

Corrigan MH, Gillette GM, Quade D, Garbutt JC (1992) Panic, suicide, and agitation: independent correlates of the TSH response to TRH in depression. Biol Psychiatry 31: 984–992

Crow TJ, Cross AJ, Cooper SJ et al. (1984) Neurotransmitter receptors and monoamine metabolites in the brains of patients with Alzheimer-type dementia and depression, and suicides. Neuropharmacology 23: 1561–1569

Dajas F, Barbeito L, Cervenansky C (1986) An association between norepinephrine-to-epinephrine ratio and suicidal ideation in depression. Am J Psychiatry 143: 683–684

Da Prada M, Cesura AM, Launay JM, Richards JG (1988) Platelets as a model for neurones? Experientia 44: 115–126

De Leo D, Caneva A, Marazziti D, Conti L (1991) Platelet imipramine binding in intensive care unit suicidal patients. Eur Arch Psychiatry Clin Neurosci 241: 85–87

Demling J, Langer K, Thurn U, Sprang A van (1992) Plasmaaminosäuren und Suizidalität. Eine Studie unter spezieller Berücksichtigung von Tryptophan. Nervenheilkunde 11: 344–349

Demling J, Langer K, Wörthmüller M, Yusufu V (1993) Individual day-to-day variations of plasma amino acid levels in healthy persons. Amino Acids 5: 253–262

DeMyer MK, Shea PA, Hendrie HC, Yoshimura NN (1981) Plasma tryptophan and five other amino acids in depressed and normal subjects. Arch Gen Psychiatry 38: 642–646

De Paermentier F, Cheetham SC, Crompton MR, Katona CLE, Horton RW (1990) Brain β-adrenoceptor binding sites in antidepressant-free depressed suicide victims. Brain Res 525: 71–77

Dillon KA, Gross-Isseroff R, Israeli M, Biegon A (1991) Autoradiographic analysis of serotonin 5-HT$_{1A}$ receptor binding in the human brain postmortem: effects of age and alcohol. Brain Res 554: 56–64

Duits N, Bos FM (1993) Psychiatrische stoonissen bij simvastatine-gebruik. Ned-Tijdsch-Geneeskd 137: 1312–1315

Engelberg H (1992) Low serum cholesterol and suicide. Lancet 339: 727–729

Engelhardt A, Oheim S, Neundörfer B (1992) Post-lumbar puncture headache: experiences with Sprotte's atraumatic needle. Cephalalgia 12: 259

Garelis E, Young SN, Lal S, Sourkes TL (1974) Monoamine metabolites in lumbar CSF: the question of their origin in relation to clinical studies. Brain Res 79: 1–8

Gjerris A (1988) Do concentrations of neurotransmitters in lumbar CSF reflect cerebral dysfunction in depression? Acta Psychiatr Scand 78 (Suppl 345): 21–24

Golden RN, Filmore JH, Corrigan MHN, Ekstrom RD, Knight BT, Garbutt JC (1991) Serotonin, suicide, and aggression: clinical studies. J Clin Psychiatry 52 (Suppl 12): 61–69

González AM, Pascual J, Meana JJ, Barturen F, del Arco C, Pazos A, Garcia-Sevilla JA (1994) Autoradiographic demonstration of increased α_2- adrenoceptor agonist binding sites in the hippocampus and frontal cortex of depressed suicide victims. J Neurochem 63: 256–265

Gottfries CG, Oreland L, Wiberg A, Winblad B (1975) Lowered monoamine oxidase activity in brains from alcoholic suicides. J Neurochem 25: 667–673

Gottfries C-G, Knorring LV, Oreland L (1980) Platelet monoamine oxidase acitivity in mental disorders. 2. Affective psychosis and suicidal behavior. Prog Neuropsychopharmacol 4: 185–192

Gross-Isseroff R, Israeli M, Biegon A (1988) Autoradiographic analysis of [3H]desmethylimipramine binding in the human brain postmortem. Brain Res 456(1): 120–126

Gross-Isseroff R, Israeli M, Biegon A (1989) Autoradiographic analysis of tritiated imipramine binding in the human brain post mortem: effects of suicide. Arch Gen Psychiatry 46: 237–241

Gross-Isseroff R, Salama D, Israeli M, Beigon A (1990a) Autoradiographic analysis of (^{3}H)ketanserin binding in the human brain postmortem: effect of suicide. Brain Res 507: 208–215

Gross-Isseroff R, Dillon KA, Fieldust SJ, Biegon A (1990b) Autoradiographic analysis of α_1-noradrenergic receptors in the human brain postmortem. Effect of suicide. Arch Gen Psychiatry 47: 1049–1053

Grote SS, Moses SG, Robins E, Hudgens RW, Croninger AB (1974) A study of selected catecholamine metabolizing enzymes: a comparison of depressive suicides and alcoholic suicides with controls. J Neurochem 23: 791–802

Hamilton M (1960) A rating scale for depression. J Neurol Neurosurg Psychiatry 23: 56–62

Hawton K, Cowen P, Owens D, Bond A, Elliott M (1993) Low serum cholesterol and suicide. Br J Psychiatry 162: 818–825

Hrdina PD, Demeter E, Vu TB, Sotonyi P, Palkovits M (1993) 5-HT uptake sites and 5-HT$_2$ receptors in brain of antidepressant-free suicide victims/depressives: increase in 5-HT$_2$ sites in cortex and amygdala. Brain Res 614: 37–44

Joyce JN, Lexow N, Kim SJ et al. (1992) Distribution of beta-adrenergic receptor subtype in human post-Mortem brain: alterations in limbic regions of schizophrenia. Synapse 10: 228–246

Kauert G, Zucker T, Gilg T, Eisenmenger W (1986) Measurements of biogenic amines and metabolites in the CSF of suicide victims and nonsuicides. In: Möller H-J, Schmidtke A, Welz R (eds) Current issues of suicidology. Springer, Berlin Heidelberg New York, pp 252–262

Kaufmann CA, Gillin JC, Hill B, O'Laughlin T, Philips I, Kleinman JE, Wyatt RJ (1984) Muscarinic binding in suicides. Psychiatry Res 12: 47–55

Kempen GMJ van, Notten P, Hengeveld MW (1992) Repeated measures of platelet MAO activity and 5-HT in a group of suicidal women. Biol Psychiatry 31: 529–530

Kjellman BF, Ljunggren J-G, Bech-Friis J, Wetterberg L (1985) Effect of TRH on TSH and prolactin levels in affektive disorders. Psychiatry Res 14: 353–363

Klompenhouwer JL, Fekkes D, Hulst AM, Molemann P, Pepplinkhiuzen L, Mulder PGH (1990) Seasonal variation in binding of ^{3}H-paroxetine to blood platelets in healthy volunteers: indications for a gender difference. Biol Psychiatry 28: 509–517

Korn ML, Asnis G, Brown SL, van Praag HM (1992) Serotonin receptor sensitivity and suicide. Biol Psychiatry 32: 207–213

Korpi ER, Kleinman JE, Goodman SI, Philips I, DeLisi LE, Linnoila M, Wyatt RJ (1986) Serotonin and 5-hydroxyindoleacetic acid in brains of suicide victims. Comparison in chronic schizophrenic patients with suicide as cause of death. Arch Gen Psychiatry 43: 594–600

Korpi ER, Kleinman JE, Wyatt RJ (1988) GABA concentrations in forebrain areas of suicide victims. Biol Psychiatry 23: 109–114

Krieger G (1974) The plasma level of cortisol as a predictor of suicide. Dis Nerv Syst 35: 237–240

Kruesi MJP (1989) Cruelty to animals and CSF 5-HIAA. Psychiatry Res 28: 115–116

Kuhn DM, Wolf WA, Youdim MBH (1986) Serotonin neurochemistry revisited: a new look at some old axioms. Neurochem Int 8: 141–154

Laruelle M, Abi-Dargham A, Casanova MF, Toti R, Weinberger DR, Kleinman JE (1993) Selective abnormalities of prefrontal serotonergic receptors in schizophrenia. A postmortem study. Arch Gen Psychiatry 50 (10): 810–818

Lawrence KM, De Paermentier F, Cheetham SC, Crompton MR, Katona CLE, Horton RW (1990a) Brain 5-HT uptake sites, labelled with [^{3}H]paroxetine, in antidepressant-free depressed suicides. Brain Res 526: 17–22

Lawrence KM, De Paermentier F, Cheetham SC, Crompton MR, Katona CLE, Horton RW (1990b) Symmetrical hemispheric distribution of ^{3}H-paroxetine binding sites in postmortem human brain from controls and suicides. Biol Psychiatry 28: 544–546

Leckman JF, Goodman WK, Riddle MA, Hardin MT, Anderson GM (1990) Low CSF 5-HIAA and obsessions of violence: report of two cases. Psychiatry Res 33: 95–99

Lester D (1992) The dexamethasone suppression test as an indicator of suicide: a meta-analysis. Pharmacopsychiatry 25: 265–270

Lidberg L, Åsberg M, Sundqvist-Stensman UB (1984) 5-hydroxy-indoleacetic acid levels in attempted suicides who have killed their children. Lancet II: 928

Linkowski P, van Wettere JP, Kerkhofs M, Brauman H, Mendlewicz J (1983) Thyrotropin response to thyreostimulin in affectively ill women: relationship to suicidal behavior. Br J Psychiatry 143: 401–405

Linkowski P, Wettere JP van, Kerkhofs M, Gregoire F, Braumann H, Mendlewicz J (1984) Violent suicidal behavior and the thyrotropin-releasing hormone – thyroid-stimulating hormone test: a clinical outcome study. Neuropsychobiology 12: 19–22

Linnolia M, Virkkunen M, Scheinin M, Nuutila A, Rimon R, Goodwin FK (1983) Low cerebrospinal fluid 5-hydroxyindoleacetic acid concentration differentiates impulsive from nonimpulsive violent behavior. Life Sci 33: 2609–2614

Lloyd KG, Farley IJ, Deck JHN, Hornykiewicz O (1974) Serotonin and 5- hydroxyindoleacetic acid in discrete areas of the brainstem of suicide victims and control patients. Adv Biochem Psychopharmacol 11: 387–397

Lopez-Ibor JJ, Lana F, Saiz-Ruiz J (1990) Impulsive suicidal behavior and serotonin. Actas Luso Esp Neurol Psiquiatr Cienc Afines 18: 316–325

Lowther S, de Paermentier F, Crompton MR, Katona CLE, Horton RW (1994) Brain 5-HT$_2$ receptors in suicide victims: violence of death, depression and effects of antidepressant treatment. Brain Res 642: 281–289

Maes M, Vandewoude M, Schotte C, Martin M, Blockx P, Scharpe S, Cosyns P (1989) Hypothalamic-pituitary-adrenal and -thyroid axis dysfunctions and decrements in the availability of L-tryptophan as biological markers of suicidal ideation in major depressed females. Acta Psychiatr Scand 80: 13–17

Mancini C, Brown GM (1992) Urinary catecholamines and cortisol in parasuicide. Psychiatry Res 43: 31–42

Mann JJ, Stanley M (1984) Postmortem monoamine oxidase enzyme kinetics in the frontal cortex of suicide victims and controls. Acta Psychiatr Scand 69: 135–139

Mann JJ, Stanley M, McBride A, McEwen B (1986) Increased serotonin$_2$ and β-adrenergic receptor binding in the frontal cortices of suicide victims. Arch Gen Psychiatry 43: 954–959

Mann JJ, McBride PA, Anderson GM, Mieczkowski TA (1992a) Platelet and whole blood serotonin content in depressed inpatients: correlations with acute and life-time psychopathology. Biol Psychiatry 32: 243–257

Mann JJ, McBride PA, Brown RP et al. (1992b) Relationship between central and peripheral serotonin indexes in depressed and suicidal psychiatric inpatients. Arch Gen Psychiatry 49: 442–446

Marazziti D, Conti L (1991) Aggression and suicide attempts: preliminary data. Eur Neuropsychopharmacol 1(2): 169–172

Marazziti D, De Leo D, Conit L (1989) Further evidence supporting the role of the serotonin system in suicidal behavior: a preliminary study of suicide attempters. Acta Psychiatr Scant 80: 322–324

Matsubara S, Arora RC, Meltzer HY (1991) Serotonergic measures in suicide brain: 5-HT$_{1A}$ binding sites in frontal cortex of suicide victims. J Neural Transm [GenSect] 85: 181–194

McBride PA, Mann JJ, McEwen B, Biegon A (1983) Characterization of serotonin binding sites on human platelets. Life Sci 33: 2033–2041

McBride PA, Brown RP, deMeo M, Keilp J, Mieczkowski T, Mann JJ (1994) The relationship of platelet 5-HT$_2$ receptor indices to major depressive disorder, personality traits, and suicidal behavior. Biol Psychiatry 35(5): 295–308

Meana JJ, Barturen F, Garcia-Sevilla JA (1992) Alpha$_2$-adrenoceptors in the brain of suicide victims: increased receptor density associated with major depression. Biol Psychiatry 31: 471–490

Meana JJ, Barturen F, Martin I, Garcia-Sevilla JA (1993) Evidence of increased non-adrenoceptor [^{3}H]idazoxan binding sites in the frontal cortex of depressed suicide victims. Biol Psychiatry 34: 498–501

Meltzer HY, Arora RC (1986) Platelet markers of suicidality. Ann NY Acad Sci 487: 271–280

Meltzer HY, Perline R, Tricou BJ, Lowy M, Robertson A (1984) Effect of 5-hydroxytryptophan on serum cortisol levels in major affective disorders. Arch Gen Psychiatry 43: 379–387

Meyerson LR, Wennogle LP, Abel MS, Coupet J, Lippa AS, Rauh CE, Beer B (1982) Human brain receptor alterations in suicide victims. Pharmacol Biochem Behav 17: 159–163

Modai I, Apter A, Meltzer M, Tyano S, Walevski A, Jerushalmy Z (1989) Serotonin uptake by platelets of suicidal and aggressive adolescent psychiatric inpatients. Neuropsychobiology 21: 9–13

Montero D, Ofori-Adjei D, Wägner A (1989) Circadian variation of platelet ^{3}H-imipramine binding, platelet serotonin content, and plasma cortisol in healthy volunteers. Biol Psychiatry 26: 794–804

Nässberger L, Träskman-Bendz L (1993) Increased soluble interelukin-2 receptor concentrations in suicide attempters. Acta Psychiatr Scand 88: 48–52

Nemeroff CB, Owens MJ, Bissette G, Andorn AC, Stanley M (1988) Reduced corticotropin releasing factor blinding sites in the frontal cortex of suicide victims. Arch Gen Psychiatry 45: 577–579

Ohmori T, Arora RC, Meltzer HY (1992) Serotonergic measures in suicide brain: the concentration of 5-HIAA, HVA, and tryptophan in frontal cortex of suicide victims. Biol Psychiatry 32 (1): 57–71

Ordway GA, Widdowson PS, Smith KS, Halaris A (1994a) Agonist binding to alpha$_2$-adrencoceptors is elevated in the locus coeruleus from victims of suicide. J Neurochem 63: 617–624

Ordway GA, Smith KS, Haycock JW (1994b) Elevated tyrosine hydroxylase in the locus coeruleus of suicide victims. J Neurochem 62: 680–685

Oreland L, Wiberg Å, Åsberg M et al. (1981) Platelet MAO acitivity and monoamine metabolites in cerebrospinal fluid in depression and suicidal patients and in healthy controls. Psychiatry Res 4: 21–29

Ostroff R, Giller E, Bonese K, Ebersole E, Harkness L, Mason J (1982) Neuroendocrine risk factors of suicidal behavior. Am J Psychiatry 139: 1323–1325

Ostroff R, Giller E, Harkness L, Mason J (1985) The norepinephrine-to-epinephrine ratio in patients with a history of suicide attempts. Am J Psychiatry 142: 224–227

Owen F, Cross AJ, Crow TJ, Deakin JFW, Ferrier IN, Lofthouse R, Poulter M (1983) Brain 5-HT$_2$ receptors and suicide. Lancet II: 1256

Owen F, Chambers DR, Cooper SJ, Crow TJ, Johnson JA, Lofthouse R, Poulter M (1986) Serotonergic mechanisms in brains of suicide victims. Brain Res 326: 185–188

Pandey GN, Pandey SC, Janicak PG, Marks RC, Davis JM (1990) Platelet serotonin-2-receptor binding sites in depression and suicide. Biol Psychiatry 28: 215–222

Pare CMB, Yeung DPH, Price K, Stacey RS (1969) 5-hydroxy-tryptamine, noradrenaline, and dopamine in brainstem, hypothalamus, and caudate nucleus of controls and of patients committing suicide by coal-gas poisoning. Lancet II: 133–135

Pitchot W, Hansenne M, Gonzalez Moreno A, Ansseau M (1992) Suicidal behavior and growth hormone response to apomorphine test. Biol Psychiatry 31: 1213–1219

Pitchot W, Ansseau M, Gonzalez Moreno A, Wauthy J, Hansenne M, Frenckell R (1993) Relationship between alpha$_2$-adrenergic function and suicidal behavior in depressed patients. Psychiatry Res 52: 115–123

Pollin W, Cardon PV, Kety SS (1960) Effects of amino acid feedings in schizophrenic patients treated with iproniazid. Science 133: 104–105

Praag HM van (1983) CSF 5-HIAA and suicide in non-depressed schizophrenics. Lancet II: 977–978

Prasad AJ (1985) Neuroendocrine differences between violent and non-violent parasuicides. Neuropsychobiology 13: 157–159

Rochet T, Kopp N, Vedrinne J, Deluermoz S, Debilly G, Miachon S (1992) Benzodiazepine binding sites and their modulators in hippocampus of violent suicide victims. Biol Psychiatry 32: 922–931

Roy A (1993) Neuropeptides in relation to suicidal behavior in depression. Neuropsychobiology 28: 184–186

Roy A, Ninan P, Mazonson A, Pickar D, van Kammen D, Linnoila M, Paul SM (1985) CSF monoamine metabolites in chronic schizophrenic patients who attempt suicide. Psychol Med 15: 335–340

Roy A, Karoum F, Pollack S (1992) Marked reduction in indexes of dopamine metabolism among patients with depression who attempt suicide. Arch Gen Psychiatry 49: 447–450

Roy-Byrne P, Post RM, Rubinow DR, Linnoila M, Savard D, Davis D (1983) CSF 5-HIAA and personal and family history of suicide in affectively ill patients: a negative study. Psychiatry Res 10: 263–274

Sandyk R, Awerbuch GI (1993) Nocturnal melatonin secretion in suicidal patients with multiple sclerosis. Int J Neurosci 71:173–182

Santiago JM, Dalen JE (1944) Cholesterol and violent behavior. Arch Intern Med 154: 1317–1321

Sarrias MJ, Artigas F, Martinez E, Gelpi E (1989) Seasonal changes of plasma serotonin and related parameters: correlation with environmental measures. Biol Psychiatry 26: 695–706

Schildkraut JJ (1965) The catecholamine hypothesis of affective disorders: a review of supporting evidence. Am J Psychiatry 122: 509–522

Shaw DM, Camps FE, Eccleston EG (1967) 5-hydroxytryptamine in the hindbrain of depressive suicides. Br J Psychiatry 113: 1407–1411

Sherif F, Marcusson J, Oreland L (1991) Brain gamma-aminobutyrate transaminase and monoamine oxidase activities in suicide victims. Eur Arch Psychiatry Clin Neurosci 241: 139–144

Simonsson P, Träskman-Bendz L, Alling C, Oreland L, Regnell G, Ohman R (1991) Peripheral serotonergic markers in patients with suicidal behavior. Eur Neuropsychopharmacol 1 (4): 503–510

Sneddon JM (1973) Blood platelets as a model for monoamine-containing neurones. Prog Neurobiol 1(Part 2): 151–198

Sparks DL, Little KY (1990) Altered pineal serotonin binding in some suicides. Psychiatry Res 32: 19–28

Stahl SM (1985) Platelets as pharmacologic models for the receptors and biochemistry of monoaminergic neurones. In: Longenecker G (ed) The platelets. Physiology and pharmacology. Academic Press, New York, pp 307–340

Stanley M (1984) Cholinergic receptor binding in the frontal cortex of suicide victims. Am J Psychiatry 141: 1432–1436
Stanley M, Mann J (1983) Increased serotonin-2 binding sites in frontal cortex of suicide victims. Lancet I: 214–216
Stanley M, Virgilio J, Gershon S (1982) Tritiated imipramine binding sites are decreased in the frontal cortex of suicides. Science 216: 1337–1339
Stanley M, Mann J, Gerhson S (1983) Alterations in pre- and postsynaptic serotonergic neurons in suicide victims. Psychopharmacol Bull 19: 684–687
Stanley M, Träskman-Bendz L, Dorovini-Zis K (1985) Correlations between aminergic metabolites simultaneously obtained from human CSF and brain. Life Sci 37 (Suppl 14): 1279–1286
Stockmeier CA, Meltzer HY (1991) β-adrenergic receptor binding in frontal cortex of suicide victims. Biol Psychiatry 29: 183–191
Stocks GM, Cheetham SC, Crompton MR, Katona CLE, Horton RW (1990) Benzodiazepine binding sites in amygdala and hippocampus of depressed suicide victims. J Affect Disord 18: 11–15
Träskman-Bendz L, Ekman R, Regnell G, Ohman R (1992a) HPA-related CSF neuropeptides in suicide attempters. Eur Neuropsychopharmacol 2: 99–106
Träskman-Bendz L, Alling C, Oreland L, Regnell G, Vinge E, Ohman R (1992b) Prediction of suicidal behavior from biologic tests. J Clin Psychopharmacol 12 (Suppl 2): 21S–26S
Vestergaard P, Sørensen T, Hoppe E, Rafaelsen OJ, Yates CM, Nicolaou N (1978) Biogenic amine metabolites in cerebrospinal fluid of patients with affective disorders. Acta Psychiatr Scand 58: 88–96
Virkkunen M, Nuutila A, Goodwin FK, Linnoila M (1987) Cerebrospinal fluid monoamine metabolite levels in male arsonists. Arch Gen Psychiatry 44: 241–247
Wägner A, Åberg-Wistedt A, Åsberg M, Ekqvist B, Martensson B, Montero D (1985) Lower 3H-imipramine binding in platelets from untreated depressed patients compared to healthy controls. Psychiatry Res 16: 131–139
Wesemann W, Weiner N (1990) Circadian rhythm of serotonin binding in rat brain. Prog Neurobiol 35: 405–428
Wetzler S, Kahn RS, Asnis GM, Korn M, van Praag HM (1991) Serotonin receptor sensitivity and aggression. Psychiatry Res 37: 271–279
Wirz-Justice A (1988) Platelet research in psychiatry. Experientia 44: 145–152
Wirz-Justice A, Richter R (1979) Seasonality in biochemical determinations: a source of variance and a clue to the temporal incidence of affective illness. Psychiatry Res 1: 53–60

5 Stellenwert bildgebender und neuroendokrinologischer Verfahren bei der Untersuchung funktioneller Psychosen mit aggressivem und suizidalem Verhalten

W.P. Kaschka, D. Ebert und H. Feistel

> Bislang liegen erst wenige Untersuchungen zu suizidalen und aggressiven Verhaltensweisen bei Patienten mit funktionellen Psychosen mit Hilfe bildgebender Verfahren – insbesondere SPECT und PET – vor. In einer von den Autoren durchgeführten Untersuchung an 113 Patienten zeigten sich keine nachweisbaren unterschiede zwischen den Patienten mit und ohne manifeste selbst- oder fremdaggressive Verhaltensweisen. Bei Patienten mit Persönlichkeitsstörungen und anderen psychiatrischen Erkrankungen und aggressiven Verhaltensweisen zeigte sich jedoch, daß eine verminderte Glukoseutilisation und eine reduzierte Hirndurchblutung im Bereich des frontoorbitalen Cortex überdurchschnittlich stark mit gehäuftem oder besonders schwerwiegendem aggressiven Verhalten in der Anamnese korrelierte. Von erheblichem Interesse ist die Beziehung zwischen Befunden bildgebender Untersuchungsverfahren und histopathologischen Methoden bei Patienten unterschiedlicher diagnostischer Zuordnung mit aggressiven und autoaggressiven Verhaltensweisen.

5.1 Einführung

Die heute in der psychiatrischen Diagnostik gebräuchlichen bildgebenden Verfahren Röntgen, Computertomographie (CT), Kernspintomographie (NMR) einschließlich funktioneller NMR und NMR-Spektroskopie, Single Photon Emission Computed Tomography (SPECT) und Positronenemissionstomographie (PET) unterscheiden sich nicht nur hinsichtlich ihrer Aufwendigkeit und ihrer Kosten, sondern auch hinsichtlich der ihnen zugrundeliegenden physikalischen oder physikalisch-chemischen Prozesse sowie hinsichtlich ihrer Aussagemöglichkeiten sehr erheblich. Angesichts einer außerordentlich rasch sich vollziehenden Weiterentwicklung dieser Techniken wäre es vermessen, im Rahmen dieses Beitrages einen Überblick über neuere Entwicklungen auf allen einschlägigen Gebieten geben zu wollen. Dies wäre auch müßig, denn es gibt nach unserer Literaturkenntnis keine mit diesen bildgebenden Verfahren erhobenen Befunde, die für aggressives oder autoaggressives, speziell suizidales Verhalten spezifisch sind. Statt dessen soll, ausgehend von eigenen Befunden, gleichsam induktiv der Stellenwert bildgebender Verfahren am Beispiel der dopaminergen Systeme und ihrer Untersuchungsmöglichkeiten entwickelt werden.

5.2 Hinweise auf die Bedeutung dopaminerger Systeme im Zusammenhang mit Depression und Suizidalität

Nachdem Randrup et al. (1975) die Dopaminhypothese der Depression formuliert hatten, gab es zahlreiche Bemühungen, dieses Konzept zu verifizieren oder zu falsifizieren. Im folgenden sollen einige wesentliche Befunde dargestellt werden, die geeignet sind, die besondere Rolle dopaminerger Systeme bei depressiven Erkrankungen und Suizidalität zu untermauern:

1. Dopaminverarmung im N. caudatus und N. accumbens bei Versuchstieren mit erlernter Hilflosigkeit (Anisman et al. 1979a,b).
2. Das Dopamin-Analogon α Methyldopa, ein Antihypertensivum, kann – wie Reserpin – depressiogen wirken (Mc Kinney u. Kane 1967; Randrup et al. 1975; Willner 1983a,b).
3. Der Morbus Parkinson mit Degeneration des nigrostriatalen dopaminergen Systems und Verlust limbischer und kortikaler Projektionen weist in ca. 40–50% der Fälle eine Komorbidität mit Depression auf (Cummings 1985; Mayeux 1990).
4. Psychopharmaka mit vorwiegend dopaminerger Wirkung, wie z. B. Amphetamin, Nomifensin, Bromocriptin, Bupropion und Selegilin, haben antidepressive Effekte (Muscat et al. 1992; Übersicht bei Kapur u. Mann 1992).
5. Das therapeutische Ansprechen auf selektive Serotonin-Reuptake-Inhibitoren (SSRI) korreliert mit einem Abfall der Homovanillinsäure (HVA) im Plasma (Salzman et al. 1993).
6. Verminderte Ausscheidung von Dopaminmetaboliten bei depressiven Patienten mit Suizidversuchen (Roy et al. 1992).

5.3 Dopaminerge Systeme und Dopaminrezeptor-Subtypen

Die dopaminergen Systeme des menschlichen Gehirns nehmen ihren Ausgang von Zellgruppen im Mittelhirn und Hypothalamus (Martin 1989; Übersicht bei Kapur u. Mann 1992). Die dopaminergen Ursprungszellen des Mittelhirns lassen sich 3 Regionen zuordnen: dem retrorubralen Feld (A8), der Substantia nigra (A9) und der Area tegmentalis ventralis (A10). Die Neuronen der Area A8 und A9 projizieren zum Striatum und werden deshalb als nigrostriatales System bezeichnet. Diese Zellen enthalten ca. 70% des Gesamtdopamins des Gehirns und sind an der Modulation der Motorik beteiligt. Die von der Area tegmentalis ventralis aszendierenden Neurone projizieren zu Teilen des limbischen Systems (N. accumbens, Tuberculum olfactorium, Septum) und zu kortikalen Arealen (Gyrus cinguli, entorhinaler Cortex, präfrontaler und pyriformer Cortex). Man spricht deshalb vom mesolimbischen bzw. mesokortikalen System. Diese Neurone sind sowohl bei kognitiven Prozessen eingeschaltet als auch bei Motivation und Belohnung („Reward"; Creese 1985; Roth et al. 1987). Aus neuroanatomischen und ethologischen Studien bei Versuchstieren sowie aus Tiermodellen psychiatrischer Erkrankungen ergeben sich Hinweise darauf, daß das mesolimbische dopaminerge System für die Pathophysiologie affektiver Erkrankungen, der Schizophrenien und der Suchterkrankungen von Bedeutung ist (Willner 1991). Im Hypothalamus konnten 4 verschiedene Gruppen dopaminerger Zellkörper identifiziert werden, die zur Eminentia mediana und zum Hypophysenvorderlappen projizieren. Diese Neurone sind als sog. tuberoinfundibuläres dopaminerges System an der neuroendokrinen Regulation der Prolaktinsekretion beteiligt (Creese 1985; Moore 1987).

Unser Wissen um die komplexe Natur der dopaminsteuerten Mechanismen des Gehirns wurde in den letzten Jahren wesentlich erweitert. Neben dem D_2-Dopaminrezeptor, der wohl mit Recht immer noch das größte Interesse beansprucht, konnten inzwischen noch 4 weitere Dopaminrezeptoren, D1, D3, D4 und D5, nachgewiesen und molekularbiologisch charakterisiert werden. Tabelle 1 zeigt die chromosomale Lokalisation der betreffenden Rezeptorgene sowie einige wesentliche Eigenschaften dieser Rezeptoren, u. a. ihre regionale Verteilung im Gehirn. Die Analyse der chemischen Struktur dieser Dopaminrezeptor-Subtypen hat gezeigt, daß all diese Rezeptoren aus Polypeptidketten bestehen, die so angeordnet sind, daß sie 7mal die Zellmembran durchqueren und somit neben dem in der Membran liegenden Anteil einen extrazellulären sowie einen intrazellulären Anteil besitzen. Dabei liegt das Aminoende extrazellulär, das Carboxylende intrazellulär (Seeman u. Niznik 1990).

Die Bindung des Dopamins an diese Rezeptoren verändert die Konfiguration des Rezeptorproteins, wodurch wiederum verschiedene intrazelluläre Ereignisse (Second-messenger-Prozesse) ausgelöst werden können.

Mit der Positronenemissionstomographie (PET) können nicht nur D_2-Rezeptoren, sondern auch D_1- und Serotonin (5-HT_2)-Rezeptoren in vivo am Patienten dargestellt werden (Sedvall et al. 1986; Sedvall 1994). Das substituierte Benzamid ^{11}C-Raclopid besitzt eine sehr hohe selektive Affinität für D_2- und D_3-Dopaminrezeptoren und ist ein geeigneter Ligand für PET-Untersuchungen. Da im menschlichen Gehirn die D_3-Dopaminrezeptordichte sehr niedrig ist, geben PET-Darstellungen mit ^{11}C-Raclopid überwiegend die Verteilung der D_2-Dopaminrezeptoren wieder. Ein weiterer, für Untersuchungen am Menschen geeigneter

Tabelle 1. Dopaminrezeptor-Subtypen. (Nach Sedvall 1994)

	D1	D2	D3	D4	D5
Anzahl Aminosäuren	446	D2A: 443 D2B: 414	446	387	477
Chromosom	5q35,1	11q22–23	3q13,3	11p15,5	4p15,1–16,1
GTP-Kopplung	Gs	Gi, Go	Gi	Gi (?)	Gs
Agonisteneffekt auf cAMP	+	– od. 0	–	– (?)	+
Synaptische Lokalisation	postsyn.	prä- und postsyn.	prä- und postsyn.	?	?
Hauptvorkommen im ZNS	Striatum Nucleus accumbens Substantia nigra Cortex	Striatum Nucleus accumbens Substantia nigra	Nucleus accumbens Substantia nigra	frontaler Cortex Mittelhirn Amygdala Stammhirn	frontaler Cortex Striatum Hippocampus Hypothalamus

Ligand ist das ^{11}C-N-Methyl-Spiperon. Diese Substanz bindet nicht nur an die D_2-Dopaminrezeptoren in den Basalganglien, sondern auch an 5-HT$_2$-Rezeptoren im Neocortex. Damit ergibt sich die Möglichkeit, eine gleichzeitige Darstellung der D_2-Dopaminrezeptorbindung in den Basalganglien und der Serotonin (5-HT$_2$)-Rezeptorbindung im Neocortex durchzuführen (Sedvall 1994). Möglichkeiten zur Darstellung von Dopaminrezeptoren mit der Single Photon Emission Computed Tomography (SPECT) werden in einem späteren Abschnitt erörtert.

5.4 Stimulation der Prolaktinsekretion durch Sulpirid

Die Prolactinsekretion des Hypophysenvorderlappens steht unter inhibitorischer Kontrolle des tuberoinfundibulären dopaminergen Systems. Während der Nachtstunden wird bei gesunden Kontrollpersonen, aber auch bei Patienten mit affektiven Psychosen ein höherer Prolaktin-Plasmaspiegel erreicht als tagsüber (Linkowski et al. 1989). Umgekehrt sinken unter den Bedingugen einer antidepressiven Behandlung mit totalem Schlafentzug die Plasma-Prolaktinwerte während der Nacht leicht ab, so daß die Morgenwerte nach Schlafentzug durchschnittlich etwas niedriger liegen als vor Schlafentzug (Kasper et al. 1988; Ebert et al. 1993). Diese Beobachtungen veranlaßten uns, vor und nach Schlafentzug den Verlauf der Plasma-Prolaktinkonzentration nach Gabe eines selektiven Blockers der D_2-Rezeptoren (25 mg Sulpirid intramuskulär) zu untersuchen. Dabei ergab sich vor Schlafentzug (SE) kein signifikanter Unterschied zwischen SE-Respondern und SE-Nonrespondern, während nach Schlafentzug die SE-Responder einen signifikant höheren Prolaktinanstieg zeigten als die Nonresponder (Ebert et al. 1993). Diese Befunde sind kompatibel mit der Annahme einer Herunterregulation der Dopaminfreisetzung oder Veränderungen in der Rezeptordichte bzw. -sensitivität bei Schlafentzugsrespondern (Abb. 1).

5.5 Messungen der regionalen Hirndurchblutung und der Glukoseutilisation mittels SPECT bzw. PET

In Anbetracht der dargestellten neuroendokrinologischen Befunde, die im wesentlichen Aussagen über das tuberoinfundibuläre dopaminerge System erlauben, erscheint es von Interesse, auch andere dopaminerg innervierte Strukturen, vor allem das mesolimbische und das mesokortikale System, zu untersuchen. Als Beispiel sollen wiederum eigene Untersuchungen unter Verwendung des Schlafentzugsparadigmas herangezogen werden. Patienten mit Major Depression (diagnostiziert nach DSM-III-R; American Psychiatric Association 1987) wurden vor und nach Schlafentzug einer SPECT-Untersuchung zur Darstellung der regionalen Hirndurchblutung unterzogen (Ebert et al. 1991, 1994a). Dabei wurde als Tracer Technetium-99m-dl-Hexamethyl-Propylenaminoxim (99 Tcm-HMPAO) eingesetzt. Es zeigten sich vor Schlafentzug signifikante Unterschiede zwischen den SE-Respondern und Nonrespondern in der Weise, daß die Responder in Teilen des limbischen Systems, vor allem dem Gyrus cinguli und dem frontoorbitalen Cortex, eine

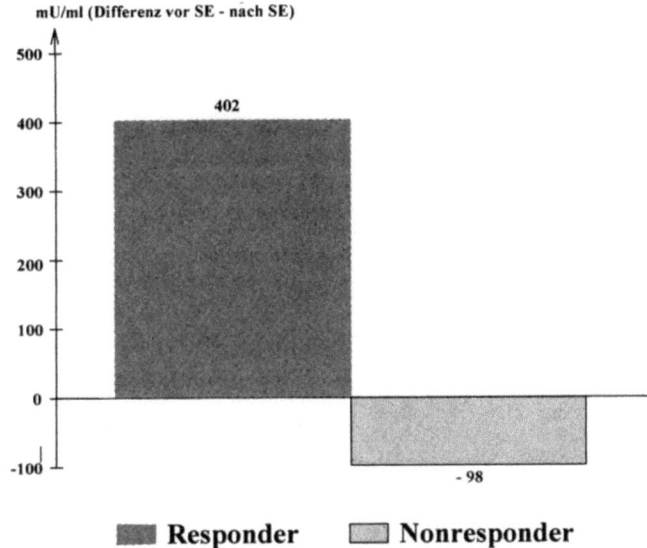

Abb. 1. Differenzen der Prolaktinantworten nach i.m.-Injektion von 25 mg Sulpirid („area under the curve") vor und nach totalem Schlafentzug bei SE-Respondern und SE-Nonrespondern

Hyperperfusion aufwiesen. Nach Schlafentzug fand sich kein Unterschied zwichen SE-Respondern und Nonrespondern (Ebert et al. 1991). Interessanterweise wurden analoge Befunde von Wu et al. (1992) bei Untersuchungen der Glukoseutilisation mittels Positronenemissionstomographie (PET) vor und nach Schlafentzug erhoben. Diese Autoren verwendeten in ihrer Untersuchung ^{18}F-Deoxyglucose (FDG) als Tracer und fanden bei SE-Respondern vor Schlafentzug eine signifikant höhere Glukoseutilisation im Bereich des Gyrus cinguli und des frontoorbitalen Cortex als bei Nonrespondern. Auch dieser Unterschied war nach Schlafentzug nicht mehr nachweisbar.

Diese Befunde lassen sich in dem Sinne interpretieren, daß bei Schlafentzugsrespondern vor dem Schlafentzug eine limbische Hyperaktivität bzw. ein Hyperarousal vorliegt, welche während des Schlafentzugs normalisiert werden (van den Burg u. van den Hoofdacker 1975; Gillin et al. 1984; Bouhuys et al. 1991; Wu et al. 1992; Ebert et al. 1994b; Kaschka et al. 1994).

5.6 Rezeptordarstellung in vivo mit Hilfe der SPECT

Zur selektiven Markierung von D_2-Rezeptoren für die SPECT-Methode eignet sich der Ligand Jodbenzamid (^{123}J-IBZM). Es handelt sich dabei um ein substituiertes Benzamidderivat mit lipophilen Eigenschaften und hoher Spezifität für den D_2-Dopaminrezeptor (Kung et al. 1989; Logan et al. 1991; Verhoeff et al. 1992). Auch mit diesem Verfahren führten wir Untersuchungen unter Verwendung des Schlafentzugsparadigmas durch. Patienten mit Episoden einer Major Depression, melan-

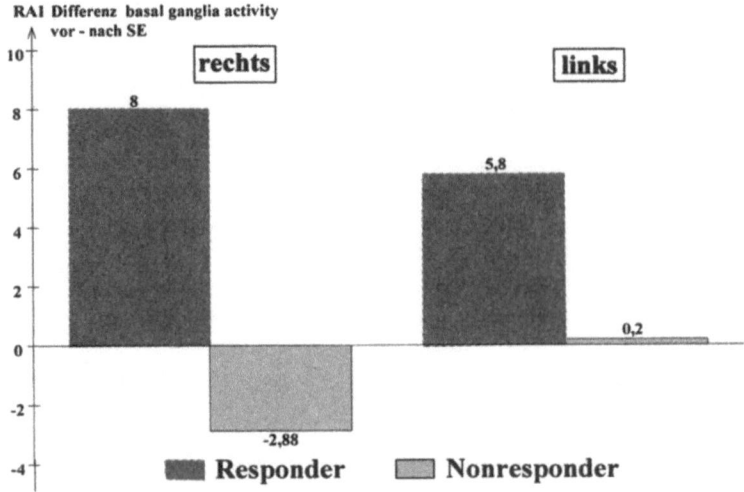

Abb. 2. D2-Rezeptoraktivität (Regionale Aktivitätsindizes, RAI, im Bereich der Basalganglien) vor und nach Schlafentzug bei SE-Respondern und SE-Nonrespondern

cholischer Typ (nach DSM-III-R, American Psychiatric Association 1987), Verlauf bipolar II, wurden vor und nach Schlafentzug mit dem IBZM-SPECT untersucht (Ebert et al. 1994b). Bei den Schlafentzugsrespondern sanken die Aktivitätsindizes während des Schlafentzugs ab, wohingegen sie bei den SE-Nonrespondern unverändert blieben oder sogar leicht anstiegen (Abb. 2). Wir interpretierten diesen Befund so, daß während des Schlafentzugs bei den SE-Respondern vermehrt endogenes Dopamin freigesetzt wird und den markierten Liganden (^{131}Jod-IBZM) aus der Rezeptorbindung verdrängt.

5.7 Eigene Befunde zur regionalen Hirndurchblutung (HMPAO-SPECT) bei Patienten mit funktionellen Psychosen. Beziehung zu aggressivem Verhalten

In eigenen Untersuchungen zur regionalen Hirndurchblutung unter Verwendung der HMPAO-SPECT-Methode bei 53 Patienten mit Major Depression, 32 Patienten mit Schizophrenie und 28 Patienten mit Alkoholabhängigkeit (DSM-III-R; American Psychiatric Association 1987) wiesen die Patienten mit einem oder mehreren Suizidversuchen bzw. mit Fremdaggression in der Anamnese keine nachweisbaren Unterschiede zu den Patienten ohne diese Merkmale auf (unpublizierte Ergebnisse).

Von den 53 Patienten mit einer Major-Depression hatten 21 in den letzten 14 Tagen vor der SPECT-Untersuchung einen Suizidversuch unternommen; Fremdaggressionen waren in dieser Gruppe nicht vorgekommen. Bei den Patienten mit Schizophrenien (n = 28) war in 6 Fällen ein Suizidversuch zu verzeichnen, dreimal tätliche Aggressionen gegen Menschen, fünfmal Aggressionen gegen Sachen. In der

Tabelle 2. Diagnostische Gruppierung (DSM-III-R) der mittels HMPAO-SPECT untersuchten 113 Patienten

	Suizidversuch/ Autoaggression	Aggression gegen Menschen	Aggression gegen Sachen
Major Depression n = 53	21 (40%)	0 (0%)	0 (0%)
Schizophrenie n = 32	6 (19%)	3 (9%)	5 (16%)
Alkoholabhängigkeit n = 28	3 (11%)	8 (29%)	4 (14%)

Gruppe der Alkoholabhängigen (n = 28) waren 3 Suizidversuche aufgetreten, 8 Patienten hatten aggressive Verhaltensweisen gegen Menschen und 4 Patienten aggressive Verhaltensweisen gegen Sachen gezeigt. Bei der vorläufigen statistischen Auswertung (ANOVA) zeigten sich keine Unterschiede zwischen aggressiven und nicht aggressiven Patienten bezüglich des Alters, des Schwerengrades der Erkrankung und des Medikationsstatus (Tabelle 2). Es ist darauf hinzuweisen, daß bei deratigen Untersuchungen nicht krankheitsspezifische Veränderungen mit aggressionsspezifischen Veränderungen verwechselt werden dürfen.

5.8 Befunde bei Patienten mit unterschiedlichen psychiatrischen Diagnosen und aggressivem Verhalten

In der neueren Literatur finden sich einige Hinweise darauf, daß bildgebende Verfahren, insbesondere SPECT und PET, in der Lage sind, bei Patienten mit Persönlichkeitsstörungen und anderen psychiatrischen Diagnosen in Kombination mit aggressiven Verhaltensweisen relevante Befunde zu liefern. So führten Goyer et al. (1994) mit Hilfe der PET Untersuchungen des regionalen Glukoseumsatzes durch und konnten zeigen, daß ein relativ erniedrigter Glukoseumsatz im frontoorbitalen Cortex mit gehäuften aggressiven Verhaltensweisen verknüpft war, während ein relativ erhöhter Glukoseumsatz im frontoorbitalen Cortex mit dem Fehlen aggressiver Verhaltensweisen korrelierte. Raine et al. (1994) fanden bei 22 verurteilten Mördern mit unterschiedlichen psychiatrischen Diagnosen im Vergleich zu 22 alters- und geschlechtsgematchten Kontrollpersonen ebenfalls einen erniedrigten regionalen Glukoseumsatz im frontoorbitalen und präfrontalen Cortex mit Hilfe der PET-Methode. In guter Übereinstimmung damit stehen Ergebnisse von Amen et al. (persönliche Mitteilung), die in einer Untersuchung der regionalen Hirndurchblutung mittels des HMPAO-SPECT bei Patienten mit Persönlichkeitsstörungen und aggressiven Verhaltensweisen eine verminderte Perfusion im Bereich des präfrontalen Cortex fanden.

5.9 Zusammenfassung und Ausblick

Den neurobiologischen Aspekten selbst- und fremdaggressiver Verhaltensweisen bei psychisch Kranken ist in den letzten Jahren vermehrte Aufmerksamkeit geschenkt worden. Vor allem auf biochemischer Ebene konnten in diesem Zusammenhang eine Reihe relevanter Befunde erhoben werden, wie an anderer Stelle in diesem Band dargestellt. Untersuchungen zu suizidalen und aggressiven Verhaltensweisen bei Patienten mit funktionellen Psychosen unter Heranziehung bildgebender Verfahren, insbesondere der SPECT und der PET, stehen noch am Anfang. In einer eigenen Untersuchung zur regionalen Hirndurchblutung mittels HMPAO-SPECT bei 53 Depressiven, 32 Schizophrenen und 28 Alkoholabhängigen zeigten die Patienten mit Suizidversuchen bzw. Fremdaggression in der Anamnese keine nachweisbaren Unterschiede zu den Patienten ohne manifeste selbst- oder fremdaggressive Verhaltensweisen. Allerdings fehlen bisher Untersuchungen spezieller Systeme, wie etwa des dopaminergen oder des serotonergen Systems, mit Hilfe von SPECT- oder PET-Methoden bei diesen Patienten, und es wurden noch keine Stimulationsverfahren, wie etwa die Sulpirid-Applikation, eingesetzt. Eine Erweiterung des methodischen Zugangs durch Einbeziehung dieser oder ähnlicher Untersuchungsverfahren könnte wertvolle Informationen über die Neurobiologie aggressiven bzw. autoaggressiven Verhaltens im Rahmen funktioneller Psychosen liefern.

Etwas anders ist die Situation bezüglich der Anwendung von SPECT und PET bei Patienten mit Persönlichkeitsstörungen und anderen psychiatrischen Erkrankungen in Kombination mit aggressiven Verhaltensweisen. Hier findet man in der neuesten Literatur Hinweise auf eine verminderte Glukoseutilisation (Goyer et al. 1994; Raine et al. 1994) sowie auf eine verminderte regionale Hirndurchblutung (Amen et al., persönliche Mitteilung) im Bereich des frontoorbitalen Cortex als Korrelat gehäuften oder besonders schwerwiegenden aggressiven Verhaltens in der Anamnese. Allerdings sind auch hier weitere Studien unter Einbeziehung einer differenzierten psychopathologischen Charakterisierung der betreffenden Patienten und unter Erweiterung des methodischen Spektrums in dem dargestellten Sinne erforderlich.

Von erheblichem Interesse ist im übrigen die Beziehung zwischen Befunden bildgebender Untersuchungsverfahren und histopathologischer Methoden (z. B. Altshuler et al. 1990) bei Patienten unterschiedlicher diagnostischer Zuordnung mit aggressiven oder autoaggressiven Verhaltensweisen.

Schließlich ist zu erwarten, daß die Entwicklung neuer Liganden für die SPECT- und PET-Methodik (z. B. Sedvall et al. 1986; Sedvall 1994; Baron et al. 1985) wichtige neue Forschungsperspektiven eröffnet mit der Möglichkeit, ein immer breiteres Spektrum von Transmitter- und Rezeptorsystemen sowie Stoffwechselprozessen in vivo darzustellen.

Literatur

Altshuler LL, Casanova MF, Goldberg TE, Kleinman JE (1990) The hippocampus and parahippocampus in schizophrenic, suicide, and control brains. Arch Gen Psychiatry 47: 1029–1034
American Psychiatric Association. DSM-III-R (1987) Diagnostic and statistical manual of mental disorders 3rd ed, revised. American Psychiatric Press, Washington DC
Anisman H, Irwin J, Sklar LS (1979a) Deficits of escape performance following catecholamine depletion: Implications for behavioral deficits induced by uncontrollable stress. Psychopharmacology 64: 163–170
Anisman H, Remington G, Sklar LS (1979b) Effect of inescapable shock on subsequent escape performance: Catecholamine and cholinergic mediation of response initiation and maintenance. Psychopharmacology 61: 107–124
Baron JC, Samson Y, Comar D, Crouzel C, Deniker P, Agid Y (1985) Étude in vivo des récepteurs sérotoninergiques centraux chez l'homme par tomographie a positions. Rev Neurol (Paris) 141: 537–545
Bouhuys A, Flentge F, Hoofdakker RH van den (1991) Effects of total sleep deprivation on urinary cortisol, self-rated arousal, and mood in depressed patients. Psychiatry Res 34: 149–162
Burg W van den, Hoofdakker RH van den (1975) Total sleep deprivation in endogenous depression. Arch Gen Psychiatry 32: 1121–1125
Creese I (1985) Dopamine and antipsychotic medications. In: Hales RE, Frances AJ (eds) Annual review of psychiatry, No. 4. APA Press, Washington DC, pp 17–36
Cummings JL (1985) Psychosomatic aspects of movement disorders. Adv Psychosom Med 13: 111–132
Ebert D, Feistel H, Barocka A (1991) Effects of sleep deprivation on the limbic system and the frontal lobes in affective disorders. Psychiatry Res Neuroimaging 40: 247–251
Ebert D, Kaschka W, Stegbauer P, Schrell U (1993) Prolactin response to sulpiride before and after sleep deprivation in depression. Biol Psychiatry 33: 666–669
Ebert D, Feistel H, Barocka A, Kaschka W (1994a) Increased limbic blood flow and total sleep deprivation in major depression with melancholia. Psychiatry Res Neuroimaging 55: 101–109
Ebert D, Feistel H, Kaschka W, Barocka A, Pirner A (1994b) Single photon emission computerized tomography assessment of cerebral dopamine D2 receptor blockade in depression before and after sleep deprivation – preliminary results. Biol Psychiatry 35: 880–885
Gillin JC, Sitaram N, Wehr T et al. (1984) Sleep and affective illness. In: Post RM, Ballenger JC (eds) Neurobiology of mood disorders. Williams & Wilkins Baltimore, MD
Goyer PF, Andreason PJ, Semple WE et al. (1994) Positron-emission tomography and personality disorders. Neuropsychopharmacology 10: 21–28
Kapur S, Mann JJ (1992) Role of the dopaminergic system in depression. Biol Psychiatry 32: 1–17
Kaschka WP, Ebert D, Feistel H, Barocka A (1994) The dopamine hypothesis of sleep deprivation. Eur Psychiatry 9: 174s
Kasper S, Sack DA, Wehr TA, Kick H, Voll G, Viera A (1988) Nocturnal TSH and prolactin secretion during sleep deprivation and prediction of antidepressant response in patients with major depression. Biol Psychiatry 24: 631–641
Kung HF, Pan S, Kung MP (1989) In vitro and in vivo evaluation of J 123 IBZM. J Nucl Med 30: 88–92
Linkowski P, Cauter E van, L'Hermite-Baleriaux M (1989) The 24-hour profile of plasma prolactin in men with major endogenous depressive illness. Arch Gen Psychiatry 46: 813–819
Logan J, Dewey S, Wolf A (1991) Effects of endogenous dopamine on measures of 18FN-Methylspiroperidol binding in the basal ganglia. Synapse 9: 195–207
Matrin JH (1989) Neuroanatomy. Text and atlas. Elsevier, New York Amsterdam London
Mayeux R (1990) Parkinson's disease. J Clin Psychiatry 51: 7 (Suppl) 20–23
McKinney WT, Kane FJ (1967) Depression with the use of alphamethyldopa. Am J Psychiatry 124: 118–119
Moore KE (1987) Hypothalamic dopaminergic neuronal systems. In: Meltzer HY (ed) Psychopharmacology: The third generation of progress. Raven Press, New York, pp 127–140
Muscat R, Papp M, Willner P (1992) Antidepressant-like effects of dopamine agonists in an animal model of depression. Biol Psychiatry 31: 937–946

Raine A, Buchsbaum MS, Stanley J, Lottenberg S, Abel L, Stoddard J (1994) Selective reductions in prefrontal glucose metabolism in murderers. Biol Psychiatry 36: 365–373

Randrup A, Munkvad I, Fog R et al (1975) Mania, depression, and brain dopamine In: Essman WB, Valzelli L (eds) Current developments in psychopharmacology. Spectrum Publications, New York, pp 207–229

Roth RH, Wolf ME, Deutch AY (1987) Neurochemistry of midbrain dopamine systems. In: Meltzer HY (ed), Psychopharmacology: The third generation of progress. Raven Press, New York, pp 81–94

Roy A, Karoum F, Pollack S (1992) Marked reduction in indexes of dopamine metabolism among patients with depression who attempt suicide. Arch Gen Psychiatry 49: 447–450

Salzman C, Jimerson D, Vasile R, Watsky E, Gerber J (1993) Response to SSRI antidepressants correlates with reduction in plasma HVA: Pilot study. Biol Psychiatry 34: 569–571

Sedvall G (1994) Bildgebende Verfahren in der Psychiatrie – Ausblick. Fortschr Neurol Psychiatr 62: 39–43

Sedvall G, Farde L, Persson A, Wiesel FA (1986) Imaging of neurotransmitter receptors in the living human brain. Arch Gen Psychiatry 43: 995–1005

Seeman P, Niznik HB (1990) Dopamine receptors and transporters in Parkinson's disease and schizophrenia. FASEBJ 4(10): 2737–2744

Verhoeff NPLG, Buell U, Costa DC (1992) Basics and recommendations for brain SPECT. Nucl Med 31: 114–131

Willner P (1983a) Dopamine and depression: A review of recent evidence. ii Theoretical approaches. Brain Res Rev 6: 225–236

Willner P (1983b) Dopamine and depression: A review of recent evidence. iii The effects of antidepressant treatments. Brain Res Rev 6: 237–246

Willner P (1991) Animal models as simulations of depression. TiPS 12: 131–136

Wu JC, Gillin, JC, Buchsbaum MS, Hershey T, Johnson JC, Bunney WE (1992) Effect of sleep deprivation on brain metabolism of depressed patients. Am J Psychiatry 149: 538–543

Diskussion zu Vortrag 5

von Prof. Dr. W.P. Kaschka, Priv.-Doz. Dr. D. Ebert und Dr. H. Feistel

N.N.
Handelt es sich bei dem frontoorbital reduzierten Glukosemetabolismus bei aggressiven Patienten und Mördern um eine Trait-Variable? Diese Messung ist ja an sich eine funktionelle Methode. Wann war die Aggression aufgetreten?

Prof. Dr. W.P. Kaschka
Die Untersuchung fand Monate nach der Tat statt. Wenn diese Befunde sich so bestätigen sollten, dann könnte es sich mithin um eine Trait-Variable handeln. Ich hatte allerdings schon am Anfang einschränkend gesagt, daß die Diagnosen in dieser Gruppe nicht mit operationalen Verfahren erhoben wurden. Darauf weisen die Autoren auch selbst hin. Eine weitere Einschränkung ist die Kontrollpopulation. In dieser Gruppe von Mördern gab es Patienten mit Epilepsien, mit Minderbegabung, mit Persönlichkeitsstörungen und auch einige Schizophrene. Man hat versucht, so gut es ging gematchte Kontrollen zuzuordnen, was aber nur mit Einschränkungen möglich war.

6 Genetik suizidalen Verhaltens

W. Maier

> Die medizinische Forschung wandte sich erst relativ spät der Untersuchung der Ursachen und Bedingungen suizidalen Verhaltens zu. Ein Problem der neurobiologischen Suizidforschung liegt in der Überlagerung suizidalen Verhaltens mit anderen Verhaltensdimensionen und psychiatrischen Krankheitsstadien. So ist das Suizidrisiko bei nahezu allen psychischen Störungen erhöht. Beobachtungen weisen darauf hin, daß suizidales Verhalten im Umfeld psychischer Störungen nicht ausschließlich als deren Folge verstanden werden kann, sondern mit einem genetisch vermittelten Risiko assoziiert ist, das auch ohne vorheriges Auftreten der Störung verhaltenswirksam werden kann. Es liegen zudem Hinweise auf gemeinsame familiär-genetische Bedingungsfaktoren von suizidalem und aggressivem Verhalten vor. Mit beiden Verhaltensdeviationen sind auch Normabweichungen im Serotoninmetabolismus assoziiert. Bevorzugte Ziele genetischer Assoziationsstudien sind daher solche Gene, deren Produkte den Serotoninmetabolismus beeinflussen. Erste positive Assoziationsbefunde müssen allerdings noch bestätigt werden.

6.1 Einleitung

Die Analyse der Ursachen und Bedingungen suizidalen Verhaltens wurde erst relativ spät als eine Aufgabe medizinischer Forschung betrachtet. Die Anfänge der Suizidforschung fallen mit den Anfängen empirischer Sozialforschung (Durkheim 1897) zusammen. In der Konseqenz dieses Forschungsansatzes wurde suizidales Verhalten lange ausschließlich als eine Folge der sozialen und emotionalen Lebensbedingungen angesehen. Diese psychosozialen Erklärungsversuche wurden ergänzt durch Paradigmen sozialen Lernens (Modellernen), die jedenfalls einige der zeitlichen Fluktuationen der Inzidenz von Suizidversuchen plausibel machen können (Schmidtke u. Häfner 1986). Daneben standen psychosoziale Erklärungsmodelle mit der Variation (Weissman 1974; Apter et al. 1993) der Häufigkeit von Suiziden über verschiedene Länder und Kulturen in guter Übereinstimmung.

Dagegen hat in der Vergangenheit die neurobiologische Forschung keine Verhaltensdimension so wenig beachtet wie das suizidale Verhalten. Wichtige Gründe waren hierfür neben der Dominanz psychosozialer Erklärungsmodelle u. a. die schwierige bzw. fehlende Modellierbarkeit im Tiermodell und das Fehlen von Hinweisen auf genetische und biologische Ursachen- und Bedingungsfaktoren für Suizidalität.

In den vergangenen Jahren konnten aber mehrere neurobiologisch relevante Befunde bei Suizidenten erhoben und repliziert werden, die ein deutliches Anwachsen neurobiologischer Forschung bei Suizidenten erwarten lassen: Es konnte ein Tiermodell bei Primaten etabliert werden (Kraemer u. Clark 1990), genetische Ursachenfaktoren und korrelative zeitlich überdauernde Beziehungen zum serotonergen System (ZNS) konnten wahrscheinlich gemacht werden (Mann 1995).

6.2 Charakterisierung suizidalen Verhaltens

Die neurobiologische (incl. familiengenetische) Suizidforschung ist allerdings mit dem Problem der Überlagerung zwischen suizidalem Verhalten und anderen Verhaltensdimensionen und psychiatrischen Krankheitsstadien erschwert. So ist das Suizidrisiko bei allen häufigen psychischen Störungen erhöht; diese Aussage gilt nicht nur für Psychosen und affektive Störungen, sondern auch für Persönlichkeitsstörungen (v. a. antisoziale, narzißtische und Borderline-Persönlichkeitsstörungen, Goldmann et al. 1993) und Angstsyndrome, die nicht mit psychischen und affektiven Störungen assoziiert sind (Argulander 1994). Besonders gut belegt ist der Zusammenhang zwischen suizidalem Verhalten und aggressivem bzw. antisozialem Verhalten (Kashani et al. Myers et al. 1991; Shaffer 1974; Shaffer et al. 1988; Shafii et al. 1985; Apter et al. 1988; Yeager u. Lewis 1990; Allebeck et al. 1988; Coid 1983) sowie zwischen suizidalem Verhalten und depressiven Episoden (Argulander 1994; Apter et al. 1993) und substanzgebundenem Mißbrauch und Abhängigkeit (Kandel 1988; Hibbard et al. 1988; Roy 1982). In Stichproben der Allgemeinbevölkerung können retrospektiv bei ca. 50% der vollendeten Suizidfälle depressive Episoden gefunden werden (Apter et al. 1993).

Suizidales Verhalten ist aber nicht nur durch eine Anamnese früherer Suizidversuche registrierbar, es kann auch in Skalen als Neigung zu suizidalen Handlungen quantifiziert werden (Plutchik et al. 1989). Die Neigung zur Suizidalität in diagnoseübergreifend ausgewählten Stichproben wird mit Aggressivität, Impulsivität, Ängstlichkeit und Hoffnungslosigkeit assoziiert (Apter et al. 1990). Suizidales Verhalten ist also mit anderen Verhaltensdeviationen stark assoziiert. Deshalb stellt sich stets die Frage, ob Häufungen suizidalen Verhaltens oder Korrelationen mit neurobiologischen oder psychosozialen Variablen über andere intervenierende und assoziierte psychopathologische Bedingungen vermittelt werden.

6.2.1 Familienstudien

Das familiär gehäufte Auftreten von Suizidversuchen und vollendeten Suiziden ist seit langem bekannt (Tsuang 1977). Systematische Familienstudien sind aber außerordentlich rar. Ein Grund für diesen Mangel ist die bevorzugte Orientierung psychiatrischer Familienstudien an etablierten Diagnosekategorien, nicht aber an Verhaltensdimensionen. Familienstudien zum Suizidverhalten erfordern aber einen diagnosenübergreifenden Ansatz. Solche Familienstudien sind rar. Es liegen lediglich drei kontrollierte Familienstudien dieser Art vor (Sahfii et al. 1985; Shaffer et al. 1988; Bent et al. 1994). Zudem genügen die publizierten Familienstudien in ihrer ganz überwiegenden Mehrheit nicht den gegenwärtigen methodischen Minimalkriterien für genetisch-epidemologische Untersuchungen (Weissman 1986).

Gleichwohl ist die Ergebnislage weitgehend konsistent. Eine Durchsicht dieser Studien legt folgende Konklusionen nahe:

Ein erhöhtes Risiko für suizidalen Verhaltens besteht bei Kindern von Eltern mit

- suizidalem Verhalten, insbesondere aber vollendeten Suiziden (ShaVer et al. 1988; Roy et al. 1983; Brent et al. 1994; ShaWi et al. 1985);
- affektiven Störungen (Brent et al. 1994; Wender et al. 1986; Roy et al. 1983);
- Substanzmittelmißbrauch und Abhängigkeitsyndromen (Brent et al. 1994; Shafii et al. 1985; Winokur u. Coryell 1992; Joffe et al. 1988);
- kriminellem Verhalten und Agression (Bukstein et al. 1993; Joffe et al. 1988);
- allen Formen von psychischen Störungen (Kashani et al.; Brent et al. 1994).

Dabei sind die in Familien von Suizidenten gehäuft auftretenden psychischen Störungen nicht notwendig mit suizidalem Verhalten bei den Angehörigen verbunden. Vorläufig lassen diese Beobachtungen Zweifel an der Auffassung aufkommen, daß Suizidalität unabhängig von anderen vermittelnden psychopathologischen Bedingungen übertragen wird. Allerdings erhöht die familiäre Belastung mit Suizidversuchen das Suizidrisiko bei Indexfällen unabhängig in diagnoseübergreifender Form (Roy et al. 1983).

Einige der erwähnten Risikofaktoren verhalten sich additiv (oder superadditiv); so konnten Winokur u. Coryell (1992) zeigen, daß Patienten mit unipolarer Depression, die familiär mit Alkoholismus belastet sind, ein im Vergleich zu anderen Patienten mit unipolarer Depression erhöhtes Suizidrisiko aufweisen.

Familienstudien können auch helfen, relevante familiäre Umgebungsfaktoren (Milieufaktoren) zu identifizieren. Diese wurden insbesondere bei jugendlichen Suizidenten untersucht. Im Vergleich zu Kontrollkollektiven war das Verhalten der Eltern durch vermehrte Aggressivität und Konflikte gekennzeichnet. Im einzelnen:

- Trennung von den Eltern oder Scheidung der Eltern während der Kindheit (Pfeiffer 1990; Marttunen et al. 1994; Kosky et al. 1990; Garfinkel et al. 1982; McAnarney 1979),
- fehlende Unterstützung durch Eltern, verbal ausgedrückte Verachtung durch Eltern (Kjelsberg et al. 1994; Topol u. Reznikoff 1982),
- schwere Konflikte zwischen Eltern und Kindern (Brent et al. 1994; Kosky et al. 1990; Asarnow et al. 1988; Taylor 1984; Hawton et al. 1982; Sabbath 1971),
- Gewaltanwendung der Eltern gegenüber dem jugendlichen Indexfall (Pfeiffer 1990; Marttunen et al. 1994) und Gewaltanwendung innerhalb der Familie (Plutnik et al. 1989)

traten bei den Eltern von Suizidanten bzw. Personen mit Suizidversuch gehäuft auf. Besonders bemerkenswert ist die Beobachtung, daß Gewaltanwendung in der Familie das Suizidrisiko eines jugendlichen Indexfalles besser prädiziert als dessen Risiko für gewalttätiges Verhalten (Pluchik et al. 1989).

Ungeklärt ist, durch welchen Mechanismus Suizidalität bei Mitgliedern von Familien, in denen Gewalt angewendet wird, induziert wird. Suizidales Verhalten könnte dabei einerseits eine Reaktion auf die Gewalt in der Familie darstellen. Andererseits liegt aber auch der Aggressivität und der Reizbarkeit eine deutliche genetische Komponente zugrunde (Tellegen et al. 1988; Coccaro et al. 1993), diese Komponente ist möglicherweise mit der genetischen Komponente, die der Suizidalität zugrunde liegt, identisch oder mit dieser zumindest stark korreliert. Dem gleichzeitigen Auftreten von Aggressivität und Suizidalität in derselben Familie können also möglicherweise gemeinsame bzw. ähnliche genetische Faktoren zugrunde liegen. Insgesamt liegen zunehmend mehr Evidenzen für eine genetische Determination des familiären Milieus vor (Plomin 1995). Familiäre Milieufaktoren können daher nicht pauschal als nichtgenetische Umgebungsfaktoren angesehen werden.

Alle angeführten Umgebungsfaktoren können aber auch durch die bei Eltern gehäuft vorkommenden psychischen Störungen vermittelt sein. Diese Möglichkeit wurde nur in einer hinlänglich umfangreichen Familienstudie systematisch examiniert (Brent et al. 1994). Dabei ergab sich, daß begünstigende familiäre Milieufaktoren im wesentlichen nur auftraten, wenn die Eltern auch psychiatrische Störungen aufwiesen. Es ist also möglich, daß die beobachteten familiären Milieufaktoren keinen direkten Einfluß auf die Suizidalität beim Indexfall haben, sondern lediglich Konsequenzen der psychischen Störungen der Eltern sind, die wiederum direkt das Suizidrisiko beim Indexfall ungünstig beeinflussen.

Es ist aber auch möglich, daß intrafamiliäre Konflikte bzw. das „Modell" elterlichen Verhaltens gleichermaßen Suizidalität und psychische Störungen bei den Kindern induziert. Familienstudien können diese Fragen nicht abschließend beantworten. Hierzu sind v. a. Zwillings- und Adoptionsstudien geeignet.

Insgesamt zeigen Familienstudien, daß suizidales Verhalten familiär gehäuft auftritt, und daß intrafamiliär ein unscharf begrenzter oder abgrenzbarer Verhaltenskomplex übertragen wird; zu diesem gehört neben suizidalem Verhalten auch impulsives und aggressives Verhalten sowie Reizbarkeit und Impulsivität. Außerdem ist der familiär übertragene Phänotyp mit einer Vielzahl anderer psychopathologischer Variablen wie z. B. Ängstlichkeit und Depressivität assoziiert. Wahrscheinlich erfolgt die familiäre Übertragung der Suizidalität teilweise über die familiäre Übertragung der definierten psychiatrischen Erkrankungen, teilweise unabhängig von der familiären Übertragung der definierten psychiatrischen Erkrankungen.

6.2.2 Zwillingsstudien

Zwillingsstudien bei suizidalen Indexfällen sind nur sehr selten und mit jeweils nur geringem Stichprobenumfang durchgeführt worden. Kumulativ über alle publizierten Zwillingsstudien sind bisher lediglich 129 eineiige und 270 zweieiige Zwillingspaare untersucht worden. Die kumulativen Konkordanzraten für vollendeten Suizid betragen

11,8% für eineiige Zwillingspaare,
1,8% für zweieiige Zwillingspaare (Roy et al. 1991).

Diese Konkordanzraten lassen folgende Konklusionen zu:

1. Genetische Teilverursachung ist sehr wahrscheinlich; eine varianzanalytische Auswertung der Konkordanzraten ergibt unter der Annahme einer multifaktoriellen Übertragung eine Heredität von 40%.
2. Das relative Risiko für einen dizygoten Zwillingspartner eines Suizidanten fällt im Vergleich zu einem monozygoten Zwillingspartner steil ab. Wird als Lebenszeitprävalenz für Suizide in der Allgemeinbevölkerung 0,5% angenommen, so betragen die relativen Risiken 23 bzw. 3. Fällt das relative Risiko aber zwischen monozygoten und dizygoten Zwillingspartnern um mehr als den Faktor 2 (dominant) bzw. 4 (rezessiv) ab, so kann die genetische Varianz nicht durch ein Gen erklärt werden (Risch 1990). Die Übertragung erfolgt also wahrscheinlich nicht in monogener Form; vermutlich tragen mehrere oder viele Gene zum Suizidrisiko bei (polygene Übertragung).
3. Nichtgenetische Ursachenfaktoren sind aufgrund der relativ niedrigen Konkordanzrate bei eineiigen Zwillingen ebenfalls relevant. Dabei muß unklar bleiben, ob genetische und umgebungsbezogene Risikofaktoren unabhängig voneinander operieren oder ob umgebungsbezogene Bedingungsfaktoren ihre Wirkung nur in Gegenwart von genetischen Suszeptibilitätsfaktoren entfalten können.
4. Sollten familiäre, nichtgenetische Umgebungsfaktoren für die Suizidalität wesentlich verantwortlich sein, wären relativ hohe Konkordanzraten bei dizygoten Zwillingen zu erwarten. Diese Konkordanzrate beträgt aber lediglich 1,8%, so daß familiäre Umgebungsfaktoren nur den kleineren Teil des erhöhten Suizidrisikos beim monozygoten Zwillingspartner eines durch Suizid verstorbenen Indexfalles erklären können.

Die beiden letztgenannten Gesichtspunkte legen nahe, daß wahrscheinlich solche umgebungsbezogenen Risikofaktoren für suizidales Verhalten relevant sind, die die einzelnen Risikopersonen individuell betreffen (z. B. nichtfamiliäre kritische Lebensereignisse wie Partnerschaftsprobleme).

Geeignet geplante Zwillingsstudien können klären, a) in welchem Umfang der in Familienstudien beobachtete Zusammenhang zwischen zwei Störungen über genetische bzw. umgebungsbezogene Faktoren vermittelt wird; b) ob Umgebungsfaktoren und genetische Faktoren unabhängig voneinander das Suizidrisiko determinieren oder ob z. B. Umgebungsfaktoren nur in Gegenwart von genetischen Risikofaktoren relevant werden (Interaktion) (Kendler 1993). Leider lassen aber die verfügbaren Zwillingsstudien zum suizidalen Verhalten den Zusammenhang mit anderen Normabweichungen und psychischen Störungen außer acht. Der Umfang untersuchter Stichproben ist zu klein, um die Relevanz der Interaktion zwischen genetischen und umgebungsbezogenen Risikofaktoren abklären zu können.

6.2.3 Adoptionsstudien

Es liegen vier sorgfältige, kleinere Adoptionsstudien vor, die Suizide bei Indexpersonen oder Angehörigen registrierten (Schulsinger 1972, 1979; Kety et al. 1968; Wender et al. 1986). Alle Adoptionsstudien beziehen sich auf das dänische Adoptionsregister. Es ist nicht auszuschließen, daß sich diese vier untersuchten Stichproben von Adoptionskindern, die später Suizid begingen bzw. psychische Störungen entwickelten, paarweise überlappen.

Die einzige Adoptionsstudie, die von Adoptivkindern ausging, welche sich später suizidierten, weist auf die Relevanz genetischer Ursachenbedingungen hin: Schulsinger et al. (1979) untersuchten die biologische Familie und die Adoptivfamilie von 57 Adoptivkindern, die später Suizid begingen (teilweise ohne eine psychiatrische Lebenszeitdiagnose zu erhalten). Im Vergleich zu parallelisierten Adoptivkindern, die keinen Suizidversuch begangen hatten, fand sich eine deutlich erhöhte Suizidrate in den biologischen Familien der Suizidenten (familiäre Belastung mit Suizid bei 23% im Vergleich zu 4%). In den Adoptivfamilien beider Vergleichsgruppen fanden sich gleiche Suizidraten (2%).

Drei weitere, im Stichprobenumfang begrenzte Adoptionsstudien verglichen die Häufigkeit von Suiziden zwischen den biologischen Familien und Adoptionsfamilien von Indexfällen, die als Patienten mit verschiedenen psychischen Störungen rekrutiert wurden [über affektive Störungen bei Wendler et al. (1986) und über Störungen des schizophrenen Spektrums bei Kety et al. (1968) und Schulsinger (1972)]. Suizide waren in den biologischen Familien der Indexfälle stets deutlich häufiger als in deren Adoptionsfamilien. Alle Adoptionsstudien stimmen darin überein, daß jeweils ein wesentlicher Anteil der Suizide bei den biologischen Angehörigen nicht mit diagnostisch identifizierbaren psychiatrischen Erkrankungen verbunden war. Diese Beobachtungen weisen darauf hin, daß suizidales Verhalten im Umfeld psychischer Störungen nicht ausschließlich als Konsequenz der psychischen Störung verstanden werden kann. Psychische Störungen sind vielmehr häufig mit einem genetisch vermittelten Risiko für suizidales Verhalten assoziiert, das auch ohne das vorherige Auftreten der psychischen Störung verhaltenswirksam werden kann. Diese Aussage gilt offenbar jedenfalls für affektive, schizophrene und verwandte Störungen.

Allerdings basieren diese Folgerungen aus Adoptionsstudien auf einer relativ schmalen Datenbasis. Die vorliegenden Adoptionsstudien sind außerdem ausschließlich ältere Studien, die noch ohne standardisierte, auf Kriterien basierende diagnostische Definitionen durchgeführt wurden. Es ist daher nicht auszuschließen, daß bei Anwendung der gegenwärtig sehr streng gefaßten und zugleich standardisierten Methoden der Fallidentifikation andere Schlußfolgerungen zu ziehen wären.

6.3 Identifikation von Suszeptibilitätsgenen

Bei genetisch determinierten oder zumindest teildeterminierten Störungen können Gene, die das Risiko für diese Störung beeinflussen (Suszeptibilitätsgene), durch

Assoziations- und Kopplungsuntersuchungen identifiziert werden (Propping et al.1994). Kopplungsuntersuchungen stellen dabei fest, ob ein Genotyp zusammen mit einem Phänotyp intrafamiliär übertragen wird. Diese Untersuchungsstrategie wird auf solche Familien angewandt, in denen die Störung mehrfach vorkommt; von mehreren Merkmalsträgern müssen dabei die Genotype bekannt sein (d. h. es müssen Blutproben für Genotypuntersuchungen vorliegen). Diese Bedingung ist bei Suizidalität jedenfalls dann kaum realisierbar, wenn vollendete Suizide gehäuft vorkommen. Daher wären für diesen Phänotyp insbesondere Assoziationsstudien geeignet.

Bei dieser Untersuchungsstrategie wird in Stichproben von voneinander unabhängigen Erkrankten geprüft, ob eine Mutante an einem Genort häufiger bei Erkrankten als bei Kontrollen vorkommt. Dabei empfielt es sich, vor allem solche Gene zu untersuchen, deren exprimierte Produkte für die zu untersuchende Erkrankung möglicherweise von pathophysiologischer Bedeutung sind (Kandidatengene).

Was sind Kandidatengene für suizidales Verhalten? Bevorzugt kommen dabei Gene in Frage, die

a) Proteine exprimieren, die entweder selbst oder deren Metaboliten bei Suizidenten Normabweichungen im Vergleich zu Kontrollen zeigen, und zwar so, daß
b) die Normabweichungen zeitlich überdauernd und auch diagnosenübergreifend festgestellt werden können.

Daher kommen für Assoziationsstudien beim Phänotyp „Suizidalität" (d. h. bei Probanden mit Suizidversuchen) vorrangig die folgenden Kandidatengene in Frage:

1. Gene, die den Serotoninmetabolismus beeinflussen. Der Serotoninmetabolismus steht unter genetischer Kontrolle (Oxenstierna et al. 1985). Ein konsistenter Befund der Suizidforschung ist die Reduktion des Metaboliten 5-Hydroxyindolessigsäure (5-HIAA) im Liquor von Suizidanten, insbesondere, wenn die Suizidversuche geplant waren und nicht impulsiv erfolgten (Mann 1995). Dieser Befund ist weitgehend unabhängig von der Diagnose des Suizidanten; lediglich Suizidanten mit der Diagnose einer bipolar affektiven Störung stellen möglicherweise eine Ausnahme dar (Mann 1995).

Ein anderer replizierter, aber weniger häufig geprüfter Befund ist die verminderte Response von Prolaktin nach Gabe des Serotoninagonisten Fenfluramin. Auch dieser Befund trifft nicht nur für suizidale Patienten mit unipolaren Depressionen, sondern auch für suizidale Patienten mit Persönlichkeitsstörungen zu (Coccaro et al. 1989). Ein reduzierter Serotoninmetabolismus war ebenso konsistent bei aggressivem und andere Formen von impulsivem Verhalten festzustellen (Mann 1995). Die Parallelität dieser Befunde unterstützt die Vermutung, daß auch die genetischen Grundlagen dieser Verhaltensvarianten Gemeinsamkeiten aufweisen.

Neben Genen für Enzyme, die für den Metabolismus von Serotonin relevant sind, stellen auch Serotoninrezeptorgene Kandidatengene dar. Die pathophysiologische Bedeutung dieser Rezeptorgene konnte vor kurzem durch eine Knock-out-Maus demonstriert werden. Dabei wird ein Subtyp der Serotoninrezeptorgene, der dem Analogon des humanen 5-HT-1D-Rezeptors entspricht, nicht exprimiert

(Saudou et al.1994). Diese Maus zeigte vermehrt aggressives Verhalten. Wegen der engen Zusammenhänge zwischen aggressivem und suizidalem Verhalten beim Menschen können solche Kandidatengene für Aggression auch als Kandidatengene für Suizidalität betrachtet werden. Die pathophysiologische Relevanz des 5-HT-1D-Rezeptors wird auch durch neuropathologische Untersuchungen nahegelegt, in denen sich eine geringere Dichte dieses Rezeptors in den Gehirnen von Suizidenten fand (Arranz et al. 1994).

2. Gene, die den Dopaminmetabolismus beeinflussen. Der Dopaminmetabolismus unterliegt der genetischen Kontrolle (Raleigh et al. 1992). Bei Patienten nach Suizidversuchen werden auch reduzierte Spiegel von Dopaminmetaboliten im Urin gefunden (Roy et al. 1992). Diese Befunde gelten aber vorzugsweise für depressive Patienten und sind weniger häufig repliziert als die Befunde zum Serotoninmetabolismus. Gleichwohl können sie auf Kandidatengene für suizidales Verhalten hinweisen.

6.4 Genetische Assoziationsstudien

Bisher wurden kaum genetische Assoziationsstudien zur Suizidalität durchgeführt. Der einzig positive Befund wurde von Nielsen et al. (1994) berichtet. Als Kandidatengene wurden Gene geprüft, die für den Serotoninstoffwechsel relevant sind. Es wurde eine Stichprobe von Probanden mit aggressiv-kriminellem Verhalten untersucht. In dieser Stichprobe unterschieden sich Probanden mit Suizidversuchen von Probanden ohne Suizidversuche durch eine Mutation im Intron des Tryptophan-Hydroxylase-Gens; obwohl diese Mutante zu keiner modifizierten Aminosäuresequenz des exprimierten Enzyms führt, zeigte sie sich mit einer Reduktion von 5-HIAA im Liquor assoziiert. Dieser Befund ist aber noch nicht repliziert und muß daher als vorläufig gelten.

6.5 Zusammenfassung

Suizidales Verhalten tritt familiär gehäuft auf, wobei eine deutliche genetische Komponente zugrunde liegt. Die genetische Komponente der Suizidalität ist wahrscheinlich nicht auf die genetischen Komponenten von assoziierten psychiatrischen Störungen zurückzuführen. Es liegen Hinweise auf gemeinsame familiärgenetische Bedingungsfaktoren von suizidalem und aggressivem Verhalten vor. Normabweichungen im Serotoninmetabolismus sind gleichermaßen mit beiden Verhaltensabweichungen assoziiert. Bevorzugte Kandidatengene für genetische Assoziationsstudien stellen daher Gene dar, deren Produkte den Serotoninmetabolismus beeinflussen. Erste positive Assoziationsbefunde bedürfen der Replikation. Insgesamt ist festzustellen, daß kaum eine Verhaltensdimension sowenig Aufmerksamkeit in der genetischen Forschung erhielt wie suizidales Verhalten. Eine Intensivierung der Erforschung der genetischen Grundlage suizidalen und aggressiven Verhaltens ist wünschenswert.

Literatur

Allebeck P, Allgulander C, Fisher LD (1988) Predictors of completed suicide in a cohort of 50465 young men: role of personality and deviant behavior. Br Med J 297: 176-178

Apter A, Bleich A, Plutchik R, Mendelsohn S, Tyano S (1988) Suicidal behavior, depression, and conduct disorder in hospitalized adolescents. J Am Acad Child Adolesc Psychiatry 27: 696-699

Apter A, van Praag HM, Plutchik R, Sevy S, Korn M, Brown SL (1990) Interrelationships among anxiety, aggression, impulsivity and mood: serotonergically linked cluster? Psychiatry Res 32: 191-199

Apter A, Bleich A, King RA, Kron S, Fluch A, Kotler M, Cohen DJ (1992) Death without warning? A clinical postmortem study of suicide in 43 israeli adolescent males. Arch Gen Psychiatry 50: 138-148

Arranz B, Eriksson A, Mellerup E, Plenge P, Marcusson (1994) Barin $5-HT_{1A}$, $5-HT_{1D}$ and $5-HT_2$ receptors in suicide victims. Biol Psychiatry 35: 457-463

Asarnow JR, Carlson G (1988) Suicide attempts in preadolescent childpsychiatry inpatients. Suicide Life Threat Behav 18: 129-136

Brent DA, Perper JA, Moritz G, Liotus L, Schweers J, Balach L, Roth C (1994) Familial risk for adolescent suicide: a case-control study. Acta Psychiatr Scand 89: 52-58

Bukstein OG, Brent DA, Perper JA et al. (1993) Risk factor for completed suicide among adolescents with a lifetime history of substance abuse: a case-control study. Acta psychiatr Scand 88: 403-408

Coccaro EF, Siever LJ, Klar HM et al. (1989) Serotonergic studies in patients with affective and personality disorders. Arch Gen Psychiatry 46: 587-599

Coccaro EF, Bergeman CS, McClearn GE (1993) Heritability of irritable impulsiveness: a study of twins reared together and apart. Psychiatry Res 48: 229-242

Coid J (1983) The epidemiology of abnormal homicide and murder followed by suicide. Psychol Med 13: 855-860

Durkheim E (1897) Le Suicide: Etude de sociologie. Alcan, Paris (Deutsche Ausgabe: (1973) Der Selbstmord. Luchterhand, Neuwied)

Garfinkel BD, Froese A, Hood J (1982) Suicide attempts in children and adolescents. Am J Psychiatry 139: 1257-1261

Goldman SJ, D'Angelo EJ, DeMaso DR (1993) Psychopathology in the families of children and adolescents with borderline personality disorder. Am J Psychiatry 150: 1832-1835

Hawton K, Cole D, O'Grady J, Osborn M (1982) Motivational aspects of deliberate self-poisoning in adolescents. Br J Psychiatry 141: 286-291

Hibbard RA, Brack CJ, Rauch S, Orr DO (1988) Abuse, feelings, and health behaviors in a student population. Am J Dis Child 142: 326-330

Joffe RT, Offord DR, Boyle MH (1988) Ontario child health study: suicidal behavior in youth age 12-16 years. Am J Psychiatry 145: 1420-1423

Kandel DB (1988) Substance use, depressive mood, and suicidal ideation in adolescence and young adulthood. Adv Adolesc Ment Health 3: 127-143

Kashani JH, Goddard P, Reid JC (1989a) Correlates of suicidal ideation in a community sample of children and adolescents. J Am Acad Child Adolesc Psychiatry 28: 912-917

Kashani JH, Orvaschel H, Rosenberg TK, Reid JC (1989b): Psychopathology in a community sample of children and adolescents: a developmental perspective. J Am Acad Child Adolesc Psychiatry 28: 701-706

Kendler KS (1993) Twin studies of psychiatric illness. Current status and future directions. Arch Gen Psychiatry 50: 905-915

Kety SS, Rosenthal D, Wender PH, Schulsinger F, Jacobsen B (1975) Mental illness in the biological and adoptive families of adopted individuals who have become schizophrenics: a preliminary report based on psychiatric interviews. In: Fieve RR, Rosenthal D, Brill H (eds) Genetic research in psychiatry. The John Hopkins University Press, Baltimore: pp 147-165

Kjelsberg E, Neegaard E, Delhi AA (1994) Suicide in adolescent psychiatric inpatients: incidence and predictive factors. Acta Psychiatr Scand 89: 235-241

Kosky R, Silburn S, Zubrick SR (1990) Are children and adolescents who have suicidal thoughts different from those who attempt suicide? J Nerv Ment Dis 178: 38-43

Kraemer GW, Clark AS (1990) The behavioural neurobiology of self injurious behaviour in rhesus monkeys. Prog Neuropsychopharmacol Biol Psychiatry 14 (Supplementum): 141-168

Mann JJ (1995) Violence and aggression. In: Bloom F, Kupfer D (eds) Psychopharmacology: the fourth generation of progress. Raven Press, New York pp 1919–1928

Marttunen MJ, Aro HM, Henriksson MM, Lönnqvist JK (1994) Antisocial behavior in adolescent suicide. Acta Psychiatr Scand 89: 167–173

McAnarney ER (1979) Adolescent and young adult suicide in the United States: a reflection of societal unrest? Adolescence 14: 765–774

Myers K, McCauley E, Calderon R, Mitchell J, Burke P, Schloredt K (1991) Risks for suicidality in major depressive disorder. J Am Acad Child Adolesc Psychiatry 27: 696–699

Nielsen DA, Goldman D, Virkkunen M, Tokola R, Rawlings R, Linnoila (1994) Suicidality and 5-Hydroxyindoleacetic acid concentration associated with a tryptophan hydroxylase polymorphism. Arch Gen Psychiatry 51: 34–39

Oxenstierna G, Edman G, Iselius L, Oreland L, Ross SB, Sedvall G (1985) Concentrations of monoamine metabolites in the cerebrospinal fluid of twins and unrelated individuals – a genetic study. J psychiatr Res 20: 19–29

Pfeffer CR (1991) Life stress and family risk factors for youth fatal and nonfatal suicidal behavior. In: Pfeffer CR (ed) Suicide among youth: perspectives on risk and prevention. American Psychiatric Press, Washington DC pp 143–164

Plomin R (1995) Genetics and children's experiences in the family. J Child Psychol Psychiatry 36: 33–68

Plutchik R, van Praag HM, Conte HR (1989) Correlates of suicide and voilence risk; III. a two-stage model of countervailing forces. Psychiatry Res 28: 215–225

Plutchik R, van Praag HM, Conte HR, Picard S (1989) Correlated of suicide und violence risk 1: The suicide risk measure. Albert Einstein College of Medicine and Montefiore Medical Center, New York

Propping P, Nöthen MM, Körner J, Rietschel M, Maier W (1994) Assoziationsuntersuchungen bei psychiatrischen Erkrankungen. Nervenarzt 65: 725–740

Raleigh MJ, Brammer GL, McGuire MT, Pollack DB, Yuwiler A (1992) Individual differences in basal cistrenal cerebospinal fluid 5-HIAA and HVA in monkeys: the effects of gender, age, physical characteristics, and matrilineal influences. Neuropsychopharmacology 7: 295–304

Risch N (1990) Linkage strategies for genetically complex traits. I. Multilocus models. Am J Hum Genet 46: 222–228

Roy A (1982) Risk factors for suicide in psychiatric patients. Arch Gen Psychiatry 38: 1089–1095

Roy A (1983) Family history of suicide. Arch Gen Psychiatry 40: 971–974

Roy Y, Segal NL, Centerwall BS, Robinette CD (1991) Suicide in twins. Arch Gen Psychiatry 48: 29–32

Roy A, Karoum F, Pollack S (1992) Marked reduction in indexes of dopamine metabolism among patients with depression who attempt suicide. Arch Gen Psychiatry 49: 447–449

Sabbath JC (1971) The role of the parents in adolescent suicidal behavior. Acta Paedopsychiatr 38: 211–220

Saudou F, Amara DA, Dierich A et al. (1994) Enhanced aggressive behavior in mice lacking 5-HT$_{1b}$ receptor. Science 265: 1875–1878

Schmidtke A, Häfner H (1986) Die Vermittlung von Selbstmordmotivation und Selbstmordhandlung durch fiktive Modelle. Die Folgen der Fernsehserie „Tod eines Schülers". Nervenarzt 57: 502–510

Schulsinger F (1972) Psychopathy: heredity and environment. Int J Ment Health 1: 190–206

Schulsinger F, Kety SS, Rosenthal D, Wender PH (1979) A family study of suicide. In: Schou M, Strömgren E (eds) Origin, prevention and treatment of affective disorders. Academic Press Inc, Orlando, Fla pp 278–287

Shaffer D (1974) Suicide in childhood and adolescence. J Child psychol Psychiatry 15: 275–291

Shaffer D, Garland A, Gould M, Fisher P, Trautman P (1988) Preventing teenage suicide: a critical review. J Am Acad Child Adolesc Psychiatry 27: 675–687

Shafii M, Carrigan S, Whittinghill JR, Derrick AM (1985) Psychological autopsy of completed suicide in children and adolescents. Am J Psychiatry 142: 1061–1064

Taylor EA, Stansfeld SA (1984) Children who poison themselves. I. A clinical comparison with psychiatric controls. Br Psychiatry 145: 127–135

Tellegen A, Lykken DT, Bouchard TJ, Wilcox K, Seagel N, Rich S (1988) Personality similarity in twins reared apart and together. Psychol 54: 1031–1039

Topol P, Reznikoff M (1982) Perceived peer and family relationship, hopelessness and locus of control as factors in adolescent suicide attempts. Suicide Life Threat Behav 12: 141–150

Tsuang MT (1977) Genetic factors in suicide. Dis Nervous System 38: 498–501
Weissman MM (1974) The epidemiology of suicide attempts 1960 to 1971. Arch Gen Psychiatry 30: 737–746
Weissman MM, Merikangas KR, John K, Wickramaratne P, Prusoff A, Kidd KK (1986) Family-genetic studies of psychiatric disorders. Arch Gen Psychiatry 43: 1104–1116
Wender PH, Seymour SK, Rosenthal D, Schulsinger F, Ortmann J, Lunde I (1986) Psychiatric disorders in the biological and adoptive families of adopted individuals with affective disorders. Arch Gen Psychiatry 43: 923–929
Winokur G, Coryell W (1992) Familial subtypes of unipolar depression: a prospective study of familial pure depressive disease compared to depression spectrum disease. Biol Psychiatry 32: 1012–1018
Yeager CA, Lewis DO (1990) Mortality in a group of formerly incarcerated juvenile delinquents. Am J Psychiatry 147: 612–614

Diskussion zu Vortrag 6
von Prof. Dr. W. Maier

N.N.
Inwieweit wurde in dieser Studie berücksichtigt, ob die untersuchten Personen von dem Suizid des Angehörigen wußten? Inwieweit könnte also Imitationsverhalten eine Rolle spielen?

Prof. Dr. W. Maier
Ich kann nicht ausschließen, daß die familiäre Häufung teilweise durch Imitationsverhalten induziert ist. Die Studie von Herrn Häfner deutet ja in die Richtung. Die hier vorgestellten Studien zeigen aber, daß genetische Faktoren zusätzlich von großer Bedeutung sind. Die familiäre Häufung beruht wahrscheinlich neben diesen Stimulationseffekten auch auf genetischen und weiteren Faktoren. Trotzdem ist es erstaunlich, daß die Konkordanzrate bei dizygoten Zwillingen nur 1,8% beträgt. Das paßt nicht sehr gut zusammen. Eine mögliche Erklärung wäre, daß sich das Nachahmverhalten nicht intrafamiliär vollzieht, sondern daß einige Personen beispielsweise durch die Berichterstattung von Suiziden in den Medien dazu animiert werden. Möglicherweise spielen solche familienübergreifenden Mechanismen eine größere Rolle. Untersuchungen zu dieser Frage gibt es aber noch nicht.

N.N.
Ich habe bei den Zwillings- und Adoptionsstudien die Angaben der absoluten Zahlen vermißt. Meines Wissens beziehen sich die dänischen Studien auf ganz kleine Fallzahlen. Nur die Prozentzahlen anzugeben, ist dabei sicher etwas problematisch. Bei den Adoptionsstudien wäre wichtig zu wissen, wann die Adoption stattfand. Auch teile ich nicht Ihre Auffassung, daß homozygote Menschen identischen Umwelteinflüssen unterliegen.

Prof. Dr. W. Maier
Da haben Sie mich wohl mißverstanden. Ich sagte, meine Konklusionen basieren auf der Annahme, daß zwischen monozygoten und dizygoten Zwillingen bezüglich der Umgebungsbedingungen keine unterschiedlichen Varianzquellen bestehen. Daß eineiige Zwillinge aufgrund ihrer größeren genetischen Ähnlichkeit ähnlicheren Umgebungsbedingungen ausgesetzt sind als genetisch nicht identische Zwillinge, ist ein häufig vorgebrachtes Argument gegen Zwillingsstudien. Je ähnlicher also die Kinder sind, um so weniger differenzieren die Eltern angeblich zwischen ihnen, was dann zu Gen-Umgebungsinteraktionen führen soll.

Diskussion zu Vortrag 6

Über Gen-Umgebungsinteraktionen habe ich aber nicht gesprochen. Ich habe lediglich gesagt, und habe das ganz bewußt so vorsichtig formuliert, daß die Differenz zwischen 11,8% und 1,8% auf die Relevanz genetischer Faktoren hinweist, wobei ich davon ausgehe, daß 60%, also die Mehrheit der Varianz, durch Umgebungsbedingungen induziert sind. Ich möchte selbstverständlich in keiner Weise suggerieren, daß Suizidalität grundsätzlich genetisch bedingt ist. Ich glaube aber, daß die heute verfügbaren Möglichkeiten zur Identifikation von genetischen Risikofaktoren wesentlich abgesicherter, klarer definiert und besser handhabbar sind als die relativ ungenaue und schlecht replizierbare Extraktion von umgebungsbedingten Risikofaktoren. Aus diesem Grunde vertritt man heute in der Epidemiologie allgemein die Auffassung, daß es besser ist, von den genetischen Risikofaktoren ausgehend in einem zweiten Schritt die umgebungsbedingten Risikofaktoren zu identifizieren.

Hinsichtlich der Adoptionsstudie gebe ich Ihnen völlig recht. Die Fallzahlen sind in der Tat sehr gering. Deshalb habe ich auch ausdrücklich betont, daß diese Konklusionen auf einer fragilen Datenbasis basieren. Gleichwohl ist die trotz der geringen Fallzahlen auffällige Konsistenz der Konklusionen dieser drei Studien doch überraschend.

N.N.
Es handelt sich ja auch um dasselbe Fallregister.

Prof. Dr. W. Maier
Aber es sind unterschiedliche Stichproben. Im einen Fall sind es nur Suizidale ohne Diagnose, im anderen Fall sind es Suizidale mit der Diagnose Schizophrenie und im dritten Fall sind es affektiv Kranke.

7 Elektrodermale Reaktivität bei Suizidversuch und Suizid Depressiver

M. Wolfersdorf, R. Straub, F. Keller und T. Barg

> Seit vielen Jahrzehnten gilt die elektrodermale Aktivität (EDA) als bewährte Methode der Emotionsmessung. In einer am PLK Weißenau durchgeführten Studie wurden suizidale und nichtsuizidale depressive Männer und Frauen hinsichtlich ihrer EDA-Kennwerte in einem Habituationsexperiment untersucht. Dabei ergaben sich keine signifikanten Unterschiede. Außerdem wurden die EDA-Kennwerte von depressiven Patienten ausgewertet, die stationär oder poststationär durch Suizid ums Leben gekommen waren. Dabei zeigte sich, daß der größte Teil der Suizidenten zur Gruppe der EDA-Nichtreaktiven bzw. der raschen Habituierer gehört hatte. Zudem unterschieden sich die EDA-Kennwerte aus der Gruppe der „harten Methoden" hochsignifikant von denen der Kontrollgruppen. Die Befunde deuten darauf hin, daß sich Hyporeaktivität vor allem bei solchen Menschen abbildet, die harte Suizidmethoden wählen. Ein biologischer Faktor im Sinne einer serotonerg vermittelten (gestörten) Impulskontrolle scheint bei suizidalen Handlungen mit harter Methodik und bei Männern besonders deutlich zum Ausdruck zu kommen.

7.1 Einleitung

Seit Mitte der 70er Jahre beginnt neben der bisher psychotherapeutisch-psychiatrisch und epidemiologisch-soziologisch bestimmten Suizidologie auch eine sog. biologische Suizidforschung zu entstehen. Unter diesem Begriff sind derzeit 1) genetische Untersuchungen, 2) neurobiochemische und 3) psychophysiologische Studien sowie 4) Überlegungen zur Psychopharmakotherapie (Stichwort: Suizidförderung oder Suizidprävention insbesondere durch Antidepressiva) subsummiert. Die neurobiochemische und psychophysiologische Suizidforschung ist auf der Ebene von Beschreibung und Messung von Phänomenen angesiedelt, wenngleich unter dem Aspekt Störung im serotonergen System als Basis einer zentralen Impulskontrollstörung auch ein ätiologisches Prinzip für Suizidalität eingeführt wird. Als klinische Korrelate von Serotonin-Dysregulationszuständen hatte Baumgarten (1991) Zusammenhänge zwischen reduziertem Serotoninumsatz und bestimmten klinischen Syndromen wie Angst, Aggressivität und Suizidalität, Verschiebung zirkadianer Rhythmen von Aktivität und Stimmungslage genannt, wenngleich einfache kausale Zusammenhänge nicht anzunehmen seien.

Fragt man nach einem Zusammenhang zwischen elektrodermaler Reaktivität (EDA) und zerebralem serotonergem System, so läßt sich als erstes darauf hinweisen, daß bei der Depression eine erniedrigte elektrodermale Reaktivität als Ergebnis einer aktiven Kontrolle externer Stimuli (z. B. Straub 1988) beschrieben wurde, weiterhin, daß die EDA in der Psychophysiologie/Psychologie seit Jahrzehnten als bewährte Methode der Emotionsmessung gilt. Beide Systeme, das zentrale 5-HT-System und das elektrodermale System reagieren auf externe Stimuli als Ausdruck des Versuches, Angst, Dysphorie, Depressivität, Impulsivität zu modulieren und zu kontrollieren: Erniedrigte elektrodermale Reaktivität kann das Ergebnis aktiver Hemmung darstellen, das serotonerge System gilt als Modulator unterschiedlicher affektiver Zustände und Verhaltensantworten (Iversen 1987). Eine mögliche Verknüpfung könnte so in einer Anpassungsleistung mit Schutzfunktion vor belastenden, gefährlichen, Impulskontrolle störenden Einflüssen zu sehen sein. Sodann spielen die Schweißdrüsen eine wichtige Rolle in den physiologischen Mechanismen, die elektrodermalen Phänomenen zugrunde liegen, und diese sind zentral serotoninerg, peripher cholinerg kontrolliert. So fanden Edman et al. (1986, 1989) bei den von ihnen untersuchten Suizidversuchspatienten auf der neurobiochemischen Ebene eine erniedrigte CSF-5-HIAA, in der Psychophysiologie bei Messung der elektrodermalen Reaktivität eine „low electrodermal responsiveness and fast habituation" bei den Suizidversuchspatienten, die harte Methoden zum Selbsttötungsversuch verwendet hatten.

Ergebnisse bisheriger Studien zur EDA in Habituationsexperimenten mit suizidalen Patienten sind in Tabelle 1 zusammengefaßt. Von Edman et al. (1986) war die Hypothese aufgestellt worden, daß sich Menschen mit harter Suizidversuchsmethode von Kontrollen psychophysiologisch durch eine erniedrigte elektrodermale Reaktivität und eine rasche Habituation in Habituationsexperimenten unterscheiden. Dies wurde von Thorell (1987) mit einer nosologisch gemischten Suizidversuchspatientengruppe bestätigt. In der 1989 vorgestellten Untersuchung wiesen Edman et al. (1989) der Nichtreaktivität und raschen Habituation auch prädiktorischen Stellenwert zu; die im Rahmen eines wiederholten Suizidversuchs verstorbenen Patienten aus der früheren Studie waren sämtlich in der Habituation „nichtreaktiv" gewesen. Faßt man die bisherigen Ergebnisse zur EDA in einem psychophysiologischen Habituationsexperiment bei Menschen mit Suizidalität zusammen, so finden sich folgende Übereinstimmungen:

1. Depressive und auch nichtdepressive Patienten mit harten Suizidversuchsmethoden weisen signifikant häufiger Nichtreaktivität bzw. eine rasche Habituation in einem Habituationsexperiment in der EDA auf (Edman et al. 1986; Thorell 1987; Keller et al. 1991a).
2. Das Phänomen der Nichtreaktivität und raschen Habituation läßt sich besonders bei Männern mit harten Suizidversuchsmethoden zeigen und weniger bei Frauen (Straub et al. 1992; Wolfersdorf 1993).
3. Ob der Nichtreaktivität bzw. der raschen Habituation auch ein prädiktorischer Stellenwert zukommt, ist offen; jedenfalls fanden sich in Studien von Edman et al. (1989) sowie von Keller et al. (1991b) in der Gruppe der später durch harte Suizidmethoden umgekommenen Patienten überzufällig häufig Nichtreaktive im früheren Habituationsexperiment.

Tabelle 1. Elektrodermale Reaktivität (EDA) in Habituationsexperimenten mit suizidalen Patienten: Ergebnisse

---

Edman et al. (1986) Hypothese aufgestellt, daß Menschen mit harter Suizidversuchsmethode neben einem CSF 5-HIAA-Defizit eine „low electodermal responsiveness and fast habituation" aufweisen

Edman et al. (1989): SV-Patienten aus Studie (1986) mit späterem Suizid waren sämtlich „nicht reaktiv" in Habituation

Thorell (1987): Patienten mit SV hart im Vergleich zu anderen SV-Patienten bzw. Patienten mit Suizidideen überwiegend „nicht reaktiv" bzw. „rasche Habituation"

Keller et al. (1991a): Depressive Männer und Frauen (n = 23) mit SV hart signifikant häufiger „nicht reaktiv" bzw. „rasche Habituation"

Keller et al. (1991): 5 Patienten aus n = 23 verstarben durch Suizid; 4 davon waren „nicht reaktiv" gewesen

Straub et al. (1992): Vergleich depressive Frauen (n = 13) mit SV hart versus Kontrollen mit SV weich: kein signifikanter Unterschied in Habituationsraten

Wolfersdorf et al. (1993): Vergleich depressive Männer bzw. Frauen mit hartem bzw. weichem SV: Trend zu höherem Anteil von "Nichtreaktivität bzw. „rascher Habituation" bei Männern mit hartem SV

Wolfersdorf et al. (1993): Vergleich depressive Frauen mit Suizid (n = 15) versus Kontrollen (SV hart, SV weich, Suizidideen, nichtsuizidale Gruppe): kein signifikanter Unterschied

Wolfersdorf u. Straub (1994): Vergleich depressive Männer und Frauen (n = 19) mit Suizid hart versus Kontrollen (SV hart, SV weich, Suizidideen, nicht suizidale Gruppe): 1) signifikanter Unterschied versus nichtsuizidal, 2) S hart + SV hart signifikant häufiger „rasche Habituation" bzw. „nicht reaktiv" als SV weich + Suizidideen + nicht suizidale Kontrollgruppe.

S Suizid, *SV* Suizidversuch

Die bisherigen Untersuchungen zur EDA in einem standardisierten Habituationsexperiment wurden bei Patienten nach Suizidversuch durchgeführt. Geht man davon aus, daß Männer häufiger durch Suizid versterben als Frauen und häufiger auch harte Methoden anwenden und unterstellt, daß es sich bei der Hyporeaktivität i. S. von Edman et al. (1989) und Keller et al. (1991b) um eine strukturelle und zeitüberdauernde Eigenschaft und nicht nur um eine state-abhängige handelt, dann müßte sich die Hypothese der Hyporeaktivität als Ausdruck von Suizidalität mit harter Methodik insbesondere bei Männern, die durch Suizid mit harter Methode verstorben sind, aufzeigen lassen.

Daß solche Daten nur schwierig und wenn, dann nach langem Sammeln in ausreichender Gruppe erhaltbar sind, ist offensichtlich. Da im psychophysiologischen Labor des PLK Weißenau über die Jahre hinweg ein umfassender Pool von EDA-Daten bei depressiven Patienten entstand, so daß auch EDA-Kennwerte für später durch Suizid Verstorbene vorliegen, konnte den genannten Fragestellungen in einer Gruppe von depressiven Männern und Frauen nachgegangen werden. Dabei werden zwei Untersuchungen vorgestellt, nämlich 1) die Untersuchung von suizidalen und nichtsuizidalen depressiven Männern und Frauen (ohne durch Suizid Verstorbene) hinsichtlich ihrer EDA-Kennwerte in einem Habituationsexperiment sowie 2) die EDA-Werte bei durch Suizid stationär oder poststationär verstorbenen Depressiven, die mit jeweiligen Kontrollen verglichen werden.

7.2 Untersuchungsgruppen und Methodik

Seit September 1976 werden auf der Depressionsstation des PLK Weißenau stationär behandlungsbedürftige Depressive nach einem bekannten Therapiekonzept behandelt. Zum diagnostischen Routinesetting gehört auch eine Standarduntersuchung im sog. Psychophysiologischen Labor (Straub 1988), wobei Patienten an einem Habituationsexperiment zur elektrodermalen Reaktivität teilnehmen sowie verschiedene Fremd- und Selbstbeurteilungsskalen zur Depression ausfüllen. Dieses Experiment wurde im Rahmen eines ehemals von der DFG geförderten Projektes (Sonderforschungsbereich 129 der Universität Ulm) entwickelt. Hier werden nach einer dreiminütigen Ruhepause 10 Töne (80 db, 1000 Hz, je 1 s Dauer) mit einem Interstimulus-Intervall ISI von 15, 20 oder 25 s (zufällig verteilt) über Kopfhörer eingespielt. Das Kriterium für Habituation ist das Ausbleiben einer Reaktion auf drei aufeinanderfolgende Reize. Zur Aufnahme wird ein Hellige-Poligraph verwendet. Am Mittelfinger der nichtdominanten Hand werden Silber/Silberchlorid-Elektroden (0,5, normiert auf 1 cm^2) angebracht, verwendet wird die Hellige Elektrodencreme Nr. 21708 307, die konstante Spannung beträgt 0,5 V (ausführlich s. Straub 1988; Keller et al. 1991a). Neben der Habituationsrate werden das Hautleitwertniveau (SCLH) sowie die Anzahl unspezifischer Fluktuationen während der Ruhephase ausgewertet. Bei der hier interessierenden Variablen „Anzahl Reize bis Habituation" wurden die Mediane verglichen bzw. Dichotomisierungen (0–5 Reaktionen = nichtreaktiv bzw. rasche Habituation; reaktiv = 6–10 Reaktionen) und Auswer-tungen analog der in den EDA-Untersuchungen bei Schizophrenen verwendeten Einteilungen vorgenommen.

Im ersten Teil der Untersuchung wurden die EDA-Kennwerte von insgesamt 411 depressiven Patienten (248 Frauen, 163 Männer, mittleres Alter 41,6 Jahre) betrachtet. Im zweiten Teil geht es um die Habituationsraten von während oder nach stationärer Behandlung durch Suizid verstorbenen depressiven Männern (n = 13) und Frauen (n = 10). „Nichtsuizidal" ist definiert als kein Suizidversuch in der längerfristigen und unmittelbaren Vorgeschichte, „Todeswunsch" bedeutet Äußerung des Patienten, lieber tot sein zu wollen, „Suizididee" bedeutet Äußerung, über Suizid nachgedacht zu haben, und „Suizidversuch" meint, eine suizidale Handlung durchgeführt und überlebt zu haben. „Suizid" bedeutet, durch die suizidale Handlung verstorben zu sein. Als harte Suizidmethode wurden gewertet: Erhängen, Erschießen, Ertrinken, Sturz aus der Höhe, Sturz vor Zug oder einen LKW, also Methoden, die eine hohe Todesintensität mit geringen Rettungschancen beinhalten und eine aktive eigene Handlung erfordern. Bei den 411 depressiven Patienten wurden deren EDA-Kennwerte verglichen. Bei der Untersuchung der EDA-Werte der durch Suizid verstorbenen 13 Männer und 10 Frauen wurden zum Vergleich nach Alter und Geschlecht sowie Diagnose parallelisierte nichtsuizidale Depressive sowie solche mit weichem bzw. hartem Suizidversuch herangezogen.

Es sollte der Hypothese nachgegangen werden, daß sich das Phänomen Hyporeaktivität (nichtreaktiv + rasche Habituation) insbesondere bei Menschen mit harten Suizidversuchen bzw. harter Suizidmethode und hier am ehesten bei Männern zeigen läßt.

7.3 Ergebnisse

7.3.1 EDA bei der Gesamtgruppe depressiver Männer und Frauen (ohne Suizid)

Tabelle 2 gibt einen Überblick zur Untersuchungsgruppe und Aufteilung nach den 4 Gruppen „nicht suizidal", „Todeswunsch", „Suizidideen" bzw. „Suizidversuch". Dabei handelt es um 163 Männer und 248 Frauen. Die Verteilung auf die Suizidversuchsmethoden nach dem Geschlecht zeigt keinen signifikanten Unterschied. Die 4 Suizidalitätsgruppen unterscheiden sich in keiner der EDA-Variablen (Habituation, 1. Amplitude, SCL bzw. SFL), wobei auch keine Unterschiede auftreten, wenn der Vergleich für Männer und Frauen getrennt gerechnet wird (Tabelle 3) Der Vergleich der Habituation bei Suizidversuch mit weicher versus harter Methode zeigt keine signifikanten Unterschiede zwischen den beiden SV-Gruppen, sowohl gesamt als auch für Männer und Frauen getrennt (Tabelle 4).

Als Fazit läßt sich zusammenfassen, daß sich die in früheren Publikationen (z. B. Keller et al. 1991; Wolfersdorf u. Straub 1993) gefundenen Unterschiede in der elektrodermalen Reaktivität bei der hier vorgestellten großen Stichprobe Depressiver nicht mehr replizieren lassen. Depressive mit Suizidversuch unterscheiden sich hinsichtlich der Habituationsraten in der EDA nicht von Nichtsuizidalen bzw. Depressiven mit Todeswunsch oder Suizidideen, auch die Trennung nach weicher oder harter Suizidversuchsmethode bzw. nach dem Geschlecht erbringt keine signifikanten Unterschiede.

Abbildung 1 zeigt ein überraschendes Ergebnis. Ordnet man die eigene Untersuchungsgruppe entsprechend der Verteilung bei Edman et al. (1986) und verteilt die aus dieser Gruppe durch Suizid verstorbenen Depressiven, findet man den Hauptteil der Suizidenten in der Gruppe der Nichtreaktiven bzw. raschen Habi-

Tabelle 2. Elektrodermale Reaktivität (EDA) bei nichtsuizidalen und suizidalen (Todeswunsch, Suizidideen, Suizidversuch) Depressiven. Untersuchungsgruppe Depressive (n gesamt = 411)

	$M_{\text{Alter J}}$	M_{BDI}
Nichtsuizidal	44,0	21,8
	(n = 99)	(n = 94)
Todeswunsch	43,6	23,0
	(n = 61)	(n = 60)
Suizidideen	40,5	25,5
	(n = 134)	(n = 132)
Suizidversuch	37,7	24,0
	(n = 114)	(n = 114)

(Differenz zu n gesamt = fehlende Angaben)
M Mittelwert, *J* Jahre

Frauen n gesamt = 248
Männer n gesamt = 163
Verteilung Geschlecht auf SV hart bzw. SV weich
  SV hart (n = 40); Frauen = 23 (58%), Männer = 17 (42%)
  SV weich (n = 62%); Frauen = 37 (60%), Männer = 25 (40%)
  (x^2 = 0.05, df = 1; n.s.)

Tabelle 3. Elektrodermale Reaktivität (EDA): Habituationsrate bei Depressiven mit Suizidversuch (SV) (n = 102)
Habituationsrate (alle Patienten)

Methode des SV	Reize bis Habituation			
	0	1,2	3–5	>5
weich (n = 62)	27	11	7	17
hart (n = 40)	18	6	8	8

$chi^2 = 1,92$, df = 3, n.s.

Habituationsrate (Männer)

Methode des SV	Reize bis Habituation			
	0	1,2	3–5	>5
weich (n = 25)	8	5	3	9
hart (n = 17)	7	3	4	3

$chi^2 = 2,27$, df = 3, n.s.

Habituationsrate (Frauen)

Methode des SV	Reize bis Habituation			
	0	1,2	3–5	>5
weich (n = 37)	19	6	4	8
hart (n = 23)	11	3	4	5

$chi^2 = 0,59$, df = 3, n.s.
n gesamt = 114 Depressive mit SV; hier bei n = 12 fehlende Angaben.

Tabelle 4. Habituation bei Suizidversuch mit weicher versus harter Methode

		Signifikanz (Mann-Whitney U-Test)
Alle Patienten: (n = 102)	SV weich (n = 62) vs. SV hart (n = 40)	p = .83 n.s.
Männer: (n = 42)	SV weich (n = 25) vs. SV hart (n = 17)	p = .47 n.s.
Frauen:	SV weich (n = 37) vs. SV hart (n = 23)	p = .79 n.s.

tuierer. Über ein Drittel der späteren Suizidenten hatte zum Zeitpunkt der EDA-Untersuchung „nur" Suizidideen bei gleichzeitiger Nichtreaktivität aufgewiesen. Das deutet in die Richtung, daß Suizidversuch und Suizid möglicherweise psychophysiologisch zu trennen sind, also die elektrodermale Hyporeaktivität eher in Zusammenhang mit Suizid zu sehen ist.

7.3.2 Suizid und EDA

In der Tabelle 5 ist die Untersuchungsgruppe Depressive mit hartem Suizid beschrieben, in der Tabelle 6 die Gruppe im Detail vorgestellt. Tabelle 7 zeigt die

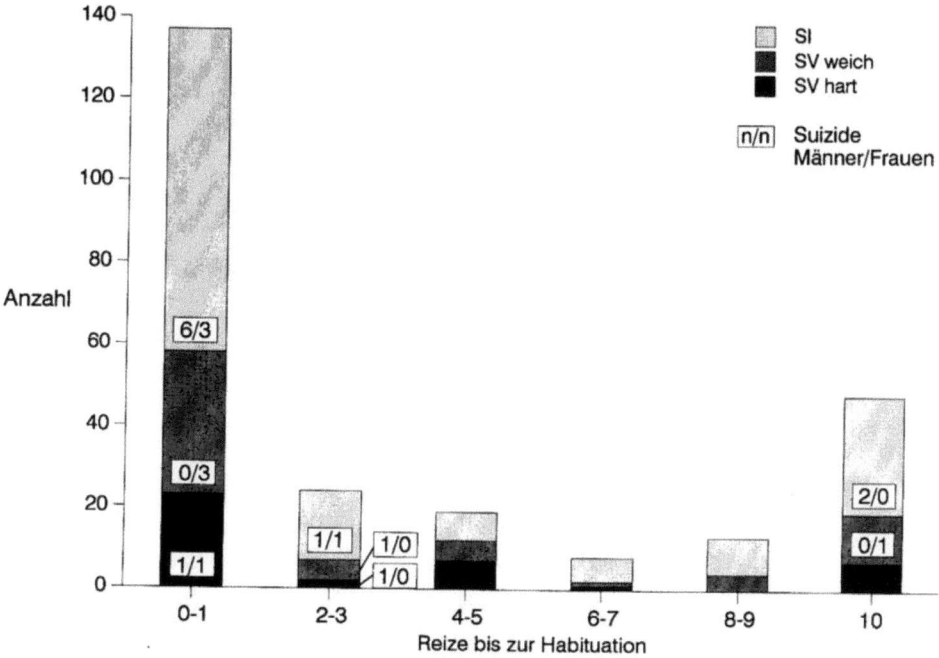

Abb. 1. Zuordnung der Suizide zu EDA(HS)-Kennwerten bei Suizidideen und Suizidversuch (n gesamt = 249)

Tabelle 5. Untersuchungsgruppe Depressive mit Suizid hart

	Männer (n = 13)	Frauen (n = 10)	Gesamt (n = 23)
Mittleres Alter (Jahre)	43,5	38,7	41,4
	(24–57)	(25–58)	(24–58)
Diagnosen ICD-9 296.1/.3	9	6	15
300.4	4	4	8
DSM-III-R	MDE	MDE	MDE
BECK-Depressionsinventar	26,3	24,9	25,7
(BDI)	(11–54)	(17–38)	(11–54)
Beschwerdeliste	32,5	27,7	29,2
(BL n.v. Zerssen)	(20–55)	(24–43)	(10–55)
Suizid geschah während			
stationärer Therapie	5	3	8
poststationär (bis 1 J)	8	7	15
Suizidmethode Erhängen			
Erschießen	8	5	13
Sturz vor	2	–	2
Zug, LKW	3	3	6
Ertränken	–	2	2

MDE Major depressive episode

Tabelle 6. Durch **Suizid mit harter Methode** verstorbene Depressive während (stat) und nach (post) stationärer psychiatrischer Behandlung (Männer: n = 13; Frauen: n = 10)

Lfd. Nr.	Suizid	Alter	BDI	BL	EDA-Niveau	Habi-tuation	Spontane Fluktuationen Ruhe	Geschlecht
1	stat	34	23	28	2,4	1	1	m
2	post	38	18	19	6,0	4	4	m
3	stat	26	43	55	2,0	10	11	m
4	post	37	54	48	1,4	1	0	m
5	post	57	37	33	0,5	0	0	m
6	stat	44	20	32	2,4	3	2	m
7	post	49	14	10	0,6	0	0	m
8	stat	47	19	41	1,8	1	0	m
9	post	50	26	30	1,4	0	0	m
10	stat	54	27	47	1,6	0	0	m
11	post	55	25	30	3,4	0	0	m
12	post	24	25	30	3,8	1	4	m
13	post	50	11	19	0,5	0	0	m
1	post	38	38	36	1,6	0	0	w
2	stat	25	26	34	2,2	3	3	w
3	post	30	17	32	0,2	0	0	w
4	stat	43	22	28	2,5	0	0	w
5	post	50	26	37	0,3	0	0	w
6	post	45	26	24	0,8	0	0	w
7	post	36	21		8,3	5	10	w
8	stat	31	28	33	3,4	1	3	w
9	post	58	25	43	0,4	0	0	w
10	post	31	20	27	1,0	0	0	w

BDI Beck-Depressionsinventar, *BL* Beschwerdeliste

Mediane hinsichtlich der EDA-Kennwerte. In der Gruppe der Frauen finden sich keine signifikanten Unterschiede, bei den Männern unterscheiden sich die Gruppen „Suizid hart" und „nichtsuizidal" signifikant in der Habituationsrate ($p < .03$) und der 1. Amplitude ($p < .01$) sowie der SCL ($p < .00$). Nichtsuizidale Männer weisen demnach eine signifikant höhere Habituationsrate im Median, eine deutlich niedrigere 1. Amplitude und einen höheren Hautleitwert auf. Die Gruppen „Suizid hart", „SV weich", bzw. „SV hart" unterscheiden sich nicht. Dies kann dahingehend gedeutet werden, daß sich Suizidalität, nicht nur suizidales Verhalten mit harter Methodik, bei Männern in der EDA im Vergleich zu nichtsuizidalen Kontrollen ausdrückt.

Die Habituationsraten, dichotomisiert nach „nichtreaktiv" bzw. „rasche Habituation" (0–5 Reaktionen) bzw. „reaktiv" (6 und mehr Reaktionen) sind für die Gesamtgruppe von 23 Suizidenten mit harter Methodik in der Tabelle 8 aufgelistet. Der statistische Vergleich zeigt einen signifikanten Unterschied der Gruppe „Suizid hart" im Vergleich zu „SV weich" sowie „nichtsuizidal". Faßt man die Gruppen „Suizid hart" und „SV hart" zusammen, so unterscheidet sich die neu entstandene Gruppe „mit harter Methodik" hochsignifikant ($p = 0,009$) von den ebenfalls zusammengefaßten Kontrollgruppen. Es scheint, daß zwischen „Härte der

Tabelle 7. Depressive Männer bzw. Frauen Suizid hart versus Kontrollen („matched pairs" nach Alter, Geschlecht, Diagnose), Elektrodermale Reaktivität (EDA), Habituation (Mediane, Mann-Whitney U-Test). Gruppe Suizid mit harter Methode verglichen mit Kontrollen (SV weich, hart, nichtsuizidal)

Männer	Suizid hart Median (n = 13)	Nichtsuizidal Median (n = 13)	p	SV weich Median (n = 13)	p	SV hart Median (n = 13)	p
Habituation	1,0	5,0	.03[a]	1,0	.75	1,0	.89
1. Amplitude	0,2	0,06	.01[b]	0,03	.55	0,08	.29
SCLH	1,6	2,7	.00[b]	2,5	.09[c]	2,3	.30
Spontane Fluktuationen	0,0	1,0	.59	0,0	.93	0,0	.57

Frauen	Median (n = 10)	Median (n = 10)	p	Median (n = 10)	p	Median (n = 10)	p
Habituation	0,0	0,5	.36	0,5	.28	0,0	.67
1. Amplitude	0,0	0,01	.27	0,02	.22	0,0	.59
SCLH	1,3	1,25	.93	2,6	.27	1,25	.73
Spontane Fluktuationen	0,0	0,0	.96	0,0	.70	0,0	.87

[a] Signifikant 5%-Niveau, [b] signifikant 1%-Niveau, [c] Trend

Tabelle 8. Habitationsrate der nach Alter und Geschlecht parallelisierten Gruppen: Männer (n = 13) und Frauen (n = 10), n gesamt = 23

Suizidalität Methode	Habituationsrate 0–5 (nichtreaktiv)	6–10 (reaktiv)
Suizid hart	22	1
Nichtsuizidal	15	8
Suizidversuch weich	16	7
Suizidversuch hart	20	3

„Fisher exact probability test (one sided)"

suizid hart	SV hart p = .8 ns	SV weich p = .04*	Nichtsuizidal p = .02*
Suizid hart + SV hart		p = .009*	

Methode" und Hyporeaktivität ein Zusammenhang besteht. Versteht man „Härte der Methode" als Ausdruck von Impulskontrollstörung, geht dies in Richtung Bestätigung der obigen Hypothese.

Betrachtet man Männer und Frauen nun getrennt, so läßt sich bei den Frauen der genannte Zusammenhang nicht mehr zeigen (Tabelle 9), dagegen bildet sich bei den Habituationsraten der Männer (Tabelle 10) folgendes ab:

1. Männer mit „Suizid hart" sind im Trend (p = .07) hyporeaktiver als ihre nichtsuizidalen Kontrollen und

Tabelle 9. Habituationsraten der nach Alter und Geschlecht parallelisierten Gruppen: Frauen (n = 10)

Suizidalität Methode	Habituationsrate 0–5 (nichtreaktiv)	6–10 (reaktiv)	
Suizid hart	10	0	
Nichtsuizidal	8	2	
Suizidversuch weich	7	3	
Suizidversuch hart	9	1	

„Fisher exact probability test (one sided)"

Suizid hart	SV hart	SV weich	Nichtsuizidal
	$p = 1{,}00$ ns	$p = .211$ ns	$p = .47$ ns
Suizid hart + SV hart		$p = .10$ ns	

Tabelle 10. Habituationsraten der nach Alter und Geschlecht parallelisierten Gruppen: Männer (n = 13)

Suizidalität Methode	Habituationsrate 0–5 (nichtreaktiv)	6–10 (reaktiv)	
Suizid hart	12	1	
Nichtsuizidal	7	6	
Suizidversuch weich	9	4	
Suizidversuch hart	11	2	

„Fisher exact probability test (one sided)"

Suizid hart	SV hart	SV weich	Nichtsuizidal
	$p = 1{,}00$ ns	$p = .32$ ns	$p = .07$ (Trend)
Suizid hart + SV hart		$p = .05*$	

2. Männergruppen „Suizid hart" plus „Suizidversuch hart" sind signifikant ($p = {,}05$) häufiger nichtreaktiv als ihre nichtsuizidalen Kontrollen.

7.4 Diskussion und Abschlussbemerkung

Analog anderen Untersuchungen wurden im ersten Teil dieser Studie nichtsuizidale Patienten, solche mit Suizidideen bzw. Patienten mit Suizidversuch hinsichtlich ihrer EDA-Kennwerte in einem standardisierten Habituationsexperiment betrachtet. Dabei konnten die früher (z. B. Keller et al. 1991a,b; Wolfersdorf et al. 1993) gefundenen Ergebnisse nicht repliziert werden. Straub et al. (1992) hatten sich bei der Untersuchung der EDA-Kennwerte bei suizidalen depressiven Frauen schon einmal in ähnlicher Richtung geäußert. Vermutet hatten wir, auf der Basis der Untersuchungsergebnisse von Straub et al. (1992) sowie Wolfersdorf et al. (1993), geschlechtsspezifische Unterschiede, zumal in der Suizidliteratur dem männlichen

Geschlecht die höhere Suizidrate sowie die Neigung zur Verwendung harter Methoden zugeschrieben wird.

Die Ergebnisse des ersten Teils dieser Studie zum Vergleich der EDA-Kennwerte, insbesondere der Habituationsrate bei nichtsuizidalen Depressiven, Depressiven mit Todeswünschen, Suizidideen bzw. Suizidversuchen können diese Hypothesen nicht bestätigen und stehen damit im Gegensatz zur Literatur bei Edman et al. (1986) sowie Thorell (1987). Eine Überprüfung hinsichtlich Unterschieden im Experiment über die Jahre hinweg ergibt keinen Hinweis auf eine Beeinflussung der Ergebnisse durch unterschiedliche Verteilungen, z. B. von Alter, Geschlecht; auch der Einfluß von Medikation kann als relativ konstant angenommen werden; alle Patienten hatten zum Zeitpunkt der Untersuchung Antidepressiva, und zwar bis etwa Anfang 1993 vorwiegend tri- und tetrazyklische Antidepressiva, danach z. T. auch sog. selektive Serotonin-Wiederaufnahmehemmer. Einflüsse von dieser Seite her lassen sich zur Erklärung nur begrenzt heranziehen.

Betrachtet man die Ergebnisse bei den durch Suizid mit harter Methode verstorbenen Männern und Frauen, so weisen diese in Richtung der Hypothese und können so gedeutet werden, daß Hyporeaktivität unabhängig vom Geschlecht sich vor allem bei Menschen abbildet, die harte Methoden bei suizidalen Handlungen wählen. Dafür spricht auch die Zuordnung der Suizide zu Hyporeaktivität in der SV-Gruppe. Zwischen Suizidversuch bzw. Suizid, wenn beide mit harter Methode durchgeführt wurden, fanden sich keine Unterschiede. Hyporeaktivität kann so als Ausdruck von reduzierter Impulskontrolle via Störung in bestimmten serotonergen Systemarealen entsprechend der derzeitigen 5-HT-Defizit-Hypothese verstanden werden. Auch die Ergebnisse bei den Medianen deuten in diese Richtung. Als zweites Phänomen ist festzuhalten, daß die Neigung zu Hyporeaktivität vorwiegend bei Männern gefunden wird, so daß man auch einen geschlechtsspezifischen Aspekt diskutieren muß. Es scheint also das Phänomen der Hyporeaktivität bzw. raschen Habituation als Ausdruck von Suizidalität speziell für suizidale Handlungen mit harter Methodik und hier insbesondere bei Männern zu gelten.

Die hier gefundenen Ergebnisse lassen sich dahingehend interpretieren, daß ein biologischer Faktor, etwa im Sinne einer serotonerg vermittelten und hier gestörten Impulskontrolle, am deutlichsten bei suizidalen Handlungen mit harter Methodik und beim männlichen Geschlecht zum Ausdruck kommt. Möglicherweise hat dies mit einer bereits gestörten Ausgangslage (Impulskontrolle biologisch und sozial vermittelt) bei Männern zu tun.

7.5 Zusammenfassung

Ausgehend von bisherigen Studien zur elektrodermalen Aktivität bei Menschen mit harten bzw. weichen Suizidversuchsmethoden wurden in einem ersten Schritt 411 depressive Frauen und Männer, untergliedert nach nichtsuizidal, Todeswunsch, Suizidideen bzw. Suizidversuch, hinsichtlich ihrer Kennwerte in der elektrodermalen Reaktivität im Rahmen eines standardisierten Habituationsexperimentes betrachtet. Dabei fanden sich keine Unterschiede sowohl hinsichtlich der Geschlechter als auch zwischen Suizidversuch mit harter oder weicher Methode bzw. zwischen Suizidversuchen und den übrigen Gruppen. In einem zweiten Schritt wurden 23 Patienten, nämlich 13 Männer und 10 Frauen, hinsichtlich ihrer EDA-Kennwerte betrachtet, die durch Suizid während stationärer Behandlung oder im poststationären Zeitraum verstorben waren.

Alle 23 Personen waren durch harte Suizidmethoden wie Erhängen, Erschießen, Sturz vor die Eisenbahn bzw. vor einen LKW ums Leben gekommen. Hier wurden als Kontrollen nach Alter und Geschlecht sowie Diagnose parallelisierte nichtsuizidale Depressive sowie solche mit Suizidversuch mit weicher bzw. harter Methode verwendet. Während sich bei der ersten Untersuchungsgruppe keine Unterschiede fanden, konnte die Hypothese einer elektrodermalen Hyporeaktivität (nichtreaktiv bzw. rasche Habituation, damit insgesamt niedrige Habituationsrate) für die Gesamtgruppe und dann insbesondere für die Männer nachgewiesen und erneut, wenn man eine zusammengefaßte Gruppe „Suizid hart plus Suizidversuch hart" bildet, gezeigt werden. Bei den Frauen fanden sich keine Unterschiede zwischen den verschiedenen Gruppen. Dies läßt sich interpretieren als eine eher für suizidale Handlungen denn allgemein für Suizidalität geltende psychobiologische Disposition, die sich insbesondere bei harter Methodik und dann wiederum beim männlichen Geschlecht stärker ausdrückt. Ob dies für eine möglicherweise stärkere biologische Beteiligung beim suizidalen Verhalten von Männern spricht, während bei Frauen möglicherweise eher Persönlichkeitsfaktoren sowie psychosoziale und psychoreaktive Aspekte eingehen, muß in weiteren Studien untersucht werden.

Literatur

Baumgarten HG (1991) Neuroanatomie und Neurophysiologie des zentralen 5-HT-Systems. In: Heinrich K, Hippius H, Pöldinger W (eds) Serotonin. Springer, Berlin Heidelberg New York, S 177–44

Edman G, Asberg M, Levander S, Schalling D (1986) Skin conductance habituation and cerebrospinal fluid 5-Hydroxiindole acetic aceid in suicidal patients. Arch Gen Psychiarty 43: 586–592

Edman G, Asberg M, Schalling D (1989) Habituation of the orienting reaction, serotonin metabolism and personality and their relation to suicidal behaviour. Paper presented at XIV. Congress of the International Association for Suicide Prevention, 11–14. Juni 1989, Brüssel, Belgien

Iversen SD (1987) Behavioural role of 5-HT. In: Bender DA, Joseph MH, Kochen W, Steinhart H (eds) Progress in triptophane und serotonin research 1986. W. de Gruyter, Berlin New York, pp 107–108

Keller F, Wolfersdorf M, Straub R, Hole G (1991a) Suicidal behaviour and electrodermal activity in depressive inpatients. Acta Psychiatr Scand 83: 324–328

Keller F, Wolfersdorf M, Straub R (1991b) Suizidales Verhalten und elektrodermale Aktivität bei Depressiven. In: Wedler H, Möller HJ (Hrsg) Körperliche Krankheit und Suizid, Roderer, Regensburg S 189–206

Straub (1988) Klinische Psychophysiologie der Depression. In: Wolfersdorf M, Kopittke W, Hole G (Hrsg) Klinische Diagnostik und Therapie der Depression. Roderer, Regensburg, S 142–159

Straub R, Wolfersdorf M, Keller F, Hole G (1992) Elektrodermale Aktivität bei Depressiven mit hartem bzw. weichem Suizidversuch. Fortschr Neurol Psychiatr 60: 45–53

Thorell LH (1987) Electrodermal activity in suicidal and nonsuicidal depressive patients and in matched healthy subjects. Acta Psychiatr Scand 76: 420–430

Wolfersdorf M, Straub R (1993) Electrodermal activity in depressive men and women with violent and non-violent suicide attempts. Schweiz Arch Neurol Psychiatr 144: 173–184

Wolfersdorf M, Straub R (1994) Electrodermal reactivity in male and female depressive patients who later died by suicide. Acta Psychiatr Scand 89: 279–284

8 Herzfrequenzanalysen bei Patienten nach Suizidversuch und bei anderen affektiven Syndromen

T. Rechlin, M. Weis und W.P. Kaschka

> Bislang wurde die autonome Steuerung suizidaler Patienten nur in wenigen Studien untersucht. Zur Funktionsdiagnostik des autonomen Nervensystems (ANS) wurde eine Reihe von Testverfahren entwickelt, die sich bei zahlreichen Fragestellungen als sehr aussagekräftig erwiesen haben. In einer von den Autoren vorgestellten Studie zeigten die autonomen kardialen Abläufe von Patienten nur wenige Stunden nach einem Suizidversuch im Rahmen einer depressiven Reaktion keine Auffälligkeiten. Die erhobenen Befunde machen jedoch deutlich, daß Behandlungen mit Psychopharmaka, die mit anticholinergen Nebeneffekten verbunden sind, zu einer hochsignifikanten Änderung der Herzratenvariation führen. Studien über autonome Parameter müssen diese Behandlungseffekte also unbedingt berücksichtigen. Gleichzeitig werfen die in diesem Ausmaß bislang nicht bekannten Effekte von Psychopharmaka auf die autonome kardiale Steuerung die Frage nach dem kardiovaskulären Risiko der Patienten auf.

8.1 Einleitung

Im Unterschied zum motorischen System wurde das autonome Nervensystem (ANS) lange wie eine „Stiefkind" (Schiffter 1985) des nervenärztlichen Faches behandelt und führte eine Art „Schattendasein" (Jörg 1993), obwohl das ANS für die Regulation viszeraler Funktionen und die Aufrechterhaltung der inneren Homöostase verantwortlich ist und ihm damit eine übergeordnete Rolle für die Vermittlung psychischer und somatischer Funktionen zukommt. Diese Kontrolle übt es über das endokrine System, das Immunsystem und durch autonome Reflexe aus. Der am genauesten untersuchte vegetative Reflex beruht auf den Barorezeptoren, die dazu beitragen, den arteriellen Blutdruck und die Herzfrequenz (HR) den jeweiligen physiologischen Erfordernissen anzupassen. Wahrscheinlich sind die Barorezeptorenreflexe, neben supramedullären Einflüssen, auch essentiell an der Genese der physiologischen Herzfrequenzvariation (Herzratenvariabilität, R-R-Variation, HRV) beteiligt (Low 1993).

Die supraspinale Koordination des ANS erfolgt in einem neuronalen Netzwerk, welches eine differenzierte Interaktion von Hirnstammstrukturen, limbischem System und kortikalen Bereichen zur Voraussetzung hat (Barron u. Chokroverty 1993). Im Hirnstamm kommt dem Nucleus tractus solitarii (NTS) eine besondere Integrationsfunktion für die kardiale und respiratorische Kontrolle zu, da in ihm afferente (sensible und sensorische) Informationen und (autonom-motorische Funktionen modulierende) Efferenzen konvergieren.

Faßt man die bisherigen Untersuchungen zusammen, so kann festgestellt werden, daß die Wirkungen des ANS, welches für die Feinabstimmung des kardiorespiratorischen Systems verantwortlich ist, über komplizierte Regelkreise erfolgen, die nicht auf eine autonome Funktion beschränkt sind.

Obwohl die Pandysautonomie, das Shy-Drager-Syndrom und die autonome Polyneuropathie (PNP) Riley-Day als Prototypen vegetativer Erkrankungen gelten, haben sich, nicht zuletzt wegen der klinischen Bedeutung, die meisten Untersucher mit der autonomen PNP bei Diabetes mellitus oder Alkoholismus beschäftigt (Low et al. 1975; Duncan et al. 1980; Ewing et al. 1980; Johnson u. Robinson 1988; Weise et al. 1988; Malpas et al. 1991; Ziegler et al. 1992a). Diese Untersuchungen führten dazu, daß die Erfassung von statistischen Kenngrößen der Herzratenvariabilität (HRV) Eingang in die neurologische Routinediagnostik fand.

Besonderes Interesse beanspruchen aus psychiatrischer Sicht die autonomen Abläufe bei schizophrenen Psychosen und affektiven Syndromen, also den depressiven Störungen und den Angst- und Panikerkrankungen, denn ein Panikanfall kann beispielsweise neurophysiologisch als ausgeprägte, sympathikusvermittelte vegetative Reaktion betrachtet werden. Bekanntlich kann es aber auch im Rahmen einer endogenen Depression nicht nur zu Appetit- und Schlafstörungen kommen, sondern darüber hinaus zum Auftreten einer gestörten Thermoregulation einschließlich Episoden von profusem Schwitzen, einer Veränderung der Tätigkeit der inkretorischen und sekretorischen Drüsen (Mundtrockenheit, Störungen der Tränensekretion etc.), der Motilität des Gastrointestinaltraktes, der Herzfrequenz, zu subjektiven Störungen der Atemtätigkeit sowie zu Veränderungen an der Haut und an den Haaren. Entsprechende klinische Beobachtungen hatten bereits in der ersten Hälfte des 20. Jahrhunderts die pathophysiologischen Theorien der endogenen Psychosen nachhaltig beeinflußt. So schildert Rosenfeld (1950) nach einer Literaturübersicht die zeitgenössische Hypothese, den endogenen Depressionen würde ursächlich eine „Funktionsstörung innerhalb zentralvegetativer Felder" zugrundeliegen. Ploog u. Selbach (1952) untersuchten dementsprechend den Funktionswandel des vegetativen Systems während der Elektrokrampfbehandlung. Sie fanden, daß eine Besserung der endogen psychotischen Symptomatik mit einer „vegetativen Umstimmung" assoziiert war. Ihre Versuche, so die Autoren, unterstrichen die Bedeutung, die dem ANS in der Pathogenese der endogenen Psychosen zukommen müsse (Ploog u. Selbach 1952). Balogh et al. (1993) untersuchten mit einem methodisch nicht ganz befriedigenden Ansatz die HRV-Parameter während der antidepressiven Psychopharmakotherapie und fanden parallel zur Besserung der depressiven Symptomatik einen Anstieg der HRV-Werte, ein Befund, der an die alten Arbeiten von Ploog u. Selbach erinnert.

Im Rahmen von schizophrenen Erkrankungen kann es ebenfalls zu autonomen Funktionsstörungen kommen. Die febrile, katatone Schizophrenie war vor der Einführung und Anwendung der Psychopharmaka ein gefürchtetes Krankheitsbild, nicht selten mit letalem Ausgang, welches von gravierenden autonomen Funktionsstörungen, insbesondere die Thermoregulation und die kardiale Steuerung betreffend, begleitet war.

Da die Behandlung mit Psychopharmaka Nebenwirkungen verursacht, die ebenfalls die autonomen Abläufe betreffen, sind Untersuchungen besonders wertvoll, die das Ausmaß der medikamentös bedingten Veränderungen objektivieren helfen. Solche Untersuchungen können bei der Auswahl der zur Anwendung kommenden Medikamente hilfreich sein, sie wurden aber bisher nicht systematisch durchgeführt. Es is daher nicht hinreichend geklärt worden, ob die Therapie mit Psychopharmaka und die damit verbundenen gestörten autonomen Abläufe ein Triggerfaktor für schwerwiegende Komplikationen sein können, wie sie etwa Fälle von letalen Schlucksynkopen (Trabert 1990) unter Therapie mit Neuroleptika (NL) oder von plötzlichem Herztod (Riddle et al. 1993) unter Behandlung mit trizyklischen Antidepressiva (TCA) darstellen.

8.2 Herzfrequenzanalysen bei psychiatrischen Patienten

Die Evaluierung autonomer kardialer Parameter bei Patienten mit psychiatrischen Erkrankungen hat erst begonnen. Die bisher vorliegenden Untersuchungen, die an Patienten mit affektiven Erkrankungen vorgenommen wurden, ergeben kein einheitliches Bild.

Zahn et al. (1981) beobachteten bei unbehandelten Patienten mit schizophrenen Psychosen eine im Vergleich mit gesunden Kontrollpersonen erhöhte HR, deren Vorkommen auf die akute Krankheitsphase begrenzt war (Zahn et al. 1981). Dieser Befund wurde als Ausdruck eines erhöhten „Arousals" schizophrener Patienten aufgefaßt (Volz u. Mackert 1991).

Dalack u. Roose (1990) berichteten, daß depressive Patienten bei einer 24-h-EKG-Aufzeichnung eine verminderte „beat-to-beat"-Variation aufwiesen. Sie erklärten diesen Befund mit einer abnorm niedrigen parasympathischen Aktivität depressiver Patienten. Die Autoren spekulierten, daß das erhöhte kardiovaskuläre Erkrankungsrisiko depressiver Patienten möglicherweise Folge einer abnormen Balance zwischen Sympathikus und Parasympathikus sei (Dalack u. Roose 1990). In einer anderen Studie fand dagegen die Arbeitsgruppe um Yeragani (1992a) bei einer standardisierten Untersuchung von 150 Herzschlägen unter Ruhebedingungen keine Unterschiede zwischen den HRV-Werten unmedizierter depressiver Patienten und den HRV-Werten von gesunden Kontrollpersonen. In einer weiteren Untersuchung zeigten die Autoren aber, daß Patienten mit Panikerkrankungen sowohl in stehender als auch in liegender Position signifikant reduzierte Werte der „beat-to-beat-variation" aufwiesen (Yeragani et al. 1990). In stehender Position zeigte sich eine erhöhte relative Aktivität im MF-Bereich. Die Arbeitsgruppe um Yeragani interpretierte diese Daten als Ausdruck einer verminderten cholinergen und erhöhten adrenergen Ansprechbarkeit von Patienten mit Angst- und Panikerkrankungen (Yeragani et al. 1993). In Übereinstimmung mit diesen Ergebnissen berichteten Friedman et al. (1993) bei Patienten mit Panikattacken über eine erhöhte HR und eine verminderte R-R-Variation. Im Gegensatz zu diesen Befunden konnten Stein u. Asmundson (1994) aber zwischen den autonomen Funktionen von Patienten mit Panikattacken und den Parametern von Kontrollpersonen in einer methodisch überzeugenden Untersuchung keine Unterschiede nachweisen.

Im Unterschied zu den widersprüchlichen Ergebnissen bei unbehandelten Patienten besteht Übereinstimmung darüber, daß TCA autonome Funktionen nachhaltig supprimieren. Die Arbeitsgruppe um Jakobsen (1984) beschrieb eine dosisabhängige Erniedrigung der HRV-Werte unter Therapie mit Clomipramin. Kristensen et al. (1989) bestätigten die mit der Clomipramintherapie assoziierten Veränderungen autonomer Funktionen an gesunden Versuchspersonen. Yeragani et al. (1992b) untersuchten den Einfluß, den eine Therapie mit 70 mg Imipramin pro Tag auf die HR depressiver Patienten und auf die HR von Patienten mit Panikattacken hat. Sie fanden nach 7tägiger Behandlung mit Imipramin eine signifikante Reduktion der HRV-Parameter und eine signifikante Erhöhung der HR. Diese mit der Imipramintherapie assoziierten Veränderungen autonomer Funktionsabläufe traten unabhängig von der Grunderkrankung auf. Trotz gleichbleibender Dosis waren die Veränderungen nach 3wöchiger Behandlung sowohl in stehender als auch in liegender Position noch ausgeprägter (Yeragani et al. 1992b).

Low u. Opfer-Gehrking (1992) studierten den Einfluß einer zweimaligen Gabe von 75 mg Amitriptylin (TCA-Plasmaspiegel: 40–86 ng/ml) auf HRV-Parameter, den Ausfall des quantitativen sudomotorischen Axonreflexes (QSART) und das orthostatische Blutdruckverhalten. Der QSART war nach Gabe von Amitriptylin um durchschnittlich 47% reduziert und nach einer 48 h dauernden Auswaschphase erreichten die Werte 81% der Ausgangsgröße. Die HRV-Werte, die bei tiefer Respiration bestimmt wurden, wurden durch Amitriptylin nicht signifikant reduziert. Die Autoren vermuteten, daß Amitriptylin in der verabreichten Dosis die sudomotorischen M3-Rezeptoren stärker als die kardialen M2-Rezeptoren inhibiere. Eine 48 h dauernde Auswaschphase wurde für muskarinerge Rezeptoren, nicht aber für adrenerge Rezeptoren als ausreichend erachtet.

Zahn u. Pickar (1993) untersuchten die HRV und andere autonome Parameter bei Patienten, die über mehrere Jahre mit Clozapin behandelt worden waren. Im Vergleich zu Patienten, die mit Fluphenazin oder Plazebo behandelt worden waren, fanden sich bei den mit Clozapin behandelten Patienten signifikant niedrigere Werte der R-R-Variation.

In vorausgegangenen Untersuchungen haben wir uns mit den Auswirkungen verschiedener psychopharmakologischer Substanzen auf die autonomen Herzfrequenzparameter beschäftigt, da unseres Erachtens bei vielen durchgeführten Studien der Einfluß der medikamentösen Therapie zu wenig Berücksichtigung fand. Wir konnten nachweisen, daß unter einer Behandlung mit 150 mg Amitriptylin oder 300 mg Clozapin pro Tag etwa 90% der Patienten Testergebnisse erzielten, die die Kriterien einer kardiovaskulären Neuropathie (CAN) erfüllten (Rechlin et al. 1994a,b) Beispiele für den Einfluß einer Therapie mit Amitriptylin auf die HRV-Werte finden sich in den Abb. 1a,b. Die Minderung der HRV korrelierte eng mit dem Blutplasmaspiegel von Amitriptylin/Nortriptylin (Rechlin et al. 1995). Diese in ihrem Ausmaß bisher nicht bekannten Effekte von Psychopharmaka auf die autonome kardiale Steuerung werfen zahlreiche Fragen auf, insbesondere hinsichtlich ihrer Auswirkungen auf das kardiovaskuläre Risiko der so behandelten Patienten. Von fachübergreifendem Interesse erscheint uns, daß mittels einer Herzfrequenzanalyse möglicherweise empfindlicher als mit Blutplasmaspiegeln Überdosierungen von TCA und Clozapin diagnostiziert werden können (Rechlin 1995).

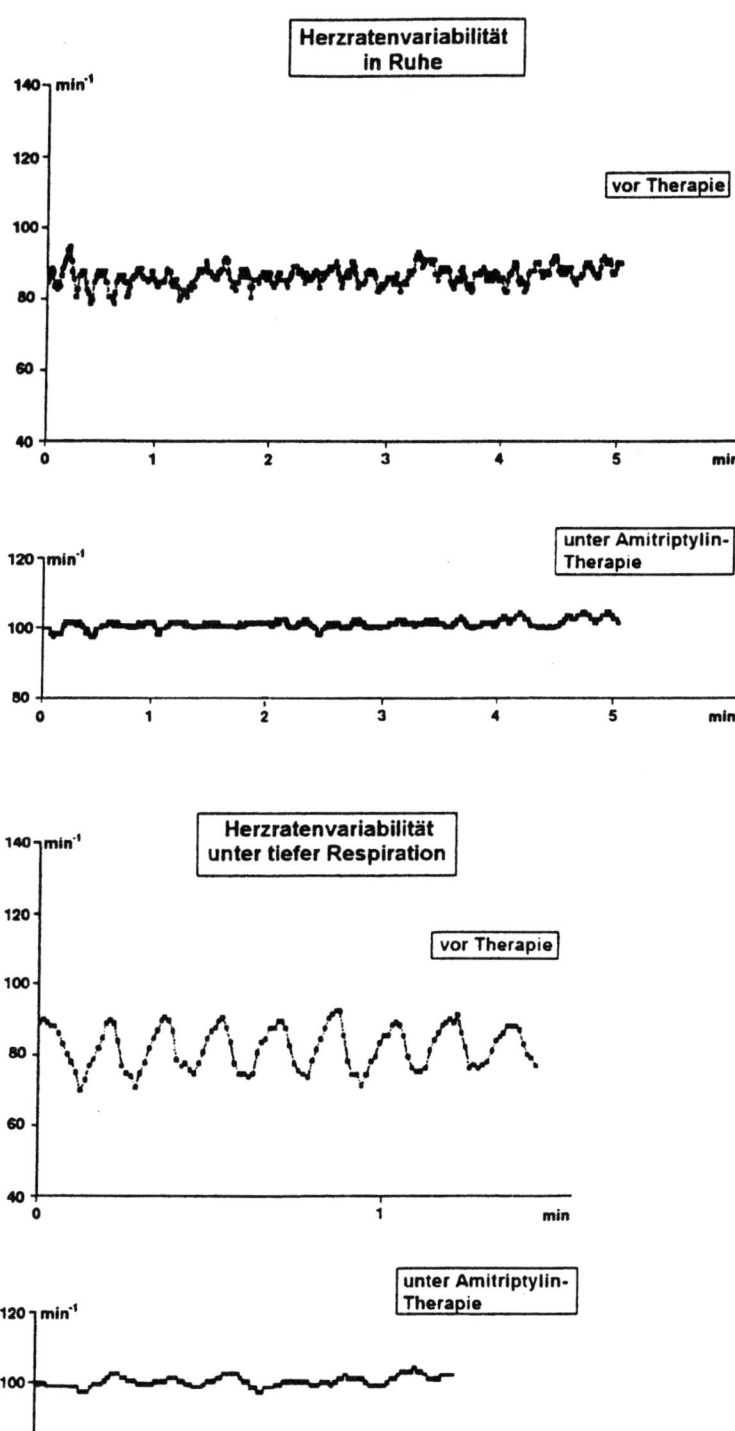

Abb. 1a. 45jährige Patientin vor und unter Amitriptylintherapie: Erniedrigung des CVr von 3,5% auf 1,0%, des CVdr von 7,6% auf 1,3% und Anstieg der HR von 87,5 auf 99,3 bpm (TCA-Plasmaspiegel: 380 ng/ml)

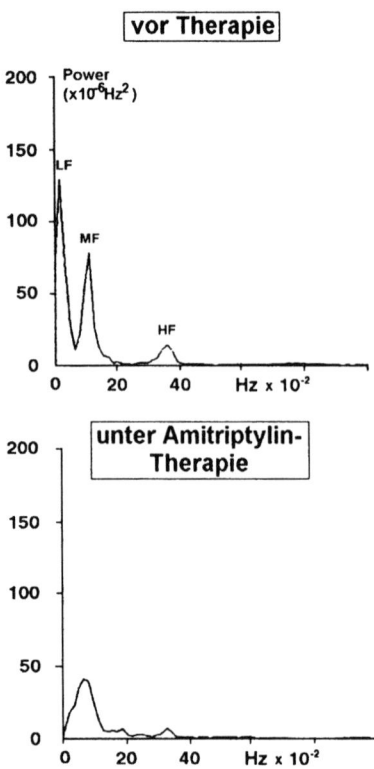

Abb. 1b. 31jähriger Patient, der 2 Tage mit 75 mg Amitriptylin/d behandelt wurde: Erniedrigung der spektralen Leistung in allen drei Bändern, besonders im MF-Bereich

Dagegen führte eine 14tägige Behandlung mit 20 mg Paroxetin/d oder 150 mg Fluvoxamin/d zu keiner signifikanten Änderung der HRV-Werte, während die Gabe von 150 mg Doxepin/d eine drastische Minderung der HRV bewirkte (Rechlin 1994a; Rechlin et al. 1994c). Diese Befunde unterstützten die Hypothese, daß die anticholinergen Eigenschaften von Amitriptylin, Doxepin und Clozapin wesentlich an der HRV-Minderung beteiligt sind (Jakobsen et al. 1984; Low und Opfer-Gehrking 1992).

8.3 Methodik der computergestützten Herzfrequenzanalysen

Die Bestimmung der autonomen Herzratenparameter wurde in unseren bisherigen und der folgenden Untersuchung mit dem ProSciCard-Programm durchgeführt (medical research & diagnostic computer systems GmbH, 35440 Linden, Bundesrepublik Deutschland).

Die EKG-Ableitungen erfolgten nach der Methode von Einthoven über 3 Extremitätenableitungen, während die Probanden in einem EEG-Sessel lagen. Das abgeleitete EKG-Signal wurde über einen Vorverstärker in das ProSciCard-Computerprogramm eingegeben, in welchem es zur weiteren Informationsverarbeitung digitalisiert wurde. Zur optischen Kontrolle des Auswerters wurde das EKG kontinuierlich auf einem handelsüblichen Bildschirm sichtbar gemacht. Nach abgeschlossener Untersuchung konnten die Kenngrößen der HRV berechnet und ausgedruckt werden. Am Ende der unter Ruhebedingungen und bei vertiefter Respiration durchgeführten Messungen gab ein Trendquotient an, ob am Anfang und am Ende der Untersuchung vergleichbare Meßbedingungen vorlagen. Der Trendquotient gibt das Verhältnis des Mittelwertes der ersten 40 und der letzten 40 R-R-Intervalle an. Trendquotienten zwischen 0,94 und 1,06 spiegeln akzeptable Untersuchungsbedingungen wieder. Eine Auswertung der Tests durch das Computerprogramm war generell nur möglich, wenn die Zahl der Artefakte und Extrasystolen unter 3% lag. In unseren Untersuchungen wurde verlangt, daß die Anzahl von Artefakten unter 1% lag. Die zur Anwendung gekommenen einzelnen Untersuchungsschritte sollen nun erläutert werden.

8.3.1 Messung der HRV-Werte unter Ruhebedingungen

Nach einer ausreichend langen Ruhephase (mindestens 10 min) wurde der Patient aufgefordert, normal zu atmen, nicht zu sprechen und ruhig zu liegen. Aus der unter diesen Bedingungen erfolgten 5minütigen Ableitung errechneten sich:

a) die Ruhefrequenz (HR) in bpm („beats per minute"),
b) der Variationskoeffizient in Ruhe (CVr) in %,
c) die RMSSDr („root mean square of successive differences") in ms und
d) die spektrale Power in dem „low frequency" (LF) Bereich (0,01–0,05 Hz), dem „mid frequency" (MF) Bereich (0,05–0,15 Hz) und dem „high frequency" (HF) Bereich (0,15–0,50 Hz).

Die Herzfrequenz (HR) gab den Durchschnittswert der 5minütigen Ruhemessung an. Der Variationskoeffizient (CVr) unter Ruhebedingungen wurde aus 150 R-R-Intervallen berechnet, indem die Standardabweichung der R-R-Zeitintervalle durch das durchschnittliche R-R-Intervall dividiert wurde. Die „root mean square of successive differences" (RMSSD) wurde wie folgt definiert:

$$RMSSD = \frac{\sqrt{\sum_{i=1}^{k}[(R-R_{i+1})-(R-R_i)]^2}}{n}$$

(R-R$_i$ = Dauer des i-ten R-R-Intervalls in ms, n = Anzahl der R-R-Intervalle)

Die Spektralanalyse der Sequenz der R-R-Intervalle über 5 min erfolgte durch das Verfahren der „Fast Fourier Transformation" (FFT). Acht Datenreihen mit jeweils 256 Punkten und 128 Punkten Überlappung (insgesamt 1152 Proben = 288 s) wurden der FFT unterzogen. Von dem resultierenden Power-Spektrum, welches eine Auflösung von 1/64 Hz hat, wurden die Integrale der 3 Frequenzbänder LF, MF und HF berechnet.

8.3.2 Messung der HRV-Werte bei vertiefter Respiration

Da bei einer Atemfrequenz von 6 Zyklen pro Minute eine maximale HRV entsteht (Mackay 1983), wurde der Proband im Anschluß an die Ruhemessung aufgefordert, tiefe Atemexkursionen entsprechend den Bewegungen eines auf dem Bildschirm erscheinenden Graphen, der die Länge der Inspiration (6 s) und Exspiration (4 s) vorgab, durchzuführen. Im Unterschied zu den Ruhemessungen hängt der Ausfall von einer korrekten Mitarbeit der Probanden ab, die an den Thoraxbewegungen und an der Änderung der Höhe der R-Ausschläge als Folge der atmungsbedingten Herzachsenrotation kontrolliert werden kann. Aus 100 artefaktfreien R-R-Intervallen wurden folgende Werte berechnet:

a) der Variationskoeffizient bei tiefer Atmung in % (CVdr),
b) die RMSSDr in ms und
c) „die mean circular resultant" (MCR).

Der CVdr und die RMSSDr wurden analog der Ruhemessung bestimmt. Die MCR wurde mit einer Vektoranalyse errechnet. Dabei wurden die R-R-Intervalle als Ereignisse auf einer kreisförmigen Zeitachse aufgetragen, die die Periodizität eines Atemzyklus hat. Dieses Vorgehen wurde bei allen Atemzyklen angewandt. Die daraus resultierende Verteilung von Punkten auf dem Kreis wurde bestimmt. Eine zufällige Verteilung der Punkte auf dem Kreis signalisiert niedrige HRV, während eine lokale Anhäufung für eine normale HRV spricht. Die Größe der MCR liegt theoretisch zwischen 0 und 1 (Weinberg u. Pfeifer 1984).

8.3.3 Das Verhalten der HR beim Valsalva-Manöver

Bei der Durchführung des Valsalva-Manövers wurde der sitzende Patient aufgefordert, über ein Mundstück 15 s lang einen Druck von 40mm Hg auf eine Quecksilbersäule auszuüben, dann das Mundstück zu entfernen, nicht mehr zu pressen und 15 s normal weiter zu atmen. Wir benutzten dazu eine Plastikspritze und ein Blutdruckmanometer. Es wurde folgender Wert berechnet:

Valsalva-Ratio (längstes R-R-Intervall in den 15 s nach dem Pressen/ kürzestes R-R-Intervall während des Pressens).

Das Ergebnis hing von der Mitarbeit der Probanden ab. Die Herzfrequenz- und Blutdruckreaktionen während des Valsalva-Tests setzen sich aus 4 Phasen (I–IV) zusammen. In Phase I kommt es sofort nach Beginn des Pressens zu einer Erniedrigung der HR und zu einem Anstieg des arteriellen Blutdruckes. In der zweiten Phase unterscheidet man einen frühen Abfall (II e = early) und eine späte (II l = late) Normalisierung des arteriellen Blutdruckes sowie eine Herzfrequenzsteigerung. Die Phase III, die sich direkt dem Preßversuch anschließt, ist durch eine weitere Erhöhung der HR und einen plötzlichen Blutdruckabfall gekennzeichnet. Erst danach kommt es zu der typischen Senkung der HR und der gleichzeitigen Blutdrucksteigerung. Es wird angenommen, daß die arterielle Blutdruckzunahme in Phase I mechanisch erfolgt und die reduzierte HR reflektorisch über efferente parasympathische Fasern vermittelt wird. In der Phase II e wird die beschleunigte

HR über eine vagale Hemmung und über eine sympathische Aktivierung erklärt, die als II 1 bezeichnet wird. Die Phase III wird mechanisch vermittelt und stellt ein Spiegelbild der Phase I dar. In Phase IV kommt es zu einer sympathikotonen Blutdrucksteigerung und zu einer über Barorezeptoren bewirkten reflektorischen, parasympathisch vermittelten Bradykardie (Bennaroch et al. 1993).

8.3.4 Herzfrequenzverhalten beim Orthostase-Test (Posture-Index)

Der liegende Patient wurde aufgefordert, rasch aufzustehen. In dem Moment, in dem der Patient stand, begann die EKG-Aufzeichnung. Der Posture-Index (Orthostase-Ratio, „heart rate response to standing") wurde bestimmt, indem der Quotient aus dem längsten R-R-Intervall zwischen dem 21. und 45. Herzschlag und dem kürzesten R-R-Intervall zwischen dem 5. und 25. Herzschlag errechnet wurde:

Maximum 21.–45./ Minimum 5.–25.

Bei gesunden Menschen folgt dem Aufstehen eine Beschleunigung der HR mit einem Maximum um den 15. Schlag. Danach sinkt die HR wieder, ist jedoch meistens noch höher als im Liegen. Üblicherweise ist die HR nach dem Aufstehen um den 30. Schlag am niedrigsten.

8.3.5 Allgemeine Erläuterungen zu den HRV-Parametern

a) Die Herzfrequenz (HR) wird nicht nur vom Sympathikus und Parasympathikus, sondern auch von zahlreichen kardialen und humoralen Faktoren beeinflußt. Die CV- und die RMSSD-Werte unterliegen dagegen vorwiegend der Kontrolle des parasympathischen Vagusnerven. Die spektrale Power im HF-Bereich, der nahe der Respirationsfrequenz liegt, hängt ebenfalls weitgehend von der parasympathischen Aktivität ab. Das LF-Band unterliegt vasomotorischen Einflüssen der Barorezeptoren. Die bisher vorliegenden Befunde zur Spektralanalyse, die kontrovers interpretiert wurden, legten die Annahme nahe, daß parasympathische Aktivität alle Frequenzen bis 0,5 Hz beeinflussen kann, während der Sympathikus die Spektralanalyse unterhalb von 0,15 Hz beeinflußt (Akselrod et al. 1981; Pomeranz et al. 1985; Pagani et al. 1986; Lishner et al. 1987; Weise et al. 1988).

Da beim Orthostase-Test die HR nach Verabreichung von Atropin nur gering ansteigt und sich die Reflexantwort bei zusätzlicher Gabe von Propranolol weiter verringert, scheint der überwiegende Teil des Reflexausfalles parasympathisch und lediglich ein kleinerer Teil sympathisch generiert zu werden. Die Valsalva-Ratio unterliegt dagegen einer starken sympathischen Kontrolle.

b) Die Ergebnisse der Tests zeigten bei gesunden Personen keine Geschlechtsabhängigkeit. Die Ergebnisse der HRV waren in den einzelnen Verfahren bei Gesunden stark altersabhängig, so daß sich die altersentsprechenden Normwerte mit steigendem Alter verringern. Die Transformation der gewonnenen Daten in logarithmische Werte führte zu einer linearen Regression der Testergebnisse mit dem Alter (Ziegler et al. 1992a). Die altersabhängigen unteren Grenzwerte wurden von Ziegler et al. (1992a) als 2,3 Zentilen bestimmt. Da die Definitionen des Posture-Index und der Valsalva-Ratio so gewählt sind, daß keine Werte zwischen 0 und 1 erreicht werden, zeigte nicht die jeweilige Ratio, sondern die Ratio-1 der logarithmierten Werte eine Normalverteilung. Der CVr war deutlich altersabhängig ($r = -0,5$) und nur gering von der HR abhängig ($r = -0,23$). Die RMSSDr war im Unterschied zum CVr deutlich frequenzabhängig ($r = -0,52$) und ebenfalls stark altersabhängig ($r = -0,46$). Die Parameter, die bei vertiefter Respiration gewonnen wurden, waren ebenfalls deutlich altersabhängig ($r = -0,33$ für CVdr, $r = -0,31$ für RMSSDdr und $r = -0,31$ für MCR). Gleiches galt für die Ergebnisse der Spektralanalyse. In liegender Position betrugen die Korrelationskoeffizienten mit dem Alter: $r = -0,30$ für den LF-Bereich, $r = -0,51$ für den MF-Bereich und $r = -0,59$ für den HF-Bereich. Die spektrale Power wurde nur unwesentlich von der HR beein-flußt ($r = 0,16$ für den LF-Bereich, $r = -0,01$ für den MF-Bereich und $r = -0,08$ für den HF-Bereich; n.s.). Die Valsalva-Ratio korrelierte mäßig mit dem Alter ($r = -0,16$), nicht jedoch mit der HR ($r = -0,06$). Der Orthostase-Index korreliert bei Gesunden invers mit dem Alter ($r = -0,48$) und mäßig invers mit der HR ($r = -0,21$). Betont werden soll, daß der CVdr und die MCR praktisch nicht von der HR abhingen ($r = -0,07$ für CVdr, $r = -0,49$ für RMSSD und $r = -0,09$ für MCR).

Die Reproduzierbarkeit der einzelnen Tests über 2 Tage war gut für den CVr, für alle bei vertiefter Atmung gewonnenen Parameter und den Posture-Index, dagegen nur mäßig für die Ergebnisse der Spektralanalyse. Die schlechteste Reproduzierbarkeit wies der Valsalva-Test auf.

Die Ergebnisse fast aller Tests korrelierten miteinander. Eine Ausnahme stellte der Valsalva Quotient dar, der mit den bei vertiefter Atmung gewonnen Werten nicht und mit den übrigen Testergebnissen nur gering korrelierte ($r = 0,01-0,25$). Auch das LF-Band korrelierte nur gering mit den in Ruhe und bei tiefer Respiration gewonnenen CV- und RMSSD-Werten ($r = 0,12-0,20$). Die höchsten Korrelationen bestanden zwischen ben bei vertiefter Atmung ($r = 0,82-0,96$) und unter Ruhebedingungen gewonnenen Parametern ($r = 0,78-0,87$).

c) Nach den Kriterien der Arbeitsgruppe um Ziegler (1992b) wird eine kardiovaskuläre autonome Neuropathie (CAN) mit dem ProSciCard-Programm dann diagnostiziert, wenn abnorme Ergebnisse in mindestens drei von sechs Parametern (CVr, LF-Bereich, MF-Bereich, MCR, Posture-Index, Valsalva-Test) auftreten.

8.4 Herzfrequenzanalysen von Patienten mit Suizidversuch bei reaktiver Depression und bei anderen affektiven Syndromen

8.4.1 Fragestellung und Patienten

Ziel der vorliegenden Untersuchung war, die Frage zu beantworten, ob unterschiedliche affektive Störungen mit bestimmten Mustern in der Herzfrequenzanalyse assoziiert sind.

16 Patienten (10 w., 6 m.; Durchschnittsalter: 31,1 Jahre, 19–50 J.) mit einer Angstneurose (ICD-9 300,0), die unter Panikattacken litten, 16 Patienten (12 w., 4

m.; DA: 28,5 J., 18–51 J.), die in den letzten 24 h einen Suizidversuch im Rahmen einer reaktiven Depression (ICD-9 309,0) verübt hatten, der nicht durch die Einnahme psychotroper oder kardiotroper Substanzen erfolgt war, 16 Patienten mit endogener Depression (ICD-9 296,1), melancholischer Typ (9 w., 7 m.; DA: 33,5 J., 20–47 J.), und 16 gesunde Kontrollpersonen (10 w., 6 m.; DA: 29,7 J, 22–45 J.) wurden untersucht. Alle Patienten waren in den letzten 4 Wochen nicht mit Psychopharmaka behandelt worden. Die Herzfrequenzanalysen wurden zwischen 8,00 und 10,00 Uhr durchgeführt. Die Patienten hatten in den letzten 4 h vor der Untersuchung nicht mehr geraucht und keinen Kaffee getrunken.

8.4.2 Ergebnisse

1. Die Ergebnisse der Herzfrequenzanalysen von Patienten mit Suizidversuch unterschieden sich nicht von den Parametern der Kontrollpersonen.
2. Die Patienten mit Angstneurose hatten einen signifikant erhöhten Wert im LF-Bereich ($p < 0,01$) und eine grenzwertig signifikant erhöhte HR ($p = 0,05$).
3. Die Patienten mit endogener Depression hatten eine signifikant höhere HR als Gesunde ($p < 0,05$), eine signifikant erniedrigte RMSSDr und einen signifikant niedrigeren HF-Wert ($p < 0,01$).
4. Nach 21tägiger Behandlung mit 150 mg Amitriptylin/d zeigten diese Patienten signifikant verminderte HRV-Parameter (Beispiel 8.3.1a und b).

Die Ergebnisse sind in Tabelle 1 zusammengefaßt.

Tabelle 1. Herzratenparameter bei unbehandelten affektiven Störungen und während der Behandlung mit Amitrityplin

	Einheit	Normalkollektiv	Angstneurose	Reaktive Depression mit Suizidversuch	Endogene Depression	Endogene Depression nach 3wöchiger Behandlung Amitriptylin (150mg/d)
		(n = 16)	(n = 16)	(n = 16)	(n = 16)	(n = 16)
HR	min^{-1}	71,2	82,3[a]	79,2	79,6[a]	96,3[c]
CVr	%	6,0	5,9	5,9	4,6	2,0[c]
RMSSDr	ms	43,4	33,2	36,4	23,5[b]	7,0[c]
CVdr	%	12,1	11,7	12,7	10,5	5,6[c]
RMSSDr	ms	62,4	48,5	58,2	43,2	16,4[c]
MCR		0,072	0,069	0,077	0,057[a]	0,029[c]
LF	$10^{-4}Hz^2$	1,35	2,80[b]	2,37	1,96	0,43[c]
MF	$10^{-4}Hz^2$	1,77	2,33	1,94	1,22[a]	0,14[c]
HF	$10^{-4}Hz^2$	1,20	1,34	1,23	0,58[b]	0,13[c]
Valsalva		1,68	1,75	1,54	1,72	1,39[c]
Posture-Index		1,32	1,32	1,31	1,26	1,11[c]

[a] $p < 0,05$; [b] $p < 0,01$; [c] $p < 0,001$

8.5 Diskussion der Ergebnisse

In den letzten Jahren widmete sich die biologische Psychiatrie vermehrt der Frage, inwieweit abnorme Transmitter-/Rezeptorvorgänge biogener Amine am Zustandekommen suizidalen Verhaltens beteiligt sind. Im Mittelpunkt bisheriger Hypothesen standen dabei serotoninerge Prozesse (z. B. Traskman et al. 1993). Die autonome Steuerung suizidaler Patienten wurde bisher unseres Wissens nur selten untersucht (z. B. Wolfersdorf u. Straub 1994).

Die vorliegenden Ergebnisse lassen vermuten, daß Patienten wenige Stunden nach einem Suizidversuch, der im Rahmen einer depressiven Reaktion erfolgte, keine Veränderungen ihrer autonomen kardialen Abläufe aufweisen (Rechlin et al. 1994f). Diese Beobachtung widerspricht nicht den bisherigen biologischen Thesen über suizidales Verhalten, die auf gestörte serotoninerge Transmitter-/Rezeptor prozesse fokussierten, da die 2wöchige Behandlung mit SSRI keine Veränderung der HRV-Parameter verursacht (Rechlin 1994b) und somit serotoninergen Prozessen bei diesem Meßverfahren eine untergeordnete Rolle zuzukommen scheint. Unsere Ergebnissse relativieren aber die These, daß bei Suizidenten generell eine abnorme autonome Tonuslage anzunehmen sei (Wolfersdorf u. Straub 1994).

In der Gruppe der Patienten mit Angsterkrankungen fanden wir nur geringe Hinweise dafür, daß hier der Sympathikus eine dominierende Rolle bei der kardialen Regulation ausübt. Es darf nicht vergessen werden, daß der LF-Bereich bei einer kurzen Meßzeit artefaktanfällig ist. Die RMSSDr-Werte unterschieden sich in Übereinstimmung mit einer Untersuchung von Stein u. Asmundson (1994) und im Unterschied zu den Studien von Yeragani et al. (1990) und Friedman et al. (1993) nicht signifikant von denen der gesunden Kontrollpersonen. Da nicht bekannt ist, wie lange eine adäquate Auswaschphase zur Wiederherstellung der natürlichen autonomen Verhältnisse dauert, sind die Ergebnisse bei Patienten, die bereits mit Psychopharmaka behandelt worden waren, grundsätzlich mit äußerster Zurückhaltung zu interpretieren. Möglicherweise hat die lange Auswaschzeit von mindestens 4 Wochen (in 12 Fällen mehr als 3 Monate) bei den Angstpatienten unserer Studie dazu geführt, daß Effekte vorausgegangener Therapien mit TCA abgeklungen sind. Yeragani et al. (1990), die bei Patienten mit Panikattacken eine signifikant erniedrigte RMSSDr fanden, gaben eine medikamentenfreie Zeit von 2 Wochen an, ein Zeitraum, der möglicherweise nicht nur für die Beurteilung der Spektralanalysen der HRV zu kurz ist. Zusammenfassend ergaben sich in dieser Studie daher für Patienten mit Angsterkrankungen keine eindeutigen Abweichungen der autonomen kardialen Steuerung.

Bei den endogen Depressiven, die in dieser Untersuchung relativ jung waren und ausschließlich einem melancholischen Typ der Depression zuzuordnen waren, fanden sich in Übereinstimmung mit den Ergebnissen von Dalack u. Roose (1990) erniedrigte RMSSDr- und HF-Werte. Die Möglichkeit, daß vorausgegangene medikamentöse Behandlungen zu den Unterschieden zwischen den RMSSD- und HF-Werten endogen Depressiver und gesunder Kontrollpersonen beigetragen haben, kann nicht ausgeschlossen werden. Da sich die Ergebnisse im MF-Bereich, der durch TCA besonders stark erniedrigt wird, nur gering von gesunden Kontrollpersonen unterscheiden, während sich die Ergebnisse im HF-Bereich deutlich unterscheiden, ist es wahrscheinlicher, daß ein Zusammenhang mit dem Vorliegen der endogenen Depression besteht (Rechlin et al. 1994d). Hinsichtlich der Frage einer funktionellen Klassifikation depressiver Syndrome erscheint interessant, daß endogen Depressive auch während einer Behandlung mit Amitriptylin signifikant niedrigere HRV-Werte aufwiesen als neurotisch Depressive (Rechlin 1994b).

Es konnte in der vorliegenden Studie bestätigt werden, daß die Behandlung mit 150 mg Amitriptylin/d zu einer hochgradigen Minderung der HRV-Werte führt.

Aufgrund der vorliegenden, z. T. widersprüchlichen Ergebnisse müssen nach unserer Auffassung weitere, methodisch einwandfrei durchgeführte Studien, die mehrere autonome Parameter über eine längere Untersuchungszeit (z. B. 24-h-Messungen) unter standardisierten medikamentösen Bedingungen berücksichtigen sollten, der Frage der Möglichkeit einer funktionellen Klassifikation anhand des Antwortverhaltens des ANS bei psychischen Störungen nachgehen.

8.6 Zusammenfassung

Zur Funktionsdiagnostik des ANS sind eine Reihe von Testverfahren entwickelt worden. Die nichtinvasiven Untersuchungsmethoden des kardiovaskulären Systems, die entweder auf einer Bestimmung der Herzfrequenzvariation oder auf arteriellen Blutdruckmessungen beruhen, haben sich dabei bei Diabetikern, bei Alkoholikern und zur Evaluierung psychopharmakologischer Einflüsse als besonders wertvoll erwiesen, da altersentsprechende Normgrenzen bestimmt wurden und diese Verfahren reproduzierbare und valide Ergebnisse liefern.

Die bisher mit dem computergestützten ProSciCard-System bei psychiatrischen Fragestellungen erhobenen Befunde machen deutlich, daß Behandlungen mit psychopharmakologischen Substanzen, die mit anticholinergen Nebeneffekten behaftet sind, zu einer hochsignifikanten Änderung der Herzratenvariation führen. Dementsprechend müssen Studien, die auf autonome Parameter abzielen, diese Behandlungseffekte unbedingt berücksichtigen.

Die vorliegende Untersuchung führt zur Hypothese, daß Patienten nach einem Suizidversuch (im Rahmen einer reaktiven Depression) keine Störung ihrer autonomen kardialen Steuerung aufweisen.

Literatur

Akselrod S, Gordon D, Ubel FA, Shannon DC, Barger AC, Chen RJ (1981) Power spectrum analysis of heart rate fluctuation: a quantitative probe of beat-to-beat cardiovascular control. Science 213: 220–222

Balogh S, Fitzpatrick DF, Hendricks SE, Paige SR (1993) Increases in heart rate variability with successfull treatement in patients with major depressive disorder. Psychopharmacol Bull 29: 201–206

Barron KD, Chokroverty S (1993) Anatomy of the autonomic nervous system: brain and brainstem. In: Low PA (ed) Clinical autonomic disorders. Little, Brown & Company, Boston Toronto London, pp 3–15

Benarroch EE, Sandroni P, Low PA (1993) The Valsalva maneuver. In: Low PA (ed) clinical autonomic disorders. Little, Brown & Company, Boston Toronto London, pp 209–215

Dalack GW, Roose SP (1990) Perspectives on the relationship between cardiovascular disease and affective disorder. J Clin Psychiatry 51: (Suppl 7) 4–9
Duncan G, Johnson RH, Lambie DG, Whiteside EA (1980) Evidence of vagal neuropathy in chronic alcoholics. Lancet 1053–1057
Ewing DJ, Campbell IW, Clarke BF (1980) Assessment of cardiovascular effects in diabetic autonomic neuropathy and prognostic implications. Ann Inter Med 92: 308–311
Friedman BH, Thayer JF, Borkovec TD, Tyrell RA, Johnson BH, Columbo R (1993) Autonomic characteristics of nonclinical panic and blood phobia. Biol Psychiatry 34: 298–310
Jakobsen J, Hauksson P, Vestergaard P (1984) Heart rate variation in patients treated with antidepressants. An index of anticholinergic effects? Psychopharmacology 84: 544–548
Johnson RH, Robinson BJ (1988) Mortality in alcoholics with autonomic neuropathy. J Neurol Neurosurg Psychiatry 51: 476–480
Jörg J (1993) Vegetative Störungen in der Neurologie. Editorial Psycho 19: 289
Kristensen E, Jakobsen J, Bartels U, Versterganad P (1989) Cholinergic dysfunction of heart, pupil, salivary glands, and urinary bladder in healthy volunteers during long-term treatment with clomipramine. Psychopharmacology 98: 398–402
Lishner M, Akselrod S, Mor Avi V, Oz O, Divon M, Ravid M (1987) Spectral analysis of heart rate fluctuations. A non-invasive, sensitive method for the early diagnosis of autonomic neuropathy in diabetes mellitus. J Auton Nerv Syst 19: 119–125
Low PA, Opfer-Gehrking TL (1992) Differential effects of amitriptyline on sudomotor, cardiovagal, and adrenergic function in human subjects. Muscle nerve 15: 1340–1344
Low PA (1993) Autonomic nervous system function. J Clin Neurophysiol 10: 14–27
Low PA, Walsch JC, Huang CY, McLeod JG (1975) The sympthetic nervous system in alcoholic neuropathy. A clinical and pathological study. Brain 98: 357–364
Mackay JD (1983) Respiratory sinus arrhythmia in diabetic neuropathy. Diabetologia 24: 253–256
Malpas SC, Whiteside EA, Maling TJ (1991) Heart rate variability and cardiac autonomic function in men with chronic alcohol dependence. Br Heart J 65: 84–88
Pagani M, Lombardi F, Guzuetti S et al. (1986) Power spectral analysis of heart rate and arterial blood pressure variabilities as a marker of sympathovagal interaction in man and conscious dog. Cir Res 59: 178–193
Ploog D, Selbach H (1952) Über den Funktionswandel des vegetativen Systems im Sympatol-Versuch während der Elektroschockbehandlung. Dtsch Z Nervenheilk 167: 270–302
Pomeranz B, Macaulay RJB, Caudill MA, Kutz I, Adam D, Gordon D (1985) Assessment of autonomic function in humans by heart rate spectral analysis. Am J Physiol 248: H151–H153
Rechlin T (1994a) The impact of amitriptyline, doxepin, fluvoxamine, and paroxetine treatment on heart rate variability. J Clin Psychopharmacol 14: 392–395
Rechlin T (1994b) Decreased heart rate variability in amitriptyline treated patients: lower parameters in melancholic depression than in neurotic depression – a biological marker? Biol psychiatry 36: 705–707
Rechlin T (1995) Is decreased R-R variation a useful tool in the diagnosis of overdosage of tricyclic drugs? Intensive Care Medicine (in Druck)
Rechlin T, Claus D, Weis M (1994a) Heart rate variability in schizophrenic patients and changes of autonomic heart rate parameters during treatment with clozapine. Biol Psychiatry 35: 888–892
Rechlin T, Claus D, Weis M (1994b) Heart rate analysis in 24 patients treated with 150 mg amitriptyline per day. Psychopharmacology 116: 110–114
Rechlin T, Weis M, Claus D (1994c) Heart rate variability in depressed patients and differential effects of paroxetine and amitriptyline on cardiovascular autonomic functions. Pharmacopsychiatry 27: 124–128
Rechlin T, Weis M, Spitzer A, Kaschka WP (1994d) Are affective disorders associated with alterations of heart rate variability? J Affective Disord 32: 271–275
Rechlin T, Claus D, Weis M, Kaschka WP (1995) Decreased heart rate variability parameters in amitriptyline treated depressed patients: biological and clinical significance. Eur Psychiatry (in Druck)
Riddle MA, Geller B, Ryan N (1993) Another sudden death in a child treated with desimipramine. J Am Child Adolesc Psychiatry 32: 792–795
Rosenfeld M (1950) Die diencephalen Syndrome und ihre diagnostische Bewertung bei endogenen psychosen. Nervenarzt 21: 26–29

Schiffter R (1985) Neurologie des vegetativen Nervensystems. Springer, Berlin Heidelberg New York Tokyo
Stein MB, Asmundson GJG (1994) Autonomic function in panic disorder: cardiorespiratory and plasma catecholamine responsivety to multiple challenges of the autonomic nervous system. Biol Psychiatry 36: 548–558
Trabert W (1990) Letale Schlucksynkopen in der Psychiatrie. Psycho 16: 29–35
Traskman BL, Alling C, Alsen M, Regnell G, Simonsson P, Ohman R (1993) The role of monoamines in suicidal behavior. Acta Psychiatr Scand [Suppl]371: 45–47
Volz HP, Mackert A (1991) Kardiovaskuläre Regulationsstörungen bei Schizophrenen - mehr als ein Epiphänomen? Nervenarzt 62: 298–302
Weinberg CR, Pfeifer MA (1984) An improved method for measuring heart-rate variability: assessment of cardiac autonomic function. Biometrics 40: 855–861
Weise F, Heydenreich F, Runge U (1988) Heart rate fluctutations in diabetic patients with cardiac vagal dysfunction: a spectral analysis. Diabetic med 5: 324–327
Wolfersdorf M, Straub R (1994) Electrodermal reactivity in depressive patients who later died by suicide. Acta Psychiatr Scand 89: 279–284
Yeragani VK, Balon R, Pohl R, Ramesh C, Glitz D, Weinberg P, Merlos B (1990) Decreased R-R variance in panic disorder patients. Acta Psychiatr Scand 81: 554–559
Yeragani VK, Pohl R, Balon R, Ramesh C, Glitz D, Jung I, Sherwood P (1992a) Heart rate variability in patients with major depression. Psychiatry Res 37: 35–46
Yeragani VK, Pohl R, Ramesh C, Glitz D, Weinberg P, Merlos B (1992b) Effect of imipramine treatment on heart rate variability measures. Neuropsychobiology 26: 27–32
Yeragani VK, Pohl R, Berger R, Balon R, Ramesh C, Glitz D, Srinivasan K, Weinberg P (1993) Decreased heart rate in panic disorder patients: a study of power-spectral analysis of heart rate. Psychiatry Res 46: 89–103
Zahn TP, Pickar D (1993) Autonomic effects of clozapine in schizophrenia: comparison with placebo and fluphenazine. Biol Psychiatry 34: 3–12
Zahn TP, Carpenter WT, McGlashan TH (1981) Autonomic nervous responsivity in acute schizophrenia. Arch Gen Psychiatry 38: 251–266
Ziegler D, Laux G, Dannehl K, Spüler M, Mühlen H, Mayer P, Gries FA (1992a) Assessment of cardiovascular autonomic function: age related normal ranges and reproducibility of spectral analysis, vector analysis and standard tests of heart rate variation and blood pressures response. Diabetic Med 9: 166–175
Ziegler D, Gries FA, Spüler M, Lessmann F (1992b) The epidemiology of diabetic neuropathy. J Diabet Complic 6: 49–57

Diskussion der Vorträge 7 und 8

von Priv.-Doz. Dr. M. Wolfersdorf et al. und Dr. T. Rechlin et al.

N.N.
Wie läßt sich der Effekt von Amitriptylin auf die Herzratenvariabilität aufheben? Gibt es dazu Studien?

Dr. T. Rechlin
Da es sich um eine funktionelle cholinerge Blockade handelt, läßt sie sich im eigentlichen Sinne nicht aufheben. Interessant war, daß bei einigen wenigen Patienten, die unter Amitriptylintherapie eine sehr niedrige Herzratenvariabilität hatten, diese wieder anstieg, wenn sie zusätzlich mit L-DOPA behandelt wurden. Daraus lassen sich möglicherweise Rückschlüsse auf die Höhe des peripheren Anteils und der zentralen Reserve ziehen.

Dr. B. Ahrens
Bei Patienten mit affektiven Psychosen besteht bekanntlich ein erhöhtes kardiovaskuläres Mortalitätsrisiko. Könnte dieses Modell das erhöhte kardiovaskuläre Mortalitätsrisiko zumindest teilweise erklären?

Dr. T. Rechlin
Durchaus. Dalack und Roose haben diese Hypothese aufgestellt. Sie haben Untersuchungen vorgelegt, wonach unter Lithiumtherapie die Herzfrequenz über einen langen Zeitraum sinkt, so daß Lithium langfristig gesehen möglicherweise die autonome Balance ändern kann. Unter trizyklischen Antidepressiva sind plötzliche Todesfälle beschrieben, für die vorbestehende autonome Abnormitäten in Verbindung mit dem Trizyklikum möglicherweise mitverantwortlich sind.

Dr. B. Ahrens
Ich meinte auch die unbehandelten Patienten. Die Mortalität war ja schon vor der Behandlung mit Trizyklika und Lithium hoch.

Dr. T. Rechlin
Dalack und Roose haben das getan, ich möchte so weit im Moment nicht gehen. Aber es ist sicher ein Hinweis darauf, daß durch die affektive Erkrankung eine Störung im sympathischen und parasympathischen Gleichgewicht hervorgerufen wird. Der Quotient zwischen Mid-frequency- und High-frequency-Bereich liefert einen guten Anhalt dafür, wie stark jemand kardial gefährdet ist. Wenn nun in einer schweren melancholischen Depression der High-frequency-Bereich sinkt, dann

kommt es zu einem Überwiegen der sympathischen Kontrolle. Das könnte dann eine Ursache dafür sein, daß diese Patienten unbehandelt ein erhöhtes kardiovaskuläres Risiko tragen.

Prof. Dr. G. Ritzel
Herr Wolfersdorf, halten Sie es für möglich, daß die Messung der elektrodermalen Reaktivität einmal zu einem klinisch oder in der Praxis verwendbaren Test entwickelt wird? Wird man damit prospektiv, zumindest bei einer bestimmten Gruppe, wie zum Beispiel bei Männern, auf eine erhöhte Suizidalität schließen können?

Priv.-Doz. Dr. M. Wolfersdorf
Dazu muß man zunächst wissen, wie diese Untersuchungen zustande gekommen sind. Wir haben versucht, in unserem psychophysiologischen Labor, in dem üblicherweise Untersuchungen mit depressiven Patienten durchgeführt werden, vor dem Hintergrund der Frage, ob das möglicherweise ein Prädiktor ist, die Daten von Edman zu replizieren. Sind Menschen, insbesondere Depressive, die dieses Kennzeichen aufweisen, besonders gefährdet? Das zweite Motiv ist ein grundsätzliches wissenschaftliches Interesse an den Ursachen dieses Phänomens. Besonders aufmerksam sind wir geworden, als wir den Eindruck bekamen, daß dieses Phänomen anscheinend nur Männer betrifft. Sicher muß man die Gründe dafür noch weiter diskutieren.

Darüber hinaus erhebt sich natürlich die grundsätzliche Frage, welche biologischen Daten sich überhaupt für ein Screening-Verfahren oder einen Test verwenden lassen. Handelt es sich um einen psychophysiologischen oder um einen rein neurobiochemischen Effekt? Die Klärung dieser Frage erfordert sicherlich einen immensen Aufwand.

Grundsätzlich kann ich mir schon vorstellen, daß es möglicherweise einmal biologische Prädiktoren geben wird. Ob wir damit bessere Ergebnisse erzielen als mit unseren heutigen Möglichkeiten zur Diagnostik von akuter Suizidalität, bleibt allerdings abzuwarten.

9 Suizidalität unter Antidepressivabehandlung

H.-J. Möller

> Antidepressiva wirken sich nicht in jedem Fall günstig auf Suizidalität aus, sondern können diese sogar verstärken oder gar hervorrufen. Allerdings gibt es nur wenige kontrollierte Untersuchungen, die dieser Frage nachgegangen sind. Auch bezüglich der antisuizidalen Wirksamkeit unterschiedlicher Antidepressiva (auch von Serotonin-Wiederaufnahmehemmern) ist die Erkenntnislage uneinheitlich. So konnte der Mortalitätsüberhang depressiver Patienten gegenüber dem Bevölkerungsdurchschnitt durch Lithiumprophylaxe beseitigt werden; eine erhöhte Lithiumkonzentration im Trinkwasser korreliert mit einer erniedrigten Suizidrate. Unter bestimmten Bedingungen können Antidepressiva aber auch Ursache einer Induktion oder Verstärkung suizidalen Denkens oder Handelns sein. Gesicherte klinische Daten können dazu allerdings kaum gewonnen werden, denn ein eindeutiger Zusammenhang zwischen Suizidalität und Medikation ließe sich nur durch Absetzen und Reexposition nachweisen, was aus ethischen Gründen jedoch abzulehnen ist. In der Therapie depressiver Patienten sollte unter anderem darauf geachtet werden, daß antriebssteigernde Antidepressiva mit besonderer Vorsicht eingesetzt werden.

Antidepressiva können, wie die jüngste diesbezügliche Diskussion im besonderen Maße gezeigt hat (Möller 1992), nicht nur günstige Effekte auf die Suizidalität haben, sie können eventuell auch Suizidalität verstärken oder hervorrufen. Gerade der letzte Aspekt stand in der suizidologischen Diskussion der letzten Jahre im Vordergrund, sollte aber bei realistischer Einschätzung der Situation nicht überbewertet werden. Insgesamt ist die Datenlage zu der Frage des Einflusses von Antidepressiva auf die Suizidalität depressiver Patienten relativ bescheiden, deshalb ist es beim gegenwärtigen Stand der Forschung schwer, verläßliche Antworten auf die Fragestellung zu geben.

Bevor auf die konkreten Ergebnisse eingegangen wird, muß festgestellt werden, daß es insgesamt relativ wenige kontrollierte Untersuchungen gibt, die dieser Frage nachgegangen sind. Die meisten diesbezüglichen Untersuchungen waren nicht gezielt auf diese Thematik ausgerichtet, sondern es wurde dieser Fragestellung im Rahmen zusätzlicher Analysen von [Antidepressiva] Prüfungen der Phase 3, in der es im wesentlichen um die Wirksamkeit und Verträglichkeit ging, nachgegangen. Unter verschiedenen methodischen Gesichtspunkten sind diese Untersuchungen deshalb unbefriedigend:

1. Oft wird nicht ausreichend zwischen suizidalen Gedanken, Suizidversuchen und Suiziden unterschieden.
2. Suizidversuche und insbesondere Suizide sind relativ seltene Ereignisse, so daß hohe Patientenzahlen zur Untersuchung benötigt werden, um z. B. Unterschiede zwischen zwei verschiedenen Behandlungsmodalitäten hinsichtlich des Einflusses auf die Suizidalität herauszufinden.
3. Sowohl unter klinischen Routinebehandlungsbedingungen, wie ganz besonders im Rahmen von klinischen Prüfungen, wird alles getan, um Suizidalität/Suizidalhandlungen nicht auftreten zu lassen, was die möglichen Unterschiede zwischen zwei Behandlungsmodalitäten verstärkt.
4. Wegen der kleinen Fallzahl der Selektion von weniger/nicht suizidgefährdeten Patienten und wegen des klinischen Bemühens, Suizidalität/Suizidalhandlungen zu vermeiden, sind allgemeine antidepressive Prüfungen hinsichtlich der Frage des Einflusses von Antidepressiva auf die Suizidalität nur begrenzt aussagefähig.

Die nachfolgenden Ausführungen zu den Ergebnissen sind unter diesen methodischen Prämissen besonders kritisch zu bewerten:

9.1 Antidepressiva reduzieren Suizidalität

Als Kliniker gehen wir davon aus, daß Antidepressiva nicht nur depressive Symptomatik reduzieren, sondern auch die mit der Depression einhergehende Suizidalität. Diese klinische Erfahrung wird bestätigt durch die Ergebnisse aus kontrollierten Antidepressivastudien, die zeigen, daß in der Regel mit dem durch die Antidepressivabehandlung bedingten Abklingen der Depression auch die Suizidgedanken verschwinden.

Allerdings sind in der früheren Antidepressivaliteratur kaum spezielle Untersuchungen zu dieser Thematik zu finden. Insbesondere wurde erst in jüngster Zeit intensiver der Frage nachgegangen, ob bestimmte Antidepressiva schneller oder wirksamer suizidale Gedanken reduzieren. Montgomery verglich die Effekte von Mianserin, Amitriptylin und Maprotilin, wobei die globale antidepressive Wirksamkeit keine Unterschiede aufwies (Montgomery et al. 1978). Dabei zeigte sich unter Mianserin eine deutlich stärkere Abnahme von Suizidgedanken im Vergleich zu Amitriptylin und Maprotilin, die diesbezüglich etwa gleich wirken (Abb. 1).

Seit den aufsehenerregenden Befunden der Arbeitsgruppe um Asberg (Asberg u. Nordström 1988; Träskman et al. 1981), die einen erniedrigten Hydroxyindolessigsäurespiegel im Liquor von Patienten nach Suizidversuch – besonders bei starkem autoaggressivem Suizidversuch – fanden, wurde – gestützt durch weitere Daten – eine Serotoninmangelhypothese der Suizidalität entwickelt. Im Zusammenhang mit dieser Hypothese schien es von besonderem Interesse zu prüfen, ob selektive Serotoninwiederaufnahmehemmer im Vergleich zu anderen Antidepressiva überlegen sind in der Therapie suizidaler Gedanken. Die erste Untersuchung zu dieser Frage wurde von Montgomery et al. (1981) vorgelegt. Er fand, passend zur Hypothese, bei hinsichtlich des globalen antidepressiven Therapieerfolges vergleichbaren Dosierungen von Zimelidin und Amitriptylin ein schnelleres Abklingen suizidaler Gedanken unter Zimelidin (Abb. 2).

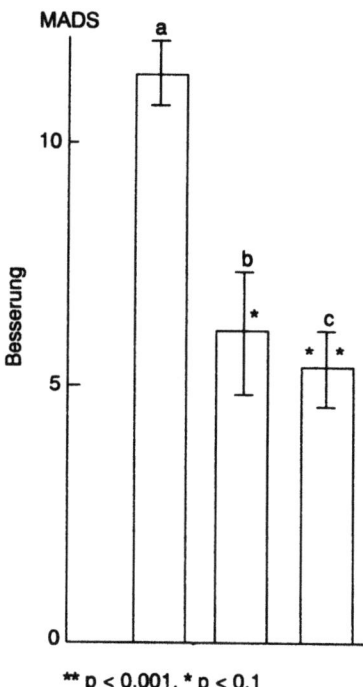

Abb. 1. Unterschiede in der Besserung suizidaler Gedanken (gemessen mit dem Suizidalitätsitem der Montgomery-Asberg-Depression-Scale) zwischen Mianserin (*a*), Amitriptylin (*b*) und Maprotilin (*c*) (Aus Montgomery et al. 1978).

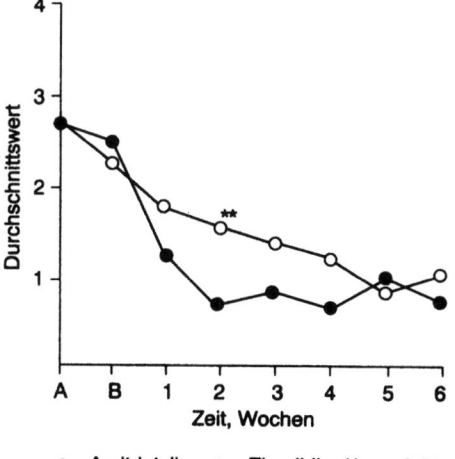

Abb. 2. Mittelwerte der Suizidalitätsitems der Montgomery-Asberg-Depressions-Skala in einer Vergleichsstudie zwischen Amitriptylin (O) und Zimelidin (●) (Nach Montgomery et al. 1981)

Auch in einer weiteren Untersuchung konnte die Hypothese bestätigt werden. In dieser Drei-Arm-Studie wurde Fluvoxamin mit Imipramin und Plazebo verglichen (Amin et al. 1984). Bei gleichem antidepressivem Therapieerfolg in den Verumgruppen zeigte sich ein signifikant schnelleres Abklingen der suizidalen Gedanken in der Fluvoxamingruppe. Im Vergleich zu Plazebo waren beide Antidepressiva sowohl hinsichtlich des globalen Therapieerfolges als auch hinsichtlich

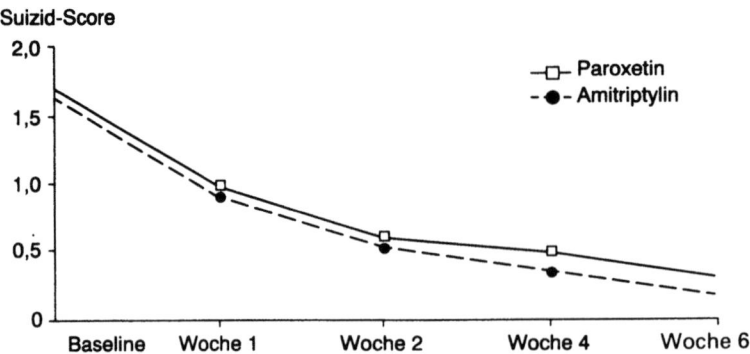

Abb. 3. Mittelwerte der Suizidalitätsitems der Hamilton-Depressionsskala in einer Vergleichsstudie zwischen Paroxetin (□) versus Amitriptylin (●). (Nach Möller u. Steinmeyer 1994)

der Besserung der suizidalen Gedanken überlegen, und zwar nicht nur im Sinne einer schnelleren Reduktion, sondern auch einer besseren Reduktion bei Therapieende nach 4 Wochen.

In einer eigenen Multizenterstudie, in der Paroxetin mit Amitriptylin verglichen wurde (Möller u. Steinmeyer 1994), konnten diese Befunde nicht bestätigt werden. In dieser Untersuchung fand sich kein Unterschied zwischen den beiden Therapiegruppen in der Abnahme der Suizidalität (Abb. 3). Auch in der Metaanalyse aller Daten aus Kontrollgruppenstudien des selektiven Serotoninwiederaufnahmehemmers Fluoxetin ergab sich kein Hinweis für einen Vorteil des Fluoxetin gegenüber den verglichenen Standardantidepressiva in der Reduktion suizidaler Gedanken, die Verumtherapie war aber jeweils deutlich der Plazebobehandlung überlegen (Beasley et al. 1991).

Trotz dieser widersprüchlichen Datenlage sollte man die interessante klinische Hypothese, daß selektive Serotoninwiederaufnahmehemmer in der Therapie suizidaler Gedanken überlegen sind, nicht vorschnell als widerlegt ansehen, da es auch einige indirekte Hinweise gibt, die einen besonderen theoretischen Zusammenhang zwischen Suizidalität und selektiven Serotoninwiederaufnahmehemmern annehmen lassen. So beschrieben zwei unabhängige Untersucher, daß Depressive mit Suizidalität einen besseren antidepressiven Therapieerfolg unter Serotoninwiederaufnahmehemmern zeigen als unter anderen Antidepressiva (Wakelin 1988; Sacchetti et al. 1991). Interessant ist auch der Befund, daß die Exzeßmortalität, die üblicherweise depressive Patienten im Vergleich zur Durchschnittsbevölkerung zeigen, durch die Lithiumrezidivprophylaxe auf das Normalniveau reduziert werden kann. Der diesbezügliche Effekt von Lithium war nicht allein aus dem rezidivprophylaktischen Effekt zu erklären, sondern wurde als spezifischer Einfluß auf die Suizidalität durch den serotonergen Effekt des Lithiums interpretiert (Müller-Oerlinghausen 1989; Coppen et al. 1991). Aufsehenerregend ist auch der Befund, daß eine erhöhte Lithiumkonzentration im Trinkwasser mit einer erniedrigten Suizidrate korreliert (Schrauzer u. Shrestha 1990).

9.2 Erhöhen Antidepressiva die Suizidalität?

Unter bestimmten Konditionen können Antidepressiva Ursachen einer Induktion oder Verstärkung des suizidalen Denkens oder Handelns sein. Es wird eine Reihe von Hypothesen diskutiert (Möller 1992), die nachfolgend kurz skizziert werden:

a) Stimmungs-/Antriebsdissoziation: Diese klinische Hypothese besagt, daß bei der Behandlung depressiver Patienten mit Antidepressiva die Gefahr besteht, daß sich der Antrieb eher bessern kann als die Stimmungslage und daß dadurch der zunächst noch antriebsgehemmte Patient ausreichend Antrieb bekommt, um die aus seiner depressiven Verstimmung folgenden suizidalen Impulse umzusetzen. Für diese Hypothese lassen sich nur klinische Evidenzen anführen, kontrollierte Daten fehlen.

b) Antriebssteigernde Antidepressiva: Entweder aufgrund der oben erwähnten Hypothese oder unabhängig davon wird den antriebssteigernden Antidepressiva ein besonderes Risiko zugeschrieben, suizidale Handlungen durch gesteigerte psychomotorische Aktivität auszulösen. Für diese Hypothese ließen sich bisher nur klinische Evidenzen anführen, Kontrollgruppenstudien liegen nicht vor. Inzwischen wurde aber eine Arbeit publiziert, die mit einer epidemiologischen Methodik das Risiko, Suizidversuche unter Behandlung mit bestimmten Antidepressiva zu begehen, verglich (Kapur et al. 1992). Dabei zeigte sich, daß Desimipramin, das bekanntlich zu den antriebssteigernden Antidepressiva gezählt wird, ein vergleichsweise hohes Suizidversuchsrisiko aufwies (s. Tabelle 1a,b).

c) Serotonerge Antidepressiva: Die Hypothese stützt sich insbesondere auf Fallberichte, die über den selektiven Serotoninwiederaufnahmehemmer Fluoxetin publiziert wurden. Den kasuistischen Fallberichten stehen aber die metaanalytischen Daten aus allen kontrollierten Studien gegenüber, die keinen Hinweis auf ein spezielles suizidalitätsinduzierendes Risiko von Fluoxetin geben. Das gleiche gilt für Paroxetin (Möller u. Steinmeyer 1994). Berechtigte Zweifel an einer solchen Hypothese ergeben sich aus den Daten der serotonergen Substanz Lithium, die offensichtlich das Risiko suizidalen Verhaltens bei Depressiven im Langzeitverlauf reduzieren kann.

d) Noradrenerge Antidepressiva: Die Hypothese stützt sich auf Daten zu Maprotilin, die im Rahmen einer großen Erhaltungstherapiestudie erhoben wurden (Rouillon et al. 1989). Dabei zeigte sich, daß die Patienten der Maprotilingruppe in höherem Maße mit suizidalem Verhalten belastet waren als die Patienten der Plazebokontrollgruppe. Da weitere diesbezügliche Untersuchungen fehlen, kann zur Zeit zumindest nicht davon ausgegangen werden, daß es sich hierbei um ein spezielles, durch noradrenerge Aktivität verursachtes Risiko handelt.

e) Unspezifische Idiosynkrasie: Es gibt Hinweise dafür, daß verschiedene Psychopharmaka, auch Benzodiazepine, in Extremfällen (z. B. extrem emotional labile Persönlichkeiten wie Patienten mit hysterischen oder „Borderline"-Persönlichkeitsstörungen), möglicherweise im Zusammenhang mit bestimmten konstellativen Faktoren (z. B. Medikamentenabsetzeffekte, zentralnervöse Effekte bei Komedikation), Suizidalität induzieren oder verstärken können.

Tabelle 1a. Toxizität von Antidepressiva

Antidepressivum	Vergleichbare Risiken bei Suizidversuchen[b]	Relative Todesrisiken bei Überdosierung (95 % CI)[c]
Desimipramin Hydrochlorid	1,27	16,88 (3,16–36,13)
Nortriptylin Hydrochlorid	1,03	8,83 (3,69–20,59)
Amitriptylin Hydrochlorid	0,89	6,06 (2,51–14,80)
Imipramin Hydrochlorid	1,01	7,53 (3,18–18,15)
Trazodon Hydrochlorid	1,00	1,00

[a] Daten aus Libovitz et al. (1989, 1990)
[b] Geschätzte Risiken von Suizidversuchen basierend auf Untersuchungen des Poison control centers der „International Overdoses" aus den Jahren 1989 und 1990 und den Vorschriften für besondere Medikamente basierend auf der National Prescription Audit. Risiken im Vergleich mit Trazodon Hydrochlorid.
[c] Relative Todesrisiken bei Überdosierung basierend auf Untersuchungen des Poison control centers für die Jahre 1989 und 1990. Relative Risiken im Vergleich mit Trazodon Hydrochlorid. CI = Konfidenzintervall.

Tabelle 1b. Toxizität von Antidepressiva

Antidepressivum	Vergleichbares Risiko bei Suizidversuchen[b]	Vergleichbares Risiko bei Suizidgedanken[c]	Relatives Todesrisiko bei Überdosierung (95 % CI)[d]
Desipramin Hydrochlorid	1,51	16,68	8,5 (1,82–26,53)
Amitriptylin Hydrochlorid	1,07	4,79	2,5 (0,51–9,60)
Imipramin Hydrochlorid	1,21	4,66	2,5 (0,42–11,46)
Fluoxetin Hydrochlorid	1,00	1,00	1,0

[a] Daten des National Institute of Drug Abuse
[b] Geschätzte Risiken von Suizidversuchen basierend auf Untersuchungen des DAWN network von 1989 und den Vorschriften basierend auf der National Prescription Audit für den selben Zeitraum. Risiken im Vergleich mit Fluoxetin.
[c] Geschätztes Risiko der Nennung eines Medikamentes durch einen Arzt, basierend auf den DAWN Berichten für 1989 und den Vorschriften für dieses Medikament laut National Prescription Audit. Risiken im Vergleich mit Fluoxetin.
[d] Relative Todesrisiken bei Überdosierung laut Daten des DAWN emergency departments. Risiken im Vergleich mit Fluoxetin. CI = Konfidenzintervall

Angesichts der dargestellten unklaren Wissenslage ist es besonders schwierig, im Einzelfall die Frage zu beantworten, ob die Behandlung mit einem Antidepressivum suizidalitätsinduzierend gewirkt hat. Diese Frage stellt sich aber im klinischen Alltag besonders häufig. Ihre Beantwortung führt zu relevanten therapeutischen Entscheidungen im Einzelfall und oft darüber hinausgehend zu generalisierenden Hypothesen, die beispielsweise eine bestimmte Substanz als besonders problematisch darstellen. Solche generalisierenden Hypothesen sollten wegen der Komplexität der zu beurteilenden Sachverhalte und den dadurch bedingten Fehlermöglichkeiten mit großer Vorsicht generiert werden.

Wegen des beschränkten theoretischen Wissens bleiben dem Kliniker im Grunde nur vage Vermutungen, die sich am ehesten auf Verlaufsaspekte stützen können. Auch dann müssen noch eine Reihe von Einschränkungen gemacht werden, um die Schlußfolgerungen zu relativieren. Nachfolgend sind die wichtigsten Gesichtspunkte aufgeführt (Möller 1994):

1. *Naturalistischer Verlauf der Depression versus Medikamenteneffekte*: Verschlechterung einer Depression oder von Suizidalität in zeitlichem Zusammenhang mit dem Ansetzen eines Antidepressivums kann nicht einseitig dem Antidepressivum angelastet werden. Es muß geklärt werden, ob die Depression aufgrund ihres natürlichen Verlaufs noch zugenommen hat. Das gilt ganz besonders in solchen Fällen, bei denen die Antidepressivabehandlung relativ früh nach Beginn der depressiven Phase angesetzt wurde.
2. *Andere Einflußgrößen*: Daß situative Belastungsfaktoren eine schon bestehende Depression verstärken können, entspricht allgemeiner Lebenserfahrung. Wider Erwarten können psychosoziale Therapieansätze zumindest vorübergehend eine Depression verstärken und Suizidalität hervorrufen, beispielsweise wenn für den Patienten besonders belastende Themen in der Therapie angesprochen werden oder wenn unerfahrene Therapeuten eine eingreifende Psychotherapie vornehmen. Auch der organisatorische Rahmen kann depressions- und/oder suizidalitätsverstärkend wirken. So können zu frühzeitige Beurlaubungen aus einem stationären Aufenthalt zu einer Überforderung des Patienten mit nachfolgender Stimmungsverschlechterung führen. Eine Überforderung kann auch darin bestehen, daß ein Patient, der an sich wegen der Schwere seiner Depression oder wegen anderer Aspekte stationär behandelt werden müßte, ambulant behandelt wird.
3. *Komedikation*: Beispielsweise können auch Benzodiazepine in seltenen Fällen Suizidalität induzieren oder verstärken (Möller 1992).
4. *Antidepressiva-Nonresponse/Chronizität*: Diese Faktoren können bei einer länger bestehenden Depression zu einer zunehmenden Hoffnungslosigkeit mit nachfolgender Suizidalität führen.
5. *Nichtansetzen einer sedierenden Medikation*: Als Reaktion auf eine Antidepressivamedikation kann sich unabhängig von der Medikation oder in Zusammenhang mit der Antidepressivamedikation das psychopathologische Bild ändern, beispielsweise im Sinne gesteigerter psychomotorischer Unruhe und Angst. In solchen Fällen, wie auch bei primär agitierten depressiven Patienten mit Suizidalität, ist eine sedierende Zusatzmedikation oder das Ansetzen eines sedierenden Antidepressivums erforderlich. Bei Nichtbeachtung dieser Regel kann eine suizidale Situation entstehen.
6. *Risikofaktoren*: Unabhängig von der Art der Medikation haben bestimmte Patienten aufgrund familienanamnestischer und eigenanamnestischer Daten ein erhöhtes Suizidalitätsrisiko.

Im Einzelfall läßt sich ein relativ eindeutiger Zusammenhang von Suizidalität und Medikation nur beweisen, wenn nach einem Absetzversuch die Suizidalität abklingt und nach erfolgter Reexposition wieder zunimmt. Reexpositionsversuche, die einem Einzelfallexperiment gleichkommen, werden in der Regel aus ärztlich-ethischen Überlegungen bei einem schwerwiegenden Ereignis wie Suizidalität nicht vorgenommen. Ein solches Einzelfallexperiment kann auf ein diesbezügliches Risiko des Antidepressivums bei einem bestimmten Menschen mit möglicherweise bestimmten Prädispositionen hinweisen.

Falls eine Reexposition nicht möglich ist, lassen sich Zusammenhänge zwischen Antidepressivamedikation und Auftreten oder Verstärkung von Suizidalität im Einzelfall noch am ehesten nachweisen, wenn nach der Verabreichung der Medikation eine Veränderung des klinischen Bildes, beispielsweise Unruhe und Agitation, aufgetreten ist und es im weiteren Verlauf auf der Basis dieser Veränderung zu suizidalen Gedanken oder Handlungen gekommen ist.

Man kann natürlich grundsätzlich die Möglichkeit anerkennen, daß es ohne Veränderung des psychopathologischen Bildes zur Induktion oder Verstärkung von Suizidalität kommen kann. Allerdings sind dann kausale Zusammenhänge noch viel weniger im Einzelfall evident zu machen. Wiederum sind die zugrundezulegenden Latenzzeiten unklar.

Gerade die Latenzzeiten sind bei der Beurteilung sehr wichtig. Abhängig von den Annahmen, die über die zulässige Latenzzeit gemacht wurden, kommt man zu unterschiedlichen Schlußfolgerungen. Kliniker werden am ehesten geneigt sein,

Tabelle 2. Toxizität von Antidepressiva in Bezug auf Verschreibungshäufigkeit. (Aus Henry 1989)

	Aufgetretene Todesfälle	„Fatal Toxicity Index (FTI)" Todesfälle in Bezug auf 1 Million Verschreibungen
Ältere trizyklische Antidepressiva		
Desipramin	2	63,1
Nortriptylin	18	53,7[a]
Dothiepin	562	53,3[c]
Amitriptylin	457	49,6[c]
Doxepin	42	33,8[b]
Imipramin	100	33,2
Trimipramin	49	25,2
Clomipramin	23	8,7[b]
Protriptylin	0	0
Iprindole	0	0
Monoaminooxidasehemmer (MAO-1)		
Tranylcypromin	9	61,3
Phenelzin	9	21,0
Iproniazid	0	0
Isocarboxazid	0	0
Medikamente die nach 1973 eingeführt wurden		
Viloxazin	1	68,5
Maprotilin	4	10,3
Trazodon	5	10,1
Fluvoxamin	1	6,2
Mianserin	20	4,9[c]
Lofepramin	5	2,7[c]
Fluoxetin	0	0
Amoxapin	0	0
Alle Antidepressiva		35,6

England, Wales and Scotland, 1985–1989
Daten beziehen sich darauf, ob die Substanz alleine oder mit Alkohol eingenommen wurde
[a] $p < 0.05$, [b] $p < 0.01$, [c] $p < 0.001$ Signifikante Unterschiede vom Mittelwert (35,6) aller Antidepressiva.

nach relativ kurzzeitiger Latenzzeit von 1–2 Wochen zwischen Ansetzen der Medikation und dem aufgetretenen Ereignis einen Zusammenhang anzunehmen. Allerdings wird die Eindeutigkeit einer solchen Aussage wiederum relativiert dadurch, daß möglicherweise Dosiserhöhungen nach einer gewissen Behandlungszeit erneut ein Risiko der Induktion von Suizidalität nach sich ziehen können.

9.3 Unterschiedliche Toxizität von Antidepressiva

Zur Beurteilung der unterschiedlichen Toxizität von Antidepressiva wurde von der Gruppe um Henry (Henry 1989) ein pharmako-epidemiologischer Zugang gewählt. Diese Gruppe hat den sog. Fatal-Toxicity-Index (FTI) berechnet. Diese Verhältniszahl bezieht sich auf die Anzahl der Todesfälle während eines bestimmten Zeitraumes im Verhältnis zu den Verschreibungen (in Mio.) dieses Medikamentes während der selben Zeitperiode. Wie aus Tabelle 2 entnommen werden kann, ist der Fatal-Toxicity-Index bei den älteren trizyklischen Antidepressiva signifikant höher, als bei den meisten neueren Antidepressiva, wie zum Beispiel Mianserin oder den Serotoninwiederaufnahmehemmern.

Auch in einer analogen mit pharmakoepidemiologischer Methodik durchgeführten Studie wurde das Ergebnis, daß Suizidhandlungen mit Trizyklika häufiger zum Tod führen, bedingt durch die größere Kardiotoxizität dieser Substanzen, bestätigt (Kapur et al. 1992). Von den trizyklischen Substanzen zeigte insbesondere Desipramin ein vergleichsweise sehr hohes Todesrisiko bei suizidaler Überdosierung.

Wegen des Aspektes der Toxizität von insbesondere trizyklischen Antidepressiva bei suizidaler Überdosierung hat Angst schon zu Beginn der Einführung der trizyklischen Antidepressiva darauf hingewiesen, daß diese Substanzen bei sui-

Tabelle 3. Akute Toxizität von Antidepressiva. (Aus de Jonghe u. Swinkels 1992)

Weniger sicher LD · DD < 14	Sicher LD · DD > 14
Amitriptylin	Fluvoxamin
Clomipramin	Fluoxetin
Desipramin	Mianserin
Dibenzepin	Paroxetin
Dothiepin	Trazodone
Doxepin	
Imipramin	
Maprotilin	
Melitracen	
Nortriptylin	
Opipramol	
Trimipramin	

LD tödliche Dosis; *DD* tägliche Dosis. Wenn das Verhältnis unter 14 liegt (gemäß der vorgeschriebenen Tagesdosis über 14 Tage der Behandlung) handelt es sich um ein als „weniger sicher" klassifiziertes Antidepressivum, ist das Verhältnis größer als 14, handelt es sich um ein als „sicher" klassifiziertes Medikament, im Hinblick auf eine mögliche Überdosierung

zidalen Patienten in möglichst geringen Packungsgrößen verordnet werden sollten, um dem Mißbrauch trizyklischer Antidepressiva als Suizidmittel entgegen zu wirken. Er schlug vor, als Höchstdosis eine 14-Tages-Dosis zu verordnen (De Jonghe u. Swinkels 1992). De Jonghe und Swinkels haben auf der Basis der Toxizitätsdaten von alten und neuen Antidepressiva eine Klassifikation von Antidepressiva vorgenommen in solche, die weniger gefährlich sind und solche, die gefährlich sind, wobei sie die 14-Tages-Gesamtdosis als Risikodosis zugrunde gelegt haben (Tabelle 3).

9.4 Behandlungsregeln

Auf dieser Grundlage haben sich bestimmte klinische Behandlungsregeln für den therapeutischen Umgang mit depressiven Patienten eingebürgert, die dazu dienen sollen, das Entstehen von Suizidalität oder die Verstärkung aufgetretener Suizidalität weitestgehend zu verhindern und suizidalen Handlungen möglichst frühzeitig durch entsprechende Interventionen vorzubeugen. Dazu gehören unter anderem:

1. Gute psychotherapeutische Führung des Patienten, supportive Stützung, häufige Arztkontakte.
2. Bei schwerer Depressivität/Suizidalität stationäre psychiatrische Behandlung.
3. Sorgfältige Beachtung einer möglichen Stimmungs-/Antriebsdissoziation.
4. Bei allen suizidgefährdeten Patienten besondere Vorsicht bei der Behandlung mit antriebssteigernden Antidepressiva.
5. Bei stärkerer Suizidgefährdung sedierende Antidepressiva oder sedierende Zusatzmedikation.
6. Bei stärkerer Suizidgefährdung depressiver Patienten bei Einsatz von trizyklischen Antidepressiva die kleinste Packungsgröße verordnen. Die Alternative eines neueren, weniger toxischen Antidepressivums in Erwägung ziehen.

Literatur

Amin MM, Ananth JV, Coleman BS et al. (1984) Fluvoxamine antidepressant effects confirmed in a placebocontrolled international study. Clin Neuropharmacol 7 (Suppl 1): 580–581

Asberg M, Nordström P (1988) Biological correlates of suicidal behaviour. In: Möller HJ, Schmidtke A, Welz R (eds) Current issues of suicidology. Springer, Berlin Heidelberg New York Tokyo, pp 221–241

Beasley CM, Dornseif BE, Bosomworth JC et al. (1991) Fluoxetine and suicide: a metaanalysis of controlled trials of treatment for depression. Brit Med J 303: 685–692

Coppen A, Standish-Barry H, Bailey J, Houston G, Silcocks P, Hermon C (1991) Does lithium reduce the mortality of recurrent mood disorders? J Affect Disord 23: 1–7

Henry JA (1989) A fatal toxicity index for antidepressant poisoning. Acta Psychiatr Scand 80: 37–45

Jonghe F de, Swinkels JA (1992) The safety of antidepressants. Drugs 43 (Suppl 2): 40–47

Kapur S, Mieczkowski T, John Mann J (1992) Antidepressant medications and the relative risk of suicide attempt and suicide. JAMA December 23/30, Vol 268, No 24: 3441–3445

Libovitz TL, Schmitz BF, Bailey KM (1989) Annual Report of the American Association of Poison Control Centers National Data Collection System. Am J Emerg Med 8

Libovitz TL, Bailey KM, Schmitz BF, Holm KC, Klien-Schwartz W (1990) Annual Report of the American Association of Poison Control Centers National Data Collection System. Am J Emerg Med 9: 461–509

Möller HJ (1992) Antidepressants – do they decrease or increase suicidality? Pharmacopsychiatry 25: 249–253

Möller HJ (1994) Können Antidepressiva Suizidalität verursachen? Zur Problematik der Einzelfallbeurteilung. Psychopharmakotherapie exta/Nr. 2: 38–40

Möller HJ, Steinmeyer EM (1994) Are serotonergic reuptake inhibitors more potent in reducing suicidality? An empirical study on paroxetine. Europ Neuropsychopharmacology 4: 55–59

Montgomery SA, McAuley R, Rani SJ, Roy D, Montgomery DB (1981) A double-blind comparison of zimelidine and amitriptyline in endogenous depression. Acta Psychiatr Scand 63, (Suppl 290): 314–327

Montgomery SS, Cronholm B, Asberg M, Montgomery DB (1978) Differential effects on suicidal ideation of mianserin, maprotiline and amitriptyline. Brit J Clin Pharmacology 5: 77–80

Müller-Oerlinghausen B (1989) Pharmakotherapie pathologischen aggressiven und autoaggressiven Verhaltens. In: Pöldinger W, Wagner W (Hrsg) Aggression, Selbstaggression, Familie und Gesellschaft. Springer, Berlin Heidelberg New York Tokyo, S 121–134

Rouillon F, Phillips R, Serruier D, Ansart E, Gerard MJ (1989) Rechutes de dépression unipolaire et efficacité de la maprotiline. Encéphale 15: 527–534

Sacchetti E, Vita A, Guarneri L, Cornacchia M (1991) The effectiveness of fluoxetine, clomipramine, nortriptyline and desipramine in major depressives with suicidal behaviour: preliminary findings. In: Cassano GB, Akiskal HS (eds) Serotonin-related psychiatric syndromes: clinical and therapeutic links. Royal Society of Medicine Services International Congress and Symposium Series 165: 47–53

Schrauzer GN, Shrestha KP (1990) Lithium in drinking water and the incidences of crimes, suicides, and arrests related to drug addictions. Biol Trace Element Res 25: 105–113

Träskman L, Asberg M, Bertilsson L, Sjöstrand L (1981) Monoamine metabolites in CSF and suicidal behaviour. Arch Gen Psychiatry 38: 631–636

Wakelin JS (1988) The role of serotonin in depression and suicide: do serotonin reuptake inhibitors provide a key? In: Mendlewitcz JH, Praag M van (eds) Advances in biological psychiatry, vol. 17. Karger, Basel, pp 70–83

Diskussion zu Vortrag 9
von Prof. Dr. H.-J. Möller

N.N.
Sollte man Ihrer Meinung nach Benzodiazepine nicht als sedierende Komponente zum Antidepressivum dazuverordnen?

Prof. Dr. H.-J. Möller
So apodiktisch möchte ich es nicht formulieren, denn dann würden wir uns eines ganz wichtigen Instrumentariums berauben. Man sollte sicher auch an diese Möglichkeit denken. Wenn man einen Patienten gleichzeitig mit einem Antidepressivum und einem Benzodiazepin behandelt hat und es bei diesem Patienten zur Suizidalität kommt, dann sollte man an beide Medikamente denken, und nicht automatisch nur an das Antidepressivum. Darauf wollte ich hinweisen.

Selbstverständlich würde ich weiterhin Benzodiazepine verordnen, um eine Sedierung oder Entängstigung bei suizidalen Krisen zu erreichen. Aber man sollte doch vorsichtig sein bei bestimmten Patientengruppen und ganz besonders bei den Borderline-Gruppen. Für diese Patienten gibt es zur Induktion von Aggressivität und Autoaggressivität nicht nur kasuistische Daten, sondern auch Kontrollgruppenstudien, die zeigen, daß Benzodiazepine, aber auch Antidepressiva, anscheinend einen unspezifisch-enthemmenden Effekt auf die Impulskontrolle ausüben.

10 Differentielle Psychopharmakotherapie bei stationären suizidalen Patienten

A. KLIMKE und E. KLIESER

> Voraussetzung für eine effektive differentielle Pharmakotherapie der Suizidalität ist die Kenntnis ihrer biologischen bzw. klinischen Ursachen oder zumindest Prädiktoren. Die wenigen in der Literatur beschriebenen biochemischen Befunde konnten jedoch bislang nicht in unmittelbare pharmakologische Interventionsstrategien umgesetzt werden, weshalb sich die Therapie im wesentlichen am klinischen Zielsyndrom orientieren muß. Bei den stationären suizidalen Patienten handelt es sich überwiegend um Erkrankungen aus der Gruppe der endogenen Psychosen. Psychopharmaka sind immer nur ein Teil der Therapie und müssen mit psychotherapeutischen Interventionen sowie sozialpsychiatrischen Maßnahmen kombiniert werden. Neue Erkenntnisse bezüglich der Ursachen und der Therapie von Suizidalität sind insbesondere von den neuen bildgebenden Verfahren zu erwarten, wenn die zentrale Serotoninfreisetzung in Ruhe bzw. unter pharmakologischer oder psychophysiologischer Stimulation (z. B. mit Positronenemissionstomographie) gemessen werden kann.

Die Ursachen für die Entstehung von Suizidalität sind vielfältig (Abb. 1). Zu nennen sind etwa psychosoziale Krisen und Konfliktsituationen, akute oder chronische psychische wie körperliche Erkrankungen oder Behinderungen, Sucht- und Abhängigkeitserkrankungen oder die Induktion durch subjektiv belastende Begleitwirkungen bzw. depressiogene Wirkungen einer notwendigen Pharmakotherapie.

Allerdings wird diese Tatsache im Rahmen der 'biologischen' Forschung nicht immer hinreichend beachtet, wenn es etwa darum geht, spezifische Auffälligkeiten (z. B. eine Neurotransmitterstörung im ZNS) bei „Suizidalität" aufzufinden, in der Hoffnung, diese Störung dann zukünftig einer spezifischen medikamentösen Behandlung zuführen zu können. Auch aus der Sicht des Klinikers erscheint es fragwürdig, ob es z. B. bei allen depressiven suizidalen Patienten eine einheitliche biochemische Ursache geben kann, ganz unabhängig davon, ob es sich um Suizidalität im Rahmen eines schweren psychosozialen Konflikts etwa nach Trennungserlebnis und finanzieller Notlage oder aber etwa um ein suizidales Syndrom im Rahmen einer über Monate therapieresistenten bipolaren Erkrankung handelt.

Bei der großen Mehrheit suizidaler Patienten, bei denen stationäre Behandlungsbedürftigkeit besteht, tritt bei fachgerechter Behandlung bereits mit der Aufnahme in der psychiatrische Klinik eine Entlastung und zumindest teilweise Entaktualisierung der vorbestehenden Suizidgefährdung ein. Stationäre suizidale

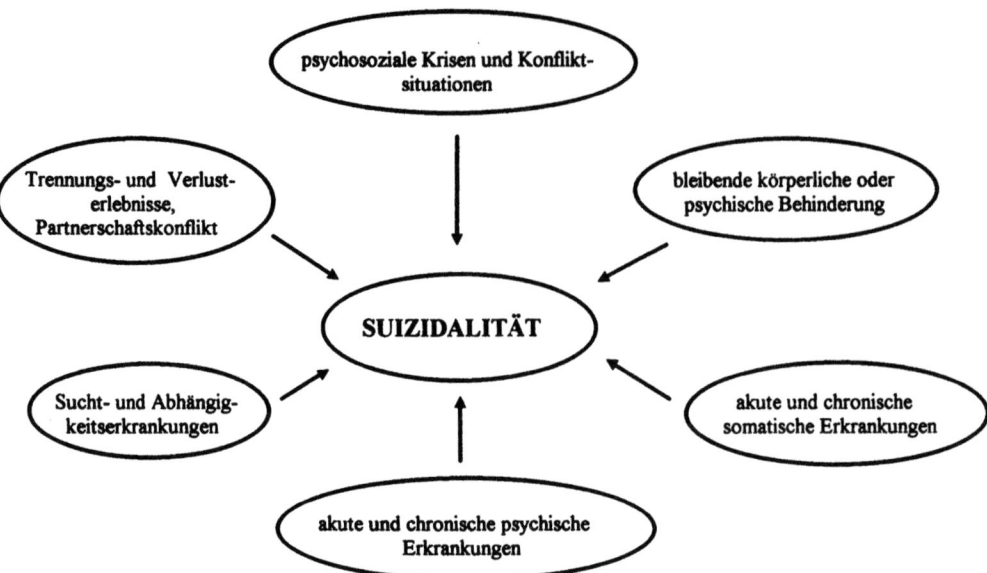

Abb. 1. Auslöser bzw. Ursachen für Suizidalität bei stationären psychiatrischen Patienten. Die Ursachen für die Entstehung von Suizidalität sind vielfältig. Aus der Sicht des Klinikers erscheint es deshalb fraglich, ob alle suizidalen Syndrome eine gemeinsame pathophysiologische Grundlage haben. Die differentielle Psychopharmakotherapie muß deshalb diese diagnostische und funktionelle Heterogenität besonders berücksichtigen

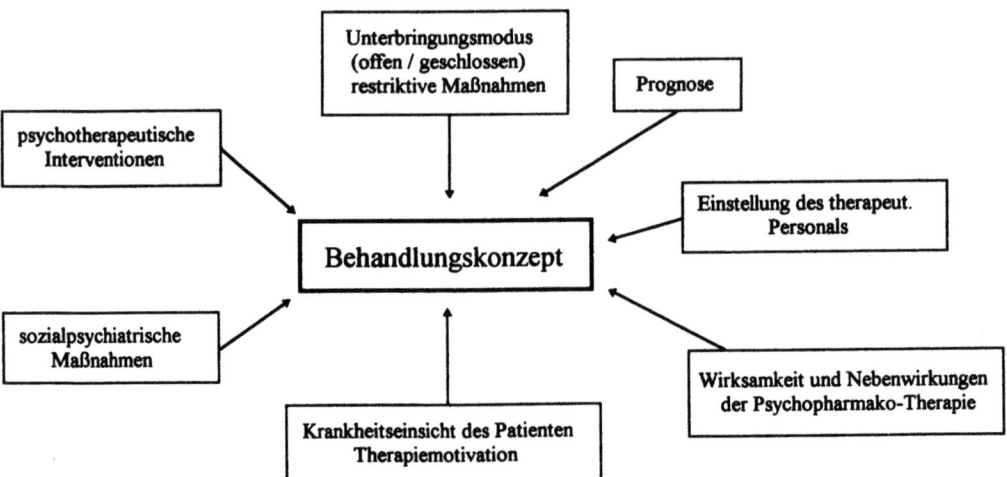

Abb. 2. Behandlungskonzept: mögliche therapeutische Interventionen und Einflußfaktoren. Die Psychopharmakotherapie ist neben Psychotherapie und flankierenden sozialpsychiatrischen Maßnahmen nur ein Bestandteil des Gesamtbehandlungskonzeptes, dessen Bedeutung von der kausalen Zuordnung des suizidalen Syndroms abhängt

Patienten, d. h. Patienten, die unter stationären Bedingungen weiterhin suizidal sind oder erstmalig suizidal werden, stellen deshalb nur eine kleine Subgruppe aller suizidalen Patienten dar. Auch hier ist die Psychopharmakotherapie, die letztlich der Behandlung einer hypothetischen Funktionsstörung des ZNS dienen soll, nur als ein Bestandteil des Therapiekonzepts anzusehen. Hervorzuheben ist auch für diese Patientengruppe die große Bedeutung im weiteren Sinne psychotherapeutischer Maßnahmen im Sinne von Krisenintervention und stützender Gesprächstherapie sowie ggf. die Notwendigkeit flankierender sozialpsychiatrischer Maßnahmen im Sinne eines Gesamtbehandlungskonzeptes (Abb. 2).

Hier soll es im folgenden speziell um die differentielle Psychopharmakotherapie gehen, d. h. um eine möglichst auf den Einzelfall bezogene Präparate- und Dosiswahl. Prinzipiell stehen zur Behandlung solcher Patienten unterschiedlichste Psychopharmaka zur Verfügung. Für eine differentielle Pharmakotherapie wäre es von großem Nutzen, wenn es möglich wäre, biologische bzw. klinische (z. B. diagnostische oder psychopathologische) Ursachen bzw. zumindest Prädiktoren zu finden, die eine gezieltere Behandlung persistierender suizidaler Syndrome ermöglichen.

Einen denkbaren biologischen Ansatz bieten die im Beitrag von Demling (in diesem Buch) referierten Ergebnisse zur biochemischen Suizidforschung. Auf zwei wesentliche Befunde sei hier noch einmal hingewiesen (Tabelle 1).

Zum einen fanden sich bei suizidalen Patienten Hinweise auf einen Zusammenhang mit einer erhöhten Aktivität des Hypothalamus-Hypophysen-Nebennierensystems (HPA-Achse). Bunney et al. (1965, 1969) fanden eine deutliche Erhöhung von Kortisolmetaboliten im Urin von Patienten, die einen Suizidversuch

Tabelle 1. Biochemische Befunde und mögliche pharmakotherapeutische Ansatzpunkte bei Suizidalität und Suizidenten

---

- Erhöhte Aktivität der Hypothalamus-Hypophysen-Nebennierenachse mit erhöhter basaler Kortisolfreisetzung

Therapeutischer Ansatz:
Vermeidung bzw. Reduzierung chronischer Streßzustände durch möglichst effiziente Therapie (Entlastung, Vermeidung von Rehabilitationsdruck, konsequentes Vorgehen bei Therapieresistenz, Sedativa, ggf. Benzodiazepine, β-Blocker?)

- Erniedrigter Serotonin-Metabolismus bei Suizidenten, ernsthaften Suizidversuchen („harte" Methoden) bzw. schweren auto- oder fremdaggressiven Handlungen („Störung der Impulskontrolle")

Therapeutischer Ansatz:
Pharmakotherapeutische Beeinflussung des serotonergen Systems durch direkte Manipulation, z. B. durch
  - Hemmung der Serotoninwiederaufnahme
  - Hemmung der Monoaminooxidase (MAO)
  - Blockade bzw. Stimulation von Serotoninrezeptoren
  - Gabe von Serotoninprekursoren (L-Tryptophan)
    oder durch indirekte pharmakologische Beeinflussung, z. B. durch
  - Benzodiazepine
  - Lithium
  - noradrenerge oder dopaminerge Pharmaka

durchgeführt oder einen Suizid vollendet hatten. Dieser Befund konnte in einer Reihe von Folgeuntersuchungen bestätigt werden (Åsberg et al. 1987). So konnte gezeigt werden, daß die Schwere depressiver Erkrankungen mit der Höhe des morgendlichen Plasmakortisolspiegels korreliert, und es wurde hypothetisiert, daß Werte oberhalb von 20 µg% mit einer besonders hohen Suizidgefahr einhergehen sollen. Eine weitere Untersuchung ergab, daß das Gewicht der Nebennieren bei 16 Suizidenten, die durch eine harte Suizidmethode starben, signifikant höher war als das einer nichtsuizidalen Vergleichsgruppe, die an einer anderen Todesursache plötzlich verstorben waren (Dorovini-Zis 1987). Diese Befunde deuten darauf hin, daß bei Patienten mit ernstzunehmender Suizidalität eine besondere Aktivierung des HPA-Achsen-Systems besteht, die sich u. a. in einer anhaltenden Steigerung der Nebennierenaktivität und einer Erhöhung der Kortisolfreisetzung ausdrückt. Da ähnliche Veränderungen aber auch bei chronischem Streß gefunden werden können, erscheint ein spezifischer kausaler Zusammenhang zwischen Erhöhung des Plasmakortisols und erhöhter Suizidgefahr eher fraglich. Trotzdem hat dieser Befund klinische Bedeutung, weil er die Bedeutung einer Vermeidung chronischer Streßzustände unterstreicht, wie sie etwa bei längerdauernden psychiatrischen Erkrankungen bei fehlender Behandlungseffizienz anzunehmen sind.

Der zweite relativ konsistente biochemische Befund ist der Nachweis eines Zusammenhangs zwischen erniedrigtem Serotoninmetabolismus (ausgedrückt durch die Konzentration der 5-Hydroxyindolessigsäure, 5-HIAA im Liquor) und suizidalem Verhalten, der erstmals von Åsberg et al. (1976) berichtet wurde. Suizidale mit niedrigeren 5-HIAA-Konzentrationen im Liquor verwendeten häufiger „härtere" Suizidmethoden, die entsprechend häufiger zu vollendeten Suiziden führten. Niedrigere 5-HIAA-Konzentrationen wurden später auch mit einer verminderten Kontrolle (auto-) aggressiver Verhaltensweisen in Verbindung gebracht (Linnoila et al. 1983; Lidberg et al. 1984).

Aufgrund dieser Befunde liegt es nahe anzunehmen, daß eine Störung des serotonergen Systems, die mit einer Verminderung des Serotoninmetabolismus einhergeht, zumindest z. T. über eine Verminderung der Impulskontrolle die Wahrscheinlichkeit der Umsetzung aggressiver Handlungen beim potentiell auto- oder fremdaggressiven Patienten bzw. von schweren Suizidversuchen beim suizidalen Patienten erhöht. Dies schließt einen indirekten Einfluß des Serotonins auf die Entstehung von Suizidalität (z. B. über den Schweregrad der Depression) natürlich nicht aus.

Leider ist es bisher nicht gelungen, diese biochemischen Befunde in unmittelbare pharmakotherapeutische Interventionsstrategien umzusetzen. Es läge nahe, insbesondere bei suizidalen Patienten mit erniedrigtem Serotoninmetabolismus eine pharmakologische „Normalisierung" anzustreben. Die im Beitrag von Baumgarten (in diesem Buch) vorgestellten, konzeptionell richtungsweisenden Überlegungen zur Bedeutung des serotonergen Systems zeigen eindrucksvoll die Schwierigkeiten auf, den simplifizierten Befund „erniedrigter Serotoninmetabolisms" in eine klinisch adäquate Behandlung umzusetzen. Wenn nämlich die Serotoninfreisetzung wesentlich von der Vigilanz des Organismus abhängt, und ihr eine wesentliche gegenregulatorische Bedeutung bei der Kontrolle bzw. Reduzierung externer Störreize zukommt, was bedeutet dann der Befund der erniedrigten 5-HIAA-Konzentration im Liquor für die tonische bzw. phasische Reagibilität des Systems und seine Funktion? Ist der kognitive Zustand des suizidalen Patienten mit gedanklicher Einengung und reduzierter Vigilanz eine unspezifische Ursache für eine verminderte Serotoninfreisetzung? Handelt es sich um eine primäre Störung der serotonergen Neurone selbst, oder auf der Ebene der Serotoninrezeptoren oder der nachgeschalteten Second-messenger-Systeme, oder gibt es etwa einen ganz anderen primären Störungsort, z. B. im präfrontalen Cortex (Arnstein u. Goldman-Rakic, 1984; Weinberger et al. 1986), der sekundär zu einer Dysregulation der serotonergen und noradrenergen Modulation führt? Eine weitergehende Beantwortung dieser Fragen ist wahrscheinlich erst zukünftig mit neuen bildgebenden Untersuchungsverfahren möglich, wenn die zentrale Freisetzung des Serotonins in Ruhe bzw. unter pharmakologischer oder psychophysiologischer Stimulation z. B. mittels Positronenemissionstomographie (PET) gemessen werden kann.

Gegenwärtig kann nur festgestellt werden, daß das serotonerge System durch eine Vielzahl von Pharmaka direkt oder indirekt in seiner Reagibilität beeinflußt werden kann, so etwa durch Gabe von Serotoninpräkursoren (z. B. L-Tryptophan), klassische Antidepressiva (Hemmung der Serotoninwiederaufnahme, Blockade postsynaptischer 5-HT-2-Rezeptoren), durch neue selektive Serotonin-Wiederaufnahmehemmer bzw. durch Hemmung der Monoaminoxidase (MAO), aber – aufgrund der engen Verzahnung mit anderen Neurotransmittersystemen – auch durch GABAerge (z. B. Benzodiazepine) bzw. dopaminerge Pharmaka (z. B. niedrigdosierte Neuroleptika). Schließlich ist davon auszugehen, daß sogar Substanzen mit Wirkung auf das noradrenerge System einen bedeutenden Einfluß auf das serotonerge System ausüben, wofür u. a. die intensiven reziproken Verschaltungen zwischen noradrenergem Locus coeruleus bzw. serotonergen Raphekernen im Hirnstamm sprechen.

Schließlich ist darauf hinzuweisen, daß die gleiche medikamentöse Behandlungsstragie gegensätzliche Effekte nach Einmalgabe bzw. bei wiederholter, subchronischer Verabreichung haben kann. So führen z. B. selektive Serotonin-Wiederaufnahmehemmer akut zu einer Steigerung der Serotoninfreisetzung, während längerfristig der Serotoninturnover reduziert wird (Marsden 1991).

Einen weiteren möglichen Ansatzpunkt für die differentielle Psychopharmakotherapie könnte man sich von klinischen Untersuchungen von suizidalen Patienten bzw. Patienten, die sich während der stationären Behandlung suizidiert haben, erhoffen.

In einer Untersuchung von Heinrich u. Klimke (1990a) haben wir 351 Patienten, die sich in einer der 10 Rheinischen Landeskliniken im Zeitraum von 1971–1983 im Zusammenhang mit der stationären Behandlung suizidierten, anhand der Befragung des therapeutischen Personals sowie der Krankengeschichten nachuntersucht. Wir konnten in Übereinstimmung mit anderen Forschungsgruppen (z. B. Wolfersdorf et al. 1984; Übersicht bei Haenel 1989) zeigen, daß das Suizidrisiko während bzw. im unmittelbaren Zusammenhang mit der stationären Behandlung bei bestimmten Diagnosegruppen erhöht ist (Tabelle 2).

Im Vergleich zu den ambulanten Patienten, die nach einem Suizidversuch aufgenommen wurden, zeigen die stationären Suizidenten einen deutlich erhöhten Anteil *schizophrener* Patienten, wobei die genauere Analyse zeigt, daß es sich zum

Tabelle 2. Diagnostische Verteilung der Suizidenten im Vergleich mit Zugängen nach Suizidversuch in den 10 Rheinischen Landeskliniken 1971–1983

Diagnosen (ICD-9)	Suizidenten n	[%]	Zugänge nach Suizidversuch [%]
Schizophrenie (295)	196	55,9 ↑	13,5
Affektive Psychosen (296)	68	19,4 (↓)	24,9
Neurosen (300)	24	6,8 ↓	21,2
Psychopathien (301)	9	2,6 ↓	
Sucht (303/304)	18	5,1 ↓	31,9
Oligophrenie (301/315)	5	1,4	1,1
Organ. Störungen (293/294)	30	8,5 (↑)	5,6
o.A.	1	0,3	1,1
Andere	–	–	0,7
Alle	351	100,0	100,0

↓ bzw. ↑: Erniedrigung bzw. Erhöhung gegenüber den Patienten, die nach einem Suizidversuch in die Klinik eingewiesen wurden.

einen um Patienten in der Anfangsphase der Erkrankung (innerhalb der ersten zwei Jahre nach Auftreten produktiver Symptome), zum anderen um chronisch affektverflachte Schizophrene handelte. Bei den Patienten in der Anfangsphase (25% aller Suizidenten) spielte vor allem die massive Beeinträchtigung durch die psychotische Symptomatik für den Suizid eine wichtige Rolle. Im Langzeitbereich (länger als 10 Jahre Krankheitsdauer), in dem 37% aller stationären Suizide stattfanden, spielten offenbar sowohl ein bilanzierender Aspekt (Bewußtwerdung des krankheitsbedingten Verlusts kognitiver und sozialer Fähigkeiten) als auch die affektive Verflachung (und Parathymie) eine Rolle, die möglicherweise die Erkennung eines bestehenden Suizidrisikos erschwert bzw. die raptusartige Umsetzung plötzlicher Suizidgedanken erleichtert hat (Heinrich u. Klimke 1990b).

Eine genauere Analyse der Psychopathologie zeigte darüber hinaus, daß die Mehrzahl der Patienten bereits vor dem Suizid psychopathologisch auffällig war, nämlich aufgrund von depressiver Stimmung, Hoffnungslosigkeit usw., während ein kleiner Teil insbesondere der schizophrenen Langzeitpatienten im Gegenteil ein Bild phasenweise gehobener Stimmung verbunden mit affektiver Verflachung zeigte (Tabelle 3).

Eine spezifische pharmakotherapeutische Schlußfolgerung läßt sich auch aus diesen klinischen Daten nicht ziehen. Vielmehr ist offenbar das Fehlen einer wirksamen Behandlung sowohl im Akutbereich als auch hinsichtlich des Langzeitverlaufes ein wesentlicher Gesichtspunkt. Das Ziel der differentiellen Pharmakotherapie muß es daher sein, das jeweilige Krankheitsbild möglichst suffizient, d. h. möglichst wirksam und hinsichtlich der subjektiven Wahrnehmung von positiven Therapieeffekten möglichst rasch zu behandeln.

Zur pharmakotherapeutischen Behandlung stehen mehrere Präparategruppen zur Verfügung: Benzodiazepine, klassische bzw. atypische Neuroleptika, klassische bzw. neuere Antidepressiva sowie Lithium bzw. Carbamazepin. Ihr Einsatz ist in Abhängigkeit vom Interventionsziel differenziert zu betrachten.

Tabelle 3. Psychopathologisches Erscheinungsbild der 351 Suizidenten in den 4 Wochen vor dem Suizid

	n	[%]
1. Affektivität		
pessimistisch, depressiv	203	57,8
ratlos	198	56,4
angstvoll	194	55,3
verflacht	137	39
verzweifelt	130	37
ausgeglichen	87	24,8
2. Denken		
eingeengt	246	70,1
verlangsamt	105	29,9
zerfahren	77	21,9
unauffällig	40	11,4
3. Willen		
ambivalent	137	39
willensschwach	96	27,4
ungesteuert	32	9,1
zielstrebig	103	29,3
4. Antrieb		
getrieben, unruhig	150	42,7
lahm	163	46,4
schwungvoll	25	7,1
unauffällig	38	10,8

Im Rahmen der *Krisenintervention*, die in der Regel innerhalb der ersten Stunden nach der Aufnahme eines suizidalen Patienten in der Klinik erforderlich werden kann, geht es darum, eine anderweitig nicht beherrschbare Notfallsituation durch Psychopharmaka zu kontrollieren. Im Vordergrund steht hier die Behandlung mit sedierenden Präparaten. Konkrete therapeutische Empfehlungen stützen sich allerdings weniger auf theoretische Überlegungen als auf praktische klinische Erfahrungen. Hierzu zählt zum einen die Behandlung mit Neuroleptika mit einer initial stärker dämpfenden Wirkung, also Präparaten aus der Gruppe der niedrig- und mittelpotenten Neuroleptika (Pöldinger 1983). Zu nennen sind hier etwa das Chlorprothixen bzw. Levomepromazin, die oral, aber auch parenteral (intramuskulär) verabreicht werden können (Tabelle 4).

Eine andere häufiger praktizierte Alternative besteht in der – vorzugsweise intravenösen – Verabreichung eines hochpotenten Neuroleptikums (z. B. Haloperidol, Benperidol) in Kombination mit einem Benzodiazepinpräparat (z. B. Lorazepam, Diazepam). Eine weitere Möglichkeit besteht in der oralen oder parenteralen Gabe eines Benzodiazepinpräparates als Monotherapie, wobei allerdings seltene paradoxe Reaktionen (im Sinne einer Enthemmung) insbesondere bei Borderline-Patienten bzw. eine nicht ausreichende Wirksamkeit bei anamnestisch bekanntem Benzodiazepin- bzw. Alkoholabusus (aufgrund pharmakologischer Toleranzphänomene) in Betracht gezogen werden müssen (Rothschild 1992; Little u. Taghavi 1991; Binder 1987).

Tabelle 4. Mögliche pharmakologische Interventionen zur Beherrschung einer suizidalen Krisensituation

Initiale Sedation mittels
- niederpotentem Neuroleptikum, z. B.
  Chlorprothixen (Truxal) 25–100 mg oral oder i.m.
  Levomepromazin (Neurocil) 25–100 mg oral oder i.m.
- hochpotentem Neuroleptikum + Benzodiazepin, z. B.
  Haloperidol (Haldol) 5–15 mg i.v. *oder*
  Benperidol (Glianimon) 3–10 mg i.v.
  + Lorazepam (Tavor) 1–2 mg i.v. oder 2,5 mg oral *oder*
  Diazepam (Valium) 5–15 mg i.v.
- (Benzodiazepin-Monotherapie; *cave*: paradoxe Enthemmung)

Tabelle 5. Wahl des geeigneten Antidepressivums bei stationären, suizidalen Depressiven

- Standardbehandlung mit einem klassischen, sedierenden Antidepressivum
  z. B.: Amitriptylin (Saroten) *oder*
  Doxepin (Aponal)
- bei Kontraindikation oder Unverträglichkeit: Selektiver Serotonin-Wiederaufnahmehemmer, z. B.
  Paroxetin (Seroxat, Tagonis) *oder*
  Fluoxetin (Fluctin), Fluvoxamin (Fevarin)
  (+ Benzodiazepin-Präparat)
- *Vermeidung* antriebssteigernder (noradrenerger) Antidepressiva, z. B.
  Maprotilin (Ludimil)
  Desipramin (Pertofran)
  Nortriptylin (Nortrilen)
- Induktion von Suizidgedanken durch selektive Serotonin-Wiederaufnahmehemmer im Einzelfall?
- Suizidprotektion durch Lithium auch bei der Akutbehandlung?

Anders stellt sich die Situation bei der Frage nach der längerfristigen wirksamen Behandlung stationärer suizidaler Patienten dar. Hier muß sich die differentielle Psychopharmakotherapie nach klinischem Syndrom, Diagnose und Einschätzung des erwarteten Ansprechens richten (Abb. 3).

Suizidale stationäre Patienten mit *hohem Leidensdruck* bedürfen über die Akutintervention hinaus einer sedativen Psychopharmakotherapie. Hierfür kommen bei schizophrenen Patienten – wie bei der Notfallbehandlung – niederpotente Neuroleptika oder hochpotente Neuroleptika in Kombination mit Benzodiazepinen in Betracht.

Bei depressiven Patienten bieten sich insbesondere die klassischen (sedierenden) Antidepressiva vom trizyklischen Typ an. Bei Vorliegen von Kontraindikationen für Trizyklika ist die Kombination neuer (nichtsedierender) Antidepressiva, z. B. eines selektiven Serotonin-Wiederaufnahmehemmers bzw. MAO-Hemmers mit einem Benzodiazepin zu diskutieren.

Die Frage, welches Antidepressivum bei suizidgefährdeten depressiven Patienten am besten sei, ist nicht abschließend geklärt (Tabelle 5). Hinsichtlich der

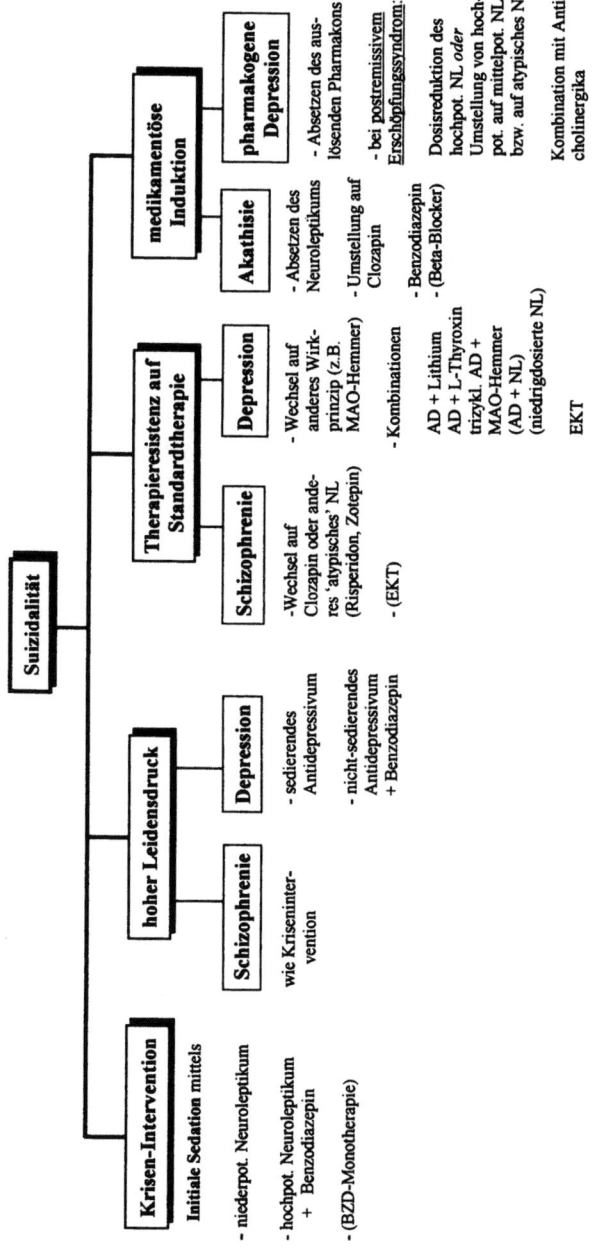

Abb. 3. Differentielle Psychopharmakotherapie stationärer, suizidaler Patienten

therapeutischen Wirkung bei Depressionen zeigen sowohl die klassischen Antidepressiva als auch die neueren, selektiven Serotonin-Wiederaufnahmehemmer eine gleichwertige Wirksamkeit. Berücksichtigt man aber, daß zwischen Behandlungsbeginn und Wirkungseintritt mehrere Tage bis Wochen liegen können, spricht vieles dafür, bei suizidalen Patienten ein sedierendes Antidepressivum, etwa Amitriptylin (Saroten) oder Doxepin (Aponal) einzusetzen.

Auf der anderen Seite ist bei der Wahl des Präparates die Möglichkeit in Betracht zu ziehen, daß die Realisierung suizidaler Absichten durch die Verschreibung eines in Überdosierung toxischen Präparates (z. B. eines Trizyklikums) erleichtert werden kann (Übersicht bei Montgomery 1989). Für stationäre Patienten spielte dies nach unserer Untersuchung hinsichtlich der vollendeten Suizide jedoch keine Rolle, wohl aber bei längerfristiger ambulanter Behandlung.

Weiterhin wird in der Literatur auf die Gefahr hingewiesen, daß bei Verwendung eines mehr noradrenergen, antriebssteigernden Antidepressivums (wie z. B. von Maprotilin [Ludiomil], Desipramin [Pertofran] oder Nortriptylin [Nortrilen]) die Realisierung suizidaler Absichten durch Lösung der vorher vorhandenen depressiven Hemmung erst ermöglicht werden könnte (Heinrich, 1980).

Nach Einführung der neuen, selektiven Serotonin-Wiederaufnahmehemmer berichteten Teicher et al. (1990) kasuistisch über 6 depressive, zunächst nichtsuizidale Patienten, die 2–7 Wochen nach Beginn einer antidepressiven Behandlung mit Fluoxetin intensive Suizidideen entwickelten, die z. T. über 3 Monate weiterbestanden. Masand et al. (1991) berichteten über 2 weitere Patienten, bei denen im Krankheitsverlauf erstmalig überhaupt unter Fluoxetin Suizidgedanken aufgetreten waren. Auf der anderen Seite ist festzustellen, daß kontrollierte Vergleichsstudien von selektiven Serotonin-Wiederaufnahmehemmern (z. B. Fluoxetin oder Paroxetin) keinen Unterschied zu den Trizyklika (Fava u. Rosenbaum 1991) oder sogar eher Hinweise für eine Reduzierung von Suizidgedanken erbrachten (Muijen et al. 1988; Mullin et al. 1988; Montgomery 1989), und das Neuauftreten von Suizidgedanken auch schon früher unter klassischen Antidepressiva, z. B. unter Desipramin, beschrieben wurde (Damluji u. Ferguson 1988). Trotzdem sollte diese Möglichkeit im Einzelfall vom Kliniker bedacht werden, insbesondere bei Patienten, die kein ausreichendes Ansprechen auf den selektiven Wiederaufnahmehemmer zeigen, möglicherweise verbunden mit gesteigerter innerer Unruhe bzw. Antriebssteigerung.

In diesem Zusammenhang sind zwei neuere Untersuchungen interessant, die auf einen möglichen suizidprophylaktischen Effekt einer Langzeitprophylaxe mit Lithium hindeuten.

Felber u. Kyber (1993) berichteten im Rahmen einer langzeitkatamnestischen Rezidiv-Studie an 36 Patienten mit affektiven Störungen, daß während der Behandlung mit Lithium über durchschnittlich 6,9 Jahre die Zahl der Parasuizide auf ein Zehntel und die der Suizide auf ein Drittel derjenigen während einer durchschnittlich 7,2 Jahre dauernden Kontrollperiode vermindert war. Methodisch problematisch an dieser naturalistischen Studie ist allerdings, daß die Behandlung mit Lithium bzw. die lithiumfreie Kontrollperiode nicht randomisiert zugeteilt wurden. So ist denkbar, daß die psychische Stabilität der Patienten sowohl die Lithiumcompliance, als auch die Suizidversuchsneigung beeinflußte und die statistische

Assoziation zwischen Lithium und geringerer Suizidalität keine Kausalbeziehung widerspiegelt.

Thies-Flechtner et al. (1993) fanden in der prospektiv angelegten M.A.P.-Studie, in der 378 Patienten mit affektiver oder schizoaffektiver Psychose randomisiert mit Lithium, Carbamazepin oder Amitriptylin behandelt wurden, insgesamt 9 Suizide in einem Beobachtungszeitraum von 2½ Jahren, wovon 4 in der Carbamazepin-, 5 in der Amitriptylin-, jedoch keiner in der Lithiumgruppe beobachtet wurde. Möglicherweise spielte in der M.A.P.-Studie auch der Anteil bipolarer bzw. schizoaffektiver Patienten für das rezidivprophylaktische Ansprechen auf Lithium eine Rolle.

Es muß offen bleiben, inwieweit diese Hinweise für eine suizidprotektive Wirkung des Lithiums in der Langzeitprophylaxe affektiver Psychosen auch auf stationäre Patienten in der Akutbehandlung übertragbar sind, zumal von vielen Autoren erst nach mehrmonatiger Lithiumbehandlung ein phasenprophylaktischer Effekt angenommen wird.

Bei *therapieresistenten Patienten*, bei denen eine Kombination der psychopharmakologischen Standardtherapie(n) in Verbindung mit einer Ausschöpfung psychotherapeutischer und sozialpsychiatrischer Interventionen keinen durchgreifenden Erfolg erbracht hat, und das Fehlen einer durchgreifenden Besserung zu einer chronischen Anspannungssituation mit Suizidalität geführt hat, sind alle therapeutischen Alternativen zur Überwindung der Therapieresistenz zügig einzusetzen.

Zum Vorgehen bei Therapieresistenz gibt es unterschiedliche Auffassungen. Eine Möglichkeit besteht in der systematisch variierten Abfolge verschiedener pharmakotherapeutischer Wirkprinzipien als Monotherapie bzw. als Kombinationsbehandlung, z. B. im Sinne eines sog. 'Stufenplans' (z. B. Möller 1991). Beim Auftreten ernsthafter Suizidalität während der stationären Behandlung ist ein solches, relativ langfristig angelegtes Vorgehen aber möglicherweise mit einer erhöhten Gefährdung des Patienten verbunden.

Konkret sollte deshalb bei *therapieresistenter Schizophrenie* beim Auftreten von Suizidalität eine rasche Umstellung auf ein atypisches Neuroleptikum diskutiert werden. Namentlich das Clozapin (Leponex) ist gegenwärtig die einzige atypische Substanz, bei der durch klinische Studien eine Wirksamkeit bei Therapieresistenz als gesichert gelten kann, wenngleich sein Einsatz durch die besonderen Auflagen (insbesondere die Notwendigkeit der Blutbildüberwachung aufgrund des bei 1% der Patienten bestehenden Risikos einer Agranulozytose) erschwert wird (Klimke u. Klieser 1990, 1995).

Andere sog. 'atypische' Neuroleptika wie das Risperidon (Risperdal) oder Zotepin (Nipolept) blockieren ähnlich wie das Clozapin postsynaptische 5-HT-2-Rezeptoren und könnten deshalb bei Schizophrenen eine Verbesserung von Negativsymptomatik, möglicherweise verbunden mit einem antidepressiven Effekt, bewirken.

Bei Pharmakotherapie-resistenten *depressiven Patienten* steht ein Antidepressivum mit hoher Wirksamkeit bei Therapieresistenz bisher leider nicht zur Verfügung. Vor einer Umstellung der Medikation sollte gesichert sein, daß die bisherige Pharmakotherapie effizient, d. h. insbesondere in ausreichender Dosierung

(Plasmaspiegelkontrolle) und über einen angemessenen Zeitraum, verabreicht und vom Patienten auch eingenommen wurde.

Bei Patienten, bei denen trizyklische bzw. Antidepressiva der 'zweiten Generation' keine ausreichende Wirkung gezeigt haben, wird ein Behandlungsversuch mit einem MAO-Hemmer, z. B. mit Moclobemid (Aurorix) empfohlen. Wird ein MAO-Hemmer bei suizidalen depressiven Patienten eingesetzt, sollte allerdings auf eine mögliche antriebssteigernde, suizidermöglichende Wirkung geachtet werden. Trotzdem raten wir bei therapieresistenten depressiven Patienten nicht grundsätzlich vom MAO-Hemmer ab, weil es sich hierbei um ein gegenüber Trizyklika und selektiven Serotonin-Wiederaufnahmehemmern andersartiges pharmakologisches Wirkprinzip handelt.

Ob die Umstellung bei Therapieresistenz von einem klassischen Antidepressivum auf einen selektiven Serotonin-Wiederaufnahmehemmer zu einem besseren Ansprechen führt, wurde in der Literatur mehrfach behauptet (Gagiano et al. 1989; Tyrer et al. 1987; Delgado et al. 1988; Weilburg et al. 1989). Die hierzu vorliegenden Ergebnisse offener Studien, z. T. in Kombination mit Lithium bzw. Neuroleptikum, lassen aus unserer Sicht jedoch keine abschließende Wertung zu.

Ein weiteres Konzept bei Therapieresistenz ist die Kombination unterschiedlicher Psychopharmaka. Zu nennen ist die Kombination eines klassischen Antidepressivums mit einem MAO-Hemmer, eine sog. ‚Zweizügel-Therapie' mit Antidepressivum und Neuroleptikum, die aus der Behandlung wahnhafter Depressionen bzw. schizodepressiver Psychosen abgeleitet ist, die Zugabe von Lithium zu einem bestehenden Antidepressivum (‚Lithium-Augmentation') und schließlich in bestimmten Fällen die Elektrokrampftherapie.

Bei der Kombination mit MAO-Hemmern sollte in der Regel mit einem Trizyklikum kombiniert werden, um die Gefahr eines lebensbedrohlichen Serotoninsyndroms (Symptome: Verwirrtheit, Unruhe, Myoklonus, Hyperreflexie, Diaphorese, Schüttelfrost und Tremor) zu reduzieren, das insbesondere unter der Kombination von MAO-mit Serotonin-Wiederaufnahmehemmern beschrieben wurde (Feighner et al. 1990; Sternbach 1991).

Auch die Elektrokrampfbehandlung (EKT) stellt eine wichtige Alternative zu den medikamentösen Behandlungsverfahren dar. Ihre Wirksamkeit bei lange verlaufenden, therapieresistenten Depressionen wird allerdings häufig überschätzt. In einer eigenen Untersuchung fanden wir bei 20 schwer depressiven Patienten trotz intialer Besserung von etwa 30–40% direkt nach der EKT-Serie bei der Nachuntersuchung nach 3 Monaten nur zwei Patienten (10%), bei denen eine anhaltende Vollremission erzielt werden konnte (Klimke u. Klieser 1991). Trotzdem sollte nach unserer Auffassung bei derartigen Patienten, die im Rahmen der Standardbehandlung nur eine sehr geringe Besserungsaussicht haben, immer die Möglichkeit eines EKT-Behandlungsversuchs mit dem Patienten besprochen werden.

Bei Patienten mit potentiell *medikamentös induzierten Begleitwirkungen* als Ursache der neu aufgetretenen Suizidalität soll auf 2 Syndrome besonders hingewiesen werden. Zum einen ist eine ausgeprägte Neuroleptika-induzierte *Akathisie* (mit quälender Unfähigkeit, still zu sitzen, verbunden mit innerer Unruhe und Antriebssteigerung) immer wieder als auslösender Faktor für Suizidversuche während der stationären Behandlung berichtet worden. Mögliche therapeutische

Interventionen sind Dosisreduktion bzw. Kombination mit einem Benzodiazepin oder die Umstellung auf Clozapin.

Zum anderen sind *pharmakogen induzierte depressive Syndrome* sowohl als Folge einer Neuroleptikabehandlung ['postremissives Erschöpfungssyndrom' nach Heinrich (1967); 'dysphoric affect' nach Carpenter et al. (1986)] als auch im Gefolge der Behandlung mit bestimmten Antihypertensiva (z. B. Entleerung der Serotonin- und Katecholaminspeicher durch Reserpin) beschrieben. Bei schizophrenen Patienten ist entsprechend den zur Behandlung der Neuroleptika-induzierten Akathisie gegebenen Grundsätzen zu verfahren. Auch die Kombination mit einem Anticholinergikum bringt bei einigen Patienten eine deutliche Besserung.

Andere Pharmaka-induzierte depressive Syndrome sind in der Regel milder ausgeprägt und spielen für die Entstehung von Suizidalität bei stationären Patienten praktisch keine Rolle. Sie sind durch Absetzen des auslösenden Pharmakons voll reversibel.

Zusammenfassend ist festzustellen, daß die differentielle Psychopharmakotherapie zur Behandlung stationärer suizidaler Patienten sich im wesentlichen am klinischen Zielsyndrom orientieren sollte, weil biologische oder klinische Prädiktoren zur Entscheidungshilfe bzw. Vorhersage des Erfolgs einer spezifischen Psychopharmakotherapie bisher fehlen.

Diagnostisch handelt es sich bei Patienten, die unter stationären Bedingungen weiterhin suizidal sind oder es erneut werden, ganz überwiegend um Erkrankungen aus der Gruppe der endogenen Psychosen. Während bei den depressiven Patienten vor allem in der Akutphase der Erkrankung eine besondere Gefährdung besteht, zeigt sich bei den Schizophrenen sowohl innerhalb der ersten beiden Erkrankungsjahre als auch im Langzeitbereich ein Maximum der Suizide im Zusammenhang mit der stationären Behandlung. Die Gruppe der psychopathologisch relativ unauffälligen, chronisch Schizophrenen im Langzeitbereich, deren Suizidgefährdung aufgrund von Affektverflachung und Parathymie möglicherweise unterschätzt wird, macht immerhin ein Drittel der Suizide unter stationären Bedingungen aus. Es ist vorstellbar, daß mit der medikamentösen Umstellung auf ein atypisches Neuroleptikum (vorzugsweise Clozapin) nicht nur eine Besserung von Affekt- und Kommunikationsfähigkeit, sondern auch eine deutliche Reduktion der Suizide in dieser Gruppe verbunden wäre.

Die Psychopharmakotherapie stellt nur einen wichtigen Baustein im Gesamtbehandlungskonzept dar, der mit im weiteren Sinne psychotherapeutischen Interventionen und ggf. flankierenden sozialpsychiatrischen Maßnahmen kombiniert werden muß.

Für die Zukunft sind systematische klinische Studien bei stationären Risikopatienten hinsichtlich der Besserung der Suizidalität bzw. des Eintretens des therapeutischen Erfolges dringend wünschenswert, möglicherweise in Verbindung mit neuen bildgebenden Verfahren, wobei auch neuere theoretische Konzepte zur funktionellen Bedeutung insbesondere des Serotonins berücksichtigt werden sollten.

Literatur

Arnstein AFT, Goldman-Rakic PS (1984) Selective prefrontal cortical projections to the region of the locus coeruleus and raphe nuclei in the rhesus monkey. Brain Res 306: 9–18

Åsberg M, Nordström P (1987) Biological correlates of suicidal behavior. In: Möller HJ et al. (eds) Current issues of suicidology. Springer, Berlin Heidelberg New York Tokyo, pp 63–67

Åsberg M, Träskman L, Thorén P (1976) 5-HIAA in the cerebrospinal fluid. A biochemical suicide predictor? Arch Gen Psychiatry 33: 1193–1197

Binder RL (1987) Three case reports of behavioral disinhibition with clonazepam. Gen Hosp Psychiatry 9: 151–153

Bunney WE, Mason JW, Roatch JF, Hamburg DA (1965) A psychoendocrine study of severe psychotic depressive crisis. Am J Psychiatry 122: 72–80

Bunney WE, Fawcett JA, Davis JM (1969) Further evaluation of urinary 17-hydroxy-corticosteroids in suicidal patients. Arch Gen Psychiatry 21: 138–150

Carpenter WT jr, Heinrichs DW, Alphs LD (1986) Treatment of negative symptoms. Schizophr Bull 11: 440–452

Damluji NF, Ferguson JM (1988) Paradoxical worsening of depressive symptomatology caused by antidepressants. J Clin Psychopharmacol 8: 347–349

Delgado PL, Price LH, Charney DS et al. (1988) Efficacy of fluvoxamine in treatment-refractory depression. J Affective Disord 15: 55–60

Dorovini-Zis K (1987) Increased adrenal weight in victims of violent suicide. Am J Psychiatry 144: 1214–1215

Fava M, Rosenbaum JF (1991): Suicidality and Fluoxetine: Is There a Relationship? J Clin Psychiatry 52: 108–111

Feighner JP, Boyer WF, Tyler DL, Neborsky RJ (1990) Adverse consequences of fluoxetine-MAOI combination therapy. J Clin Psychiatry 51: 222–225

Felber W, Kyber A (1993) Suizide und Parasuizide während und außerhalb einer Lithiumprophylaxe. In: Müller-Oerlinghausen B, Berghöfer A (Hrsg) Ziele und Ergebnisse der medikamentösen Prophylaxe affektiver Psychosen, Thieme, Stuttgart New York, S 53–59

Gagiano CA, Mueller PGM, Fourie J et al. (1989) The therapeutic efficacy of paroxetine: (a) an open study in patients with major depression not responding to antidepressants; (b) a double-blind comparison with amitriptyline in depressed outpatients. Acta Psychiatr Scand 80: 131–133

Haenel T (1989) Suizidhandlungen. Neue Aspekte der Suizidologie. Springer, Berlin Heidelberg New York

Heinrich K (1967) Zur Bedeutung des postremissiven Erschöpfungssyndroms für die Rehabilitation Schizophrener. Nervenarzt 38: 487–491

Heinrich K (1980) Die Beurteilung der Suizidgefahr durch den Arzt. Dtsch Med Wochenschr 25: 877–879

Heinrich K, Klimke A (1990a) Zur ungenügenden Vorhersagbarkeit von Suiziden stationär behandelter psychiatrischer Patienten. Suizidprophylaxe 17: 237–263

Heinrich K, Klimke A (1990b) Selbsttötungen von psychiatrischen Klinikpatienten. Zeitschr Klin Psychol Psychpathol Psychother 38: 99–108

Klimke A, Klieser E (1990) Das atypische Neuroleptikum Clozapin. Fundamenta Psychiatrica 4: 190–202

Klimke A, Klieser E (1991) Zur Wirksamkeit der neuroelektrischen Therapie (NET) bei pharmakotherapeutisch resistenten endogenen Psychosen. Fortschr Neurol Psychiatr 59: 53–59

Klimke A, Klieser E (1995) Das atypische Neuroleptikum Clozapin (Leponex^R): Aktueller Kenntnisstand und neuere klinische Aspekte. Forschr Neurol Psychiatr (im Druck)

Lidberg L, Åsberg M, Sundquist-Stensman UB (1984) 5-Hydroxyindolacetic acid levels in attempted suicides who have killed their children. Lancet II: 928

Linnoila M, Virkunnen M, Scheinin M et al. (1983) Low cerebrospinal fluid 5-hydroxyindolacetic acid concentration differentiates impulsive from non impulsive violent behavior. Life Sci 33: 2609–2614

Little JD, Taghavi EH (1991) Disinhibition after lorazepam augmentation of antipsychotic medication [letter]. Am J Psychiatry 148: 1099–1100

Marsden CA (1991) The neuropharmacology of serotonin in the central nervous system. In: Feighner JP, Boyer WF (eds) Selective serotonin re-uptake inhibitors. Perspectives in psychiatry, vol. 1. Wiley, Chichester New York, pp 11–36

Masand P, Gupta S, Dewan M (1991) Suicidal ideation related to fluoxetine treatment [letter]. NEJ Med 324: 420

Möller HJ (1991) Therapieresistenz auf Antidepressiva: Risikofaktoren und Behandlungsmöglichkeiten. Nervenarzt 62: 658–669

Montgomery SA (1989) 5-HT reuptake inhibitors in the treatment of depression. In: Montgomery SA (ed) Citalopram: the new antidepressant from Lundbeck research, Excerpta Medica, Amsterdam, pp 1–10

Montgomery SA (1991) Serotonin und Depression. In: Heinrich K, Hippius H, Pöldinger W (Hrsg) Serotonin – ein funktioneller Ansatz für die psychiatrische Diagnose und Therapie. duphar med communication, Bd 2. Springer, Berlin Heidelberg New York Tokyo, S 95–109

Muijen M, Roy D, Silverstone T et al. (1988) A comparative clinical trial of fluoxetine, mianserin and placebo in depressed outpatients. Acta Psychiatr Scand 78: 384–390

Mullin JM, Pandita-Gunawardena VR, Whitehead AM (1988) Double-blind comparison of fluvoxamine and dothiepin in the treatment of major affective disorder. Br J Clin Pract 42: 51–55

Pöldinger W (1983) Die Bedeutung der Psychopharmaka in der Selbstmordprophylaxe. In: Pöldinger W, Reimer F (Hrsg) Psychiatrische Aspekte suizidalen Verhaltens. Tropon, Köln, S 93–101

Rothschild AJ (1992) Disinhibition, amnestic reactions, and other adverse reactions secondary to triazolam: a review of the literature. J Clin Psychiatry 53(Suppl): 69–79

Sternbach H (1991) The serotonin syndrome. Am J Psychiatry 148: 705–713

Teicher MH, Glod C, Cole JO (1990) Emergence of intense suicidal preoccupation during fluoxetine treatment. Am J Psychiatry 147: 207–210

Thies-Flechtner K, Seibert W, Walther A, Greil W, Müller-Oerlinghausen B (1993) Suizide bei rezidivprophylaktisch behandelten Patienten mit affektiven Psychosen. In: Müller-Oerlinghausen B, Berghöfer A (Hrsg) Ziele und Ergebnisse der medikamentösen Prophylaxe affektiver Psychosen. Thieme, Stuttgart New York, S 61–64

Tyrer P, Marsden CA, Casey P et al. (1987) Clinical efficacy of paroxetine in resistant depression. J Psychopharmacol 1: 251–257

Weilburg JB, Rosenbaum JF, Biederman J et al. (1989) Fluoxetine added to non-MAOI antidepressants converts non-responders to responders: a preliminary report. J Clin Psychiatry 50: 447–449

Weinberger DR, Berman KF, Zec RF (1986) Physiologic dysfunction of dorsolateral prefrontal cortex in schizophrenia. Arch Gen Psychiatry 43: 114–124

Wolfersdorf M, Vogel R, Hole G, Dreher D (1984) Suizidversuche in vier psychiatrischen Landeskrankenhäusern Baden-Württembergs. Suizidgefahr, Compendium Psychiatricum Hippokrates, Stuttgart

Diskussion zu Vortrag 10

von Dr. A. Klimke und Dr. E. Klieser

Prof. Dr. W. Maier
Eine Frage zum Stellenwert der MAO-Hemmer: Das immer noch relativ verbreitete Kielholz-Schema geht bei der Initialbehandlung in den beiden ersten Behandlungswochen, wenn die Antriebssteigerung schon wirkt, aber die Stimmungsaufhellung noch nicht, von einer erhöhten Suizidalität aus. In Ihrer Liste der zu vermeidenden antriebssteigernden Medikamente waren weder klassische MAO-Hemmer noch die reversiblen RIMAs aufgeführt.

Dr. A. Klimke
Diese Liste enthielt nur trizyklische Antidepressiva. Sicherlich ist bei der Behandlung mit nichtsedierenden Antidepressiva immer besonders auf die Antriebssteigerung ohne Stimmungsverbesserung zu achten. Andererseits sind dagegen die Möglichkeiten der effizienten Behandlung bei Therapieresistenz abzuwägen. Klassische Antidepressiva sind Serotonin- und zum Teil auch Noradrenalin-Wiederaufnahmehemmer mit zusätzlicher postsynaptischer 5-HT2-Rezeptorblockade, ein anderes Prinzip fehlt im Grunde. MAO-Hemmer gelten als alternatives Konzept bei Therapieresistenz gegenüber Trizyklika, pharmakologisch unterscheiden sie sich aber nicht so grundlegend von ihnen. Mir sind allerdings keine neueren Publikationen bekannt, wo speziell über eine erhöhte Suizidgefährdung bei Verwendung von MAO-Hemmern bei suizidalen Patienten berichtet wird.

11 Lithiumprophylaxe und Suizidprävention

W. Felber

Boswell: »Glauben Sie, Sir, daß alle, die Selbstmord begehen, wahnsinning sind?«
Johnson: »Sir, sie sind oft nicht allgemein geistig gestört, aber eine jähe Aufwallung bedrängt sie derart, daß sie ihr nachgeben und Selbstmord begehen, so wie ein jähzorniger Mann einen anderen ersticht.«
(Samuel Johnson in einem seiner berühmten Dialoge mit James Boswell im Jahre 1773; Boswell 1984, S. 200)

> Schon in den siebziger Jahren wurde beobachtet, daß parasuizidale und suizidale Handlungen suizidgefährdeter depressiver Patienten während der rezidivprophylaktischen Behandlung mit Lithium extrem selten auftraten. Die Beziehung zwischen affektiver Symptomatik und suizidalen Handlungen wurde nun in einer teilprospektiven Studie an insgesamt 36 Patienten mit einer Katamnesedauer von durchschnittlich 14 Jahren untersucht. Dabei zeigte sich eine hochsignifikante Verringerung sowohl parasuizidaler als auch suizidaler Handlungen unter phasenprophylaktischer Lithiumtherapie. Lithium scheint also – neben seiner bekannten phasenreduzierenden Wirkung bei affektiven Psychosen – einen von bislang keinem anderen Prophylaktikum erreichten, spezifischen suizidprophylaktischen Effekt zu haben. Die Indikationsstellung für einen Lithiumeinsatz ist daher bei endogenen affektiven Psychosen genau zu prüfen und insbesondere dann zu bedenken, wenn es während oder außerhalb einer depressiven Episode bereits zu parasuizidalen Handlungen gekommen ist.

11.1 Einleitung

Im Kontext der anthropologisch verstandenen Konflikt- und Leidenssituation eines suizidalen Menschen leitet sich die Betrachtung einer biologischen Dimension der Suizidalität von einer möglichen therapeutischen Hilfe ab. Eine der dabei auftretenden Fragen ist die nach der Spezifik antisuizidaler Therapie. Auf das hier gestellte Thema übersetzt heißt das: Behandeln wir mit Lithium die biologischen Anteile der affektiven Erkrankung und damit das immanent hohe suizidale Risiko solcher Patienten oder greifen wir in bisher nur teilerschlossene gestörte Abläufe im unmittelbaren Vorfeld suizidaler Impulse ein, die nur bedingt mit affektiven Erkrankungen verbunden sind? Der dazu erforderliche Erkenntnisgewinn ist notwendigerweise langwierig, weshalb seine Teilschritte in historischen Etappen dargestellt werden, wozu lediglich ausgewählte Studienergebnisse zitiert werden können.

11.1.1 Frühe Hinweise auf seltene Suizidereignisse

In der Zeit der beginnenden Verbreitung der Lithiumanwendung in den 60er Jahren war die Meinung verbreitet, die Verordnung von Lithium stelle bei suizidgefährdeten depressiven Patienten ein erhebliches Risiko dar (z. B. Christodoulou 1970). Dies wurde insbesondere damit begründet, daß die sehr geringe therapeutische Breite das Lithium zu einem extrem geeigneten Suizidmittel mache.

Entgegen solchen Befürchtungen kam es zu keiner Bestätigung sich häufender Suizidhandlungen. Vielmehr wurde von zahlreichen Behandlern übereinstimmend intuitiv signalisiert, daß während der rezidivprophylaktischen Behandlung auch größerer Zahlen von Patienten extrem selten suizidale Handlungen beobachtet werden. Es gibt tatsächlich nur wenige Mitteilungen über suizidale Lithiumintoxikationen mit oder ohne tödliche Folgen.

> Gabriel et al. (1975) beschrieben zwei solcher Fälle und begründeten ihre Mitteilung u. a. damit: „Berichte über Fälle suizidaler Lithiumvergiftung finden sich in der Literatur nur sehr spärlich..."
>
> In einer eigenen größeren Behandlungsstichprobe, die aus einer multizentrischen Studie rekrutiert wurde (Felber 1981, 1993), hatten sich unter 850 über 23 Monate mit Lithium behandelten Patienten 22 mit vorübergehenden Überdosierungserscheinungen und 7 mit gesicherten sowie 3 verdachtsmäßigen Intoxikationen gefunden. Lediglich in einem Falle geschah es in suizidaler Absicht, bei weiteren 3 Fällen wurde diese allenfalls vermutet.

In einigen Studien wurde frühzeitig schon die Vermutung geäußert, daß unter einer langzeitigen Lithiumbehandlung die Patienten weniger suizidgefährdet seien.

> Carl Lange, der vorwissenschaftliche Altvater der Lithiumprophylaxe periodischer Depressionen (Felber 1987), verfügte Ausgang des vorigen Jahrhunderts über Therapieerfahrungen an ca. 2000 Patienten in mehr als 20 Jahren. Er berichtete von 3 Selbstmorden bei seinen Patienten, „aber alle diese drei waren Patienten, die ich nur ganz oberflächlich kannte... Im übrigen läge nichts besonderes Auffallendes darin, wenn die Deprimierten durch ihr oft sehr ernstes Leiden in einzelnen Fällen zum Selbstmord getrieben würden... Nichts ist häufiger, als dass sie selbst das Gefühl haben, ihre Leiden müssten mit Selbstmord enden, wenn auch die Gefahr, dass sie diesen Gedanken in eine That umsetzen nur gering, oder gar nicht vorhanden ist." (Lange 1896, S. 21)
>
> Mayo (1971) hob die erheblichen psychosozialen Beeinträchtigungen bipolar verlaufender affektiver Erkrankungen hervor: früher Beginn, häufige Hospitalisierungen, familiäre Belastungen mit Manien und Alkoholismus, höhere Scheidungsraten und hohe Suizidraten. Durch eine langjährige Lithiumbehandlung kam es zu einer bemerkenswerten Stabilisierung des psychosozialen Profils einschließlich der Suizidraten.
>
> Die Untersuchungen von Dawson et al. (1972), welche im Kapitel 11.1.2 ausführlicher dargestellt werden, ergaben einen umgekehrt proportionalen Zusammenhang zwischen der Lithiumkonzentration in Trinkwasser- und Urinproben von Probanden und der Suizidhäufigkeit in Texas, wenn auch dieses Ergebnis statistisch nicht abgesichert werden konnte.
>
> Fieve (1977, S. 286f.) berichtet von 20 fremdevaluierten Lithiumbehandlungen über 78 Wochen, unter denen keine suizidale oder parasuizidale Handlung aufgetreten war. Um jegliche Therapeuteneinflüsse auszuschalten, waren 3/4 der Konsultationen von nichtpsychiatrischen Bewertungsteams durchgeführt worden, die dazu noch wöchentlich gewechselt wurden.
>
> Poole et al. (1978) hatten bei 100 Patienten in 5 Jahren prophylaktischer Lithiumbehandlung beobachtet, daß es im Vergleich zu einer gleichlangen Kontrollperiode bei 7 Patienten zu einer Zunahme und bei 14 Patienten zu einer Abnahme der Parasuizide gekommen war.

11.1.2 Antiaggressive Wirkung und Serotoninstoffwechsel

Überwiegend in den 70er Jahren wurden drei Tatsachen nebeneinander bekannt, die für das weitere Verständnis des Themas von herausragender Bedeutung sind, deren Zusammenhang aber erst später klar wurde.

1. Die ursprüngliche Indikation des Lithiumeinsatzes ergänzend wurde festgestellt, daß unter einer laufenden Behandlung mit Lithium gewaltsame Aggressionen vermindert werden.

    Sheard (1971) konnte in einem „single-blind"-Versuch an 12 Häftlingen über 3 Monate nachweisen, daß Lithium gegenüber Plazebo statistisch hochsignifikant antiaggressiv wirksam ist. Durch den Einsatz einer Selbstbewertungsskala, eines Fragebogens, eines psychiatrischen Interviews und durch Personalbeobachtungen konnten die Ergebnisse sehr exakt erhalten werden.

    In einer später abgeschlossenen Studie (Sheard et al. 1976) lagen 3 Jahre doppel-blinde Behandlungsergebnisse vor. Die Autoren differenzierten sehr genau, daß Lithium effektiv nur sog. „major aggressive acts" verhindert, nicht global ein unselektioniertes Verhaltensdefizit ersetzt.

    Von besonderem Interesse waren die 1972 mitgeteilten Untersuchungsergebnisse von Dawson et al. (1972), die Urinproben von 860 Personen aus 24 Landkreisen von Texas untersucht hatten. Der Lithiumgehalt dieser Proben stand in direktem Verhältnis zu dem der Trinkwasserproben, woraus sich für Texas eine geographische Verteilung von niedrigem Lithiumgehalt (<11,0 µg/l Trinkwasser) im Nordosten zu hohem Lithiumgehalt (>70 µg/l Trinkwasser) im Südwesten ergab. Statistisch konnte nun gesichert werden, daß die Anzahl der psychiatrisch bedingten stationären Aufnahmen umgekehrt proportional zum Lithiumgehalt in Trinkwasser- und Urinproben stand. Auch nahm die Zahl der Mordfälle – alles für das Jahr 1969 berechnet – von Nordost nach Südwest kontinuierlich und statistisch signifikant ab. Die Ergebnisse von Dawson und Mitarbeitern hatten damals in der Öffentlichkeit für soviel Überraschung und Anteilnahme gesorgt, daß man Lithium in den Medien als Texas-Tranquilizer bezeichnete und diskutiert wurde, ob das Trinkwasser damit angereichert werden sollte.

    Tupin et al (1973) behandelten 27 gewalttätige Verbrecher, die alle in einem „festen Haus" einer psychiatrischen Klinik in Kalifornien untergebracht waren, 3–18 Monate mit üblichen Dosen von Lithium und beobachteten eine Abnahme spezifisch gewalttätigen Verhaltens und gleichzeitig eine Zunahme sogenannt reflektierenden Gemüts („reflective mood").

    Shader (1974) demonstrierte eindrucksvoll die antiaggressiven Wirkungen von Lithium anhand einer extrem aggressiven Symptomatik bei einer 34jährigen Frau, bei der praktisch alle anderen psychopharmakologischen Wirkprizipien über fast 2 Jahrzehnte ohne Erfolg geblieben waren.

    Wickham u. Reed (1987) hielten Lithium für das am meisten spezifisch wirkende Mittel gegen aggressive und selbstverletzende Zustände, dessen Effektivität zudem am besten überprüft sei.

    Eine sehr gut dokumentierte biologisch fundierte Therapie impulsiv-aggressiven Verhaltens mit Lithium kann heute als gesichert angenommen werden (Nilsson 1994), die jedoch aus offensichtlich ethischen Gründen wenig beachtet blieb. Aggressionen bei psychischen Störungen zählen dazu ebenso wie Kinder mit Verhaltensstörungen, geistige Behinderungen, Impulskontrollstörungen bei Straftätern bzw. dissozialen Persönlichkeitsstörungen oder selbstzerstörerisches Verhalten (antisoziale Persönlichkeitsstörung; Störung des Sozialverhaltens, aggressiver Einzelgängertypus; Borderline-Persönlichkeitsstörung; Alkoholabhängigkeit; intermittierende Attacken gewalttätigen Verhaltens).

2. Im Gehirn und Liquor von Suizidenten wurde lange schon ein Hinweis dafür gefunden, daß Auffälligkeiten im Serotonin- (5-HT-) Stoffwechsel zu beobachten sind.

Shaw et al. (1967), Bourne et al. (1968) sowie Pare et al. (1969) wiesen als erste auf Besonderheiten im Gehirn von Suizidenten im Zusammenhang mit dem 5-HT hin.

Åsberg et al. (1976) untersuchten den lumbalen Liquor von Patienten nach Parasuiziden auf 5-Hydroxy-Indolessigsäure (5-HIAA), den Hauptmetabolit des 5-HT, und fanden, daß deren Verminderung mit besonders aggressiven Handlungen korrelierte und spätere vollendete Suizide anzeigte. In Folgeuntersuchungen (Träskman et al. 1981) konnte dieser Befund bestätigt werden als hoch signifikanter Prädiktor für Suizid nach Parasuizid.

Die Arbeitsgruppe um Valzelli (1984) beschrieb die Aggressionssteigerung von Versuchstieren nach Isolation und hob die besondere Beziehung zum 5-HT-Stoffwechsel hervor.

Van Praag (1984) unterschied mehrere Depressionsformen nach biochemischen Parametern und fand wiederum die Beziehung zwischen herabgesetztem 5-HT-Stoffwechsel und hoher Rate von Suizidalität.

Psychische Abnormitäten, die sich um Angst, Aggression und Impulsivität gruppieren und von daher Eigenschaften darstellen, die sich gehäuft bei Suizidenten finden, werden in enge Wechselbeziehungen mit Störungen im serotonergen System gebracht (Apter et al. 1991).

Mühlbauer (1985) faßte die vorliegenden Befunde zusammen: »Wissenschaftliche Meinungen konvergieren darin, daß es eine 5-HIAA-Defizitgruppe gibt, welche hoch gefährdet ist für lebensschädigendes Verhalten. Dabei dürfte ein 5-HIAA-Spiegel im Liquor unterhalb 92,5 nmol/l von klinischer Relevanz sein für sog. Störungen der Impulskontrolle. Zerstörerische und selbstzerstörerische Gefühle und Verhaltensweisen und deren biochemische Aspekte werden als ein Ungleichgewichtssyndrom angesehen, welches die Ursache einer wohldefinierten Vulnerabilität ist, die ihrerseits zur Grundlage der Psychopathologie und Psychodynamik von Phänomenen wie der Aggression und möglicherweise von Panikattacken wird.«

3. Die Wirkung des Lithiums entfaltet sich neben Einflußnahmen auf viele andere zentrale Stoffwechselwege auch über den Serotoninmetabolismus.

Tagliamonte et al. (1971) gehörten zu denen, die frühzeitig darauf aufmerksam machen konnten, daß Lithium in therapeutischen Dosen die Serotoninsynthese um ca. 20% steigert, also um etwa die Größe, die dem Defizit bei Depressiven entsprechen kann.

Wiederholt weckte der Zusammenhang zwischen der Einnahme zentraler Stimulantien (einschließlich Appetitzügler) und der Aktivierung von Suizidalität ein besonderes Interesse (z. B. Fleischhauer 1972). In einer eigenen Untersuchung beobachtete Flemenbaum (1974), daß die Wirkungen von Amphetamin sehr rasch blockiert wurden, wenn die Patienten gleichzeitig Lithiumkarbonat erhielten. Bei Absetzen des Lithiums war der Effekt umkehrbar. Der Autor führte diese klinischen Beobachtungen auf eine gegensätzliche pharmakologische Wirkung von Lithium und Amphetamin auf den Dopamin-, Noradrenalin- und vor allem Serotoninstoffwechsel zurück.

Shaw (1975) differenzierte in seinem Übersichtsartikel bereits sehr genau die akuten, subakuten und chronischen Effekte des Lithiums auf den Serotoninmetabolismus.

Man kann heute davon ausgehen, daß Lithium eine serotonerge Wirkung entfaltet (Price et al. 1990), die insbesondere unter Langzeitverabreichung als serotonin-agonistisch anzusehen ist (Müller-Oerlinghausen 1985). Die Mannigfaltigkeit der diskutierten Befunde von der Tryptophanaufnahme bis zu postsynaptischen Transduktionsmechanismen und die offenen Fragen von der biochemischen bis zur psychologischen Ebene hat Müller-Oerlinghausen (1993) umfassend diskutiert.

11.1.3 Suizidgedanken, Suizide und Parasuizide unter Lithium

Erst seit den 80er Jahren verdichten sich konkrete Erkenntnisse über eine mögliche spezifische antisuizidale Wirksamkeit des Lithiums, die von bisherigen Erfahrungen abzuleiten waren und die sich auf Suizidgedanken und Parasuizide ebenso wie auf vollendete Suizide beziehen.

Lepkifker et al. (1983) stellten neben anderen Therapiedaten auch eine exakte Beobachtung von Suizidgedanken ihrer Patienten dar, die sich unter der Lithiumbehandlung auf 1/5 reduzierten. Von den insgesamt 66 Patienten litten 47 in der Kontrollperiode und 9 in der Verumperiode unter Suizidgedanken ($p < 0{,}001$).

Hanuš u. Zapletalek (1984) berichteten über 95 Patienten mit affektiven Erkrankungen, von denen 25 in der Kontrollperiode (5 Jahre) und 4 in der Verumperiode (5 Jahre) mindestens einen Parasuizid durchführten ($p < 0{,}001$).

Causemann u. Müller-Oerlinghausen (1988) fanden unter 411 affektiven Patienten der Berliner Lithiumkatamnese 31 Männer und 47 Frauen, die mindestens einen Parasuizid vor der Lithiumeinstellung durchgeführt hatten. Während der Lithiumbehandlung ereigneten sich 3 Suizide (einer davon mit einem letzten Lithiumspiegel von 0,05 mmol/l) und 11 Parasuizide bei 9 Patienten. Bei intraindividuell gleichlangen Beobachtungsperioden verringerte sich die durchschnittliche Zahl der (para)suizidalen Handlungen von 1,7/Patient in der Kontrollperiode auf 0,18 pro Patient in der Verumperiode. Ergänzend dazu fanden sich 5 Suizide und 12 Parasuizide nach abgebrochener bzw. unterbrochener Lithiummedikation. Unter einer sehr spezifischen Auswahl (mindestens ein Parasuizid vor der Lithiumeinstellung, mindestens ein Jahr Lithiumbehandlung) ergaben sich in dieser Stichprobe (Müller-Oerlinghausen et al. 1992a) hoch trennende Unterschiede in der Anzahl der Parasuizide und Suizide zwischen der Zeit der Lithiumbehandlung (durchschnittlich 8 Jahre) und der Zeit nach Unterbrechung (bis 44 Monate). Nach der intraindividuellen Spiegelmethode konnte auch für die Nonresponder nachgewiesen werden, daß die durchschnittliche Anzahl der Parasuizide in der Verumperiode ($0{,}23 \pm 0{,}13$) signifikant ($p < 0{,}01$) niedriger war als in der Kontrollperiode ($1{,}5 \pm 0{,}2$).

In der Dresdner Langzeitstudie (Lange et al. 1989), die eine durchschnittliche Behandlungszeit von 11,6 Jahren aufwies, konnte gezeigt werden, welche Auswirkungen diese langzeitige Lithiumbehandlung auf suizidales Verhalten hat. In der Kontrollperiode (durchschnittlich 11,0 Jahre) unternahmen 19 von 99 Patienten insgesamt 26 parasuizidale Handlungen; im ersten Jahr nach Lithiumeinstellung verübte ein Patient und nach Absetzen von Lithium weitere 3 Patienten einen Parasuizid, ansonsten gab es keine suizidalen bzw. parasuizidalen Handlungen in der Verumperiode, obwohl bei 14% der Patienten Nonresponse bzw. unvollständige Compliance vorlag.

Auch für die neueren Konzepte der Angstsyndrome mit Panikattacken wird u. a. eine Störung im 5-HT-Metabolismus diskutiert (Den Boer 1988), deren Verbindung mit einer erhöhten Suizidrate besonders von Lönnqvist u. Kuoppasalmik (1989) herausgearbeitet wurde. Unter herkömmlicher Diagnostik zählten diese Störungen zu einem beträchtlichen Teil zu den ängstlich-agitierten Formen der Depression.

Unter der Fragestellung der Mortalitätsänderung langzeitig lithiumbehandelter Patienten sind in den letzten Jahren mehrere Studien publiziert worden (Norton u. Whalley 1984; Ahrens u. Müller-Oerlinghausen 1990; Vestergaard u. Aargaard 1991; Coppen et al. 1991; Müller-Oerlinghausen et al. 1992b). Die Arbeitsgruppen um Coppen und um Müller-Oerlinghausen kommen übereinstimmend zu dem Ergebnis, daß die bekanntermaßen um das 2,5- bis 3fach erhöhte Mortalität bei affektiven Patienten, welche überwiegend durch Suizide bestimmt wird, unter Lithium auf die Erwartungswerte in der Normalbevölkerung sinkt. Besonders die Daten der IGSLI-Studie (zusammengefaßt bei Müller-Oerlinghausen 1994), die sich multizentrisch z. Zt. auf 827 Patienten stützen kann, zeigen das eindrucksvoll. Bei den anderen genannten Studien, die zu abweichenden Ergebnissen kommen, sind besondere methodische Probleme zu diskutieren.

Auf einige der eigenen kürzlich publizierten vorläufigen Befunde (Felber u. Kyber 1994) soll hier nochmals eingegangen werden, wobei besonders die Beziehung zwischen affektiver Symptomatik und suizidalen Handlungen betrachtet wird. Die Ergebnisse demonstrieren das besprochene Thema nochmals in typischer Weise.

11.2 Methodik

Es handelt sich um eine teilprospektive Studie an Patienten der Dresdner Klinik und Poliklinik für Psychiatrie, die überwiegend in der Lithiumambulanz und der Betreuungsstelle für Suizidgefährdete systematisch untersucht, dokumentiert und behandelt worden waren. Beide Spezialambulanzen arbeiten seit etwa 25 Jahren unter besonderem wissenschaftsmethodischen Konzept und konzentrieren sich vornehmlich auf Problempatienten. Die Patienten waren nicht unter der jetzigen Fragestellung in die Studie eingeschlossen worden; denn die durchschnittliche Katamnese beträgt 14 Jahre, eine Zeit, an deren Anfang solche Fragen nicht standen. Sie wurden vielmehr hinsichtlich dreier Kriterien ausgewählt, die für die Aussage über eine mögliche suizidprophylaktische Wirkung des Lithiums notwendig erschienen:

1. mindestens eine, meistens zwei in der Klinik behandelte depressive Episoden, die ursprünglich nach ICD-9 (296 außer 296,7) diagnostiziert, nach ihrer Studienrekrutierung mittels ICD-10 und DSM-III-R überprüft wurden und sämtlich die Kriterien einer „major depressive disorder" erfüllten;
2. wenigstens ein begangener Parasuizid, der zu einer affektiven Episode oder zur aktuellen Lithiumeinnnahme nicht im Zusammenhang stehen mußte, bzw. Suizid des Patienten;
3. kontinuierliche Lithiumeinnahme über zusammenhängend mehr als 6 Monate, was auch nach einer Unterbrechung wieder galt.

Die ärztlichen Behandlungskontrollen fanden mindestens 6 mal pro Jahr statt. Dabei wurde jeweils der Lithiumspiegel im Serum bestimmt, welcher auf 0,6–0,8 mmol/l, in Einzelfällen auch darüber orientiert wurde. Rückfälle wurden definiert durch Änderung der Psychopathologie, Verordnung oder Erhöhung zusätzlicher Psychopharmaka bzw. stationäre Einweisung.

Die individuelle Katamnese wurde mit dem zuerst erfaßten und beschriebenen Ereignis – also einem Parasuizid oder einer affektiven Episode – eröffnet, das Katamneseende durch die jeweils zuletzt dokumentierte Information bestimmt. Dazwischenliegende Zeiträume, in denen Lithium verabreicht, und solche, in denen kein Lithium eingenommen worden war, wurden jeweils als lithiumwirksame „Verumperiode" bzw. als lithiumfreie „Kontrollperiode" zusammengefaßt und hinsichtlich Polarität, Anzahl, Dauer und Schwere der affektiven Episoden sowie erfolgter Parasuizide oder Suizide und deren Gewaltsamkeit untersucht.

11.3 Ergebnisse

Es handelt sich um 36 Patienten (27 Frauen, 9 Männer), die mindestens an zwei affektiven Episoden erkrankt waren. Anteilmäßig sind wesentlich mehr Frauen (n = 18) als Männer (n = 4) monopolar erkrankt, während die bipolare Gruppe durch relativ mehr männliche (n = 5) im Vergleich zu weiblichen Patienten (n = 9) repräsentiert wird.

Die durchschnittliche *Katamnesedauer* beträgt 14,08 Jahre (minimal 2,4 Jahre, maximal 45,7 Jahre), wovon die Patienten durchschnittlich 7,20 Jahre „lithiumfrei" waren und durchschnittlich 6,88 Jahre „lithiumwirksam" behandelt wurden. Die Gesamtkatamnese für alle Patienten entspricht damit einem Zeitraum von 506,8 Patienten-Summen-Jahren, von denen 259,1 auf die Kontrollperiode und 247,7 auf die Verumperiode entfallen. Kontroll- und Verumperiode differieren in ihrer jeweiligen Dauer also nur unerheblich, die Kontrollperiode ist um 11,4 Patienten-Summen-Jahre länger als die Verumperiode.

Das Auftreten *affektiver Symptomatik* als Marker der Lithiumresponse spiegelt den Hintergrund wider, auf dem suizidales Handeln sich in der Kontroll- und Verumperiode bevorzugt ereignen kann. Dabei interessiert die Anzahl der betroffenen Patienten, von denen einige in der Verumperiode kein Rezidiv haben, und die zeitliche Ausdehnung, in der affektiv-depressive (oder manische) Symptomatik bestand, hier als Summendauer für alle Patienten.

Nicht jeder der 36 Patienten machte krankhafte Episoden in beiden Perioden in gleichem Maße durch. In Abb. 1 ist die Anzahl der wirklich betroffenen Patienten, getrennt nach Geschlecht und Verlaufstyp, dargestellt.

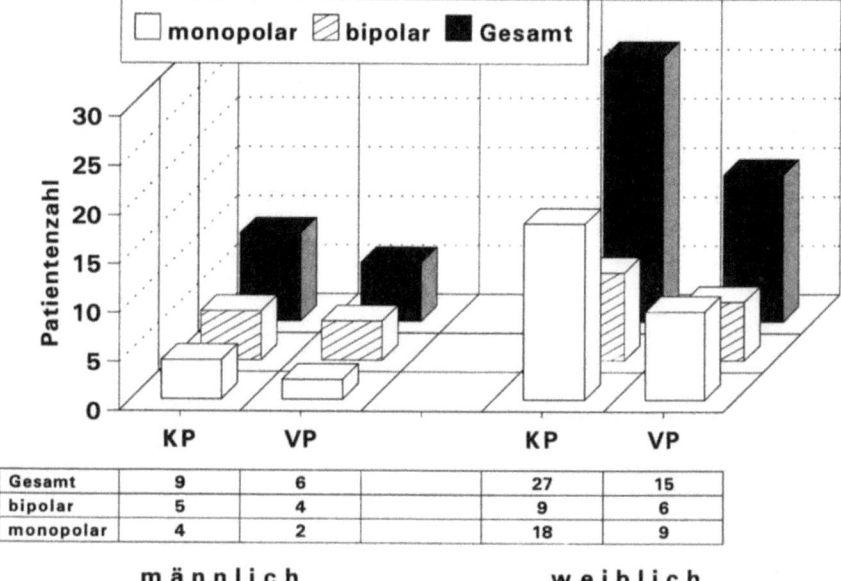

Abb. 1. Anzahl der Patienten mit mono- und bipolar *depressiven* Episoden in Kontrollperiode (*KP*) und Verumperiode (*VP*) von insgesamt 36 Patienten

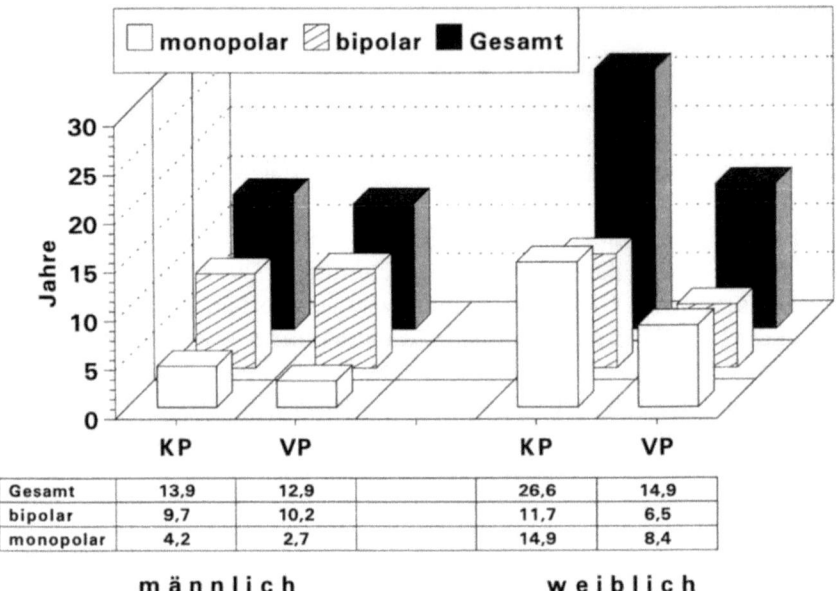

Abb. 2. Dauer mono- und bipolar depressiver Symptomatik in Kontroll- und Verumperiode bei 36 Patienten

Von den 259,1 Patienten-Summen-Jahren der Kontrollperiode wurden insgesamt 40,4 Jahre unter affektiver Symptomatik zugebracht; 218,7 Summen-Jahre waren die Patienten praktisch symptomfrei. In der 247,7 Patienten-Summen-Jahre dauernden Verumperiode sind es 27,8 Krankheitsjahre gegenüber 219,9 Summen-Jahren, die die Patienten frei von registrierter affektiver Symptomatik waren. Affektive Symptomatik nimmt damit anteilig 15,6% der Kontrollperiode und 11,2% der Verumperiode ein. Die Dauer affektiver Symptomatik, nach Geschlecht und Verlaufstyp differenziert, ist in Abb. 2, dargestellt.

Bei der Betrachtung der *Suizidalität* ist festzustellen, daß die insgesamt 71 registrierten (para-)suizidalen Handlungen zu annähernd gleichen Anteilen von Patienten der monopolaren (= 36) und der bipolaren Gruppe (= 35) vollzogen wurden. Insgesamt 64 aller (Para-) Suizide (= 90,1%) ereigneten sich während der Kontrollperiode, 7 (= 9,9%) während der Verumperiode. Die Verteilung der suizidalen und parasuizidalen Handlungen auf die Kontroll- bzw. Verumperiode insgesamt und geschlechtsgetrennt geht aus Abb. 3 hervor. Dabei weist der Vergleich zwischen Kontroll- und Verumperiode sowohl für die Parasuizide als auch die Suizide ein hochsignifikantes Abweichen von der Nullhypothese auf (chi^2-Test nach McNemar: Parasuizide chi^2 = 49,19, Suizide chi^2 = 45,76; kritischer Wert 10,83; $p < 0,001$).

86,9% aller Parasuizide in der Kontrollperiode und 2/3 derer in der Verumperiode wurden durch Frauen verübt. Frauen begingen ebenfalls 2/3 der Suizide in der Kontrollperiode, während der einzige Suizid in der Verumperiode von einem Mann begangen wurde.

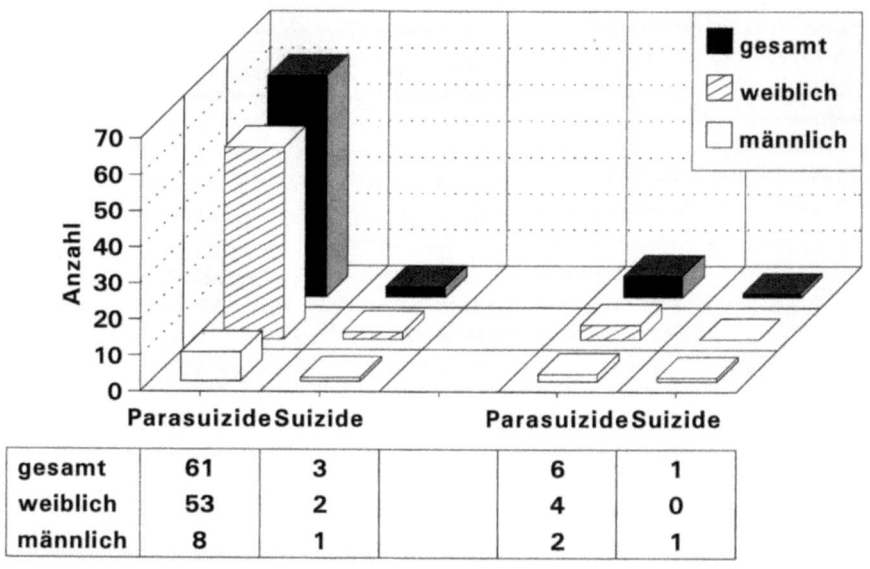

Abb. 3. Parasuizidale und suizidale Handlungen in Kontroll- und Verumperiode bei 36 Patienten

Rund 69% der Parasuizide in der Kontrollperiode ereigneten sich während einer depressiven Phase. Dabei deutet sich eine Kumulation von Parasuiziden unter ausgeprägter depressiver Symptomatik an. Zwei Drittel der Parasuizide in der Verumperiode ereigneten sich während einer depressiven Phase (die übrigen konnten nicht eindeutig klassifiziert werden), wobei keiner der Parasuizide bei erwiesener ausgeglichener bzw. subdepressiver Stimmungslage verübt wurde.

In der Kontrollperiode wurden die meisten Parasuizide mit non-violenten (sog. „weichen") Methoden verübt und ereigneten sich mehrheitlich in einer depressiven Phase. Fünf von insgesamt 9 violenten Parasuiziden (von denen jedoch 3 hinsichtlich ihrer Depressivität nicht zuordenbar waren) wurden während einer depressiven Episode begangen. Bei allen 3 Suiziden gingen die Personen mit violenten (sog. „harten") Methoden vor (Ertränken, Sturz aus der Höhe, Erhängen). Zwei von ihnen sind nicht eindeutig hinsichtlich der aktuellen Psychopathologie bestimmbar gewesen; ein Suizid ereignete sich unter schwerer depressiver Symptomatik und wenige Wochen nach dem Absetzen des Lithiums.

Die Mehrzahl der Parasuizide in der Verumperiode wurde ebenfalls non-violent verübt; der Suizid wurde nach dem Abklingen klinisch erfaßbarer subdepressiver Symptomatik mittels einer „harten" Methode begangen (Erhängen). Keine der suizidalen Handlungen trat in der Einzelkatamnese erstmals in der Verumperiode auf, sie waren stets rezidivierendes autoaggressives Verhalten, d. h. es ging ihnen mindestens ein Parasuizid in der Kontrollperiode voraus. Während in der Kontrollperiode eindeutig non-violente Handlungen vorherrschen, ist das Verhältnis

Tabelle 1. Katamnestische Ergebnisse der Lithiumbehandlung einer Hochrisikogruppe in Kontroll- und Verumperiode

	Kontrollperiode	Verumperiode	Summe
Katamnesedauer	7,20 J	6,88 J	14,08 J
Patienten-Summen-Jahre	259,1	247,7	506,8
Relative Dauer affektiver Symptome	15,6%	11,2%	13,5%
Parasuizide	61	6	67*
Suizide	3	1	4*
Parasuizide/Jahr	0,235	0,024	0,132
Suizide/Jahr	0,012	0,004	0,008
PS-Zeit-Relation	1 PS/4,2 J	1 PS/41,3 J	1 PS/7,6 J
S-Zeit-Relation	1 S/86,4 J	1 S/247,7 J	1 S/126,7 J
Ereignis-Quotient PS	9,7	:	1
Ereignis-Quotient S	2,9	:	1

PS Parasuizid, *S* Suizid, *J* Jahr, * $p < 0{,}001$

von violenter zu non-violenter Vorgehensweise während der Verumperiode eher ausgeglichen.

In Tabelle 1 sind die wesentlichen katamnestischen Ergebnisse nochmals zusammengefaßt. Außerdem werden Ereignis-Zeit-Relationen für Parasuizide und Suizide als wohl anschaulichste Angabe angeboten, die dann jeweils wieder einen Ereignis-Quotienten aus Kontroll- und Verumperiode bilden können (s. Kapitel 11.4). Es zeigt sich also, daß in der vorliegenden Stichprobe die Parasuizide unter der Lithiumbehandlung auf nahezu 1/10 und die Suizide unter der Lithiumbehandlung auf 1/3 reduziert sind.

11.4 Diskussion

Der differenzierten statistischen Betrachung der Ergebnisse der vorliegenden Studie sind durch die geringe Anzahl von Parasuiziden bzw. Suiziden vor allem in der Verumperiode Grenzen gesetzt. Die Tatsache, daß die unter affektiver Symptomatik verbrachte Zeit sich von 40,4 Jahren (Kontrollperiode) auf 27,8 Jahre (Verumperiode) vermindert (s. Abb. 2), was lediglich einem Verhältnis von 1 zu 0,7 entspricht, weist darauf hin, daß die Lithiumresponse der hier betrachteten Stichprobe eher schlecht ist. Bei genauer Differenzierung wird deutlich, daß zwar 50% der Patienten mit monopolaren Verläufen und 29% mit bipolaren Verläufen keine weiteren Krankheitsphasen mehr durchmachten (s. Abb. 1), die übrigen Patienten aber in der Kontrollperiode im Vergleich zur Verumperiode kaum vermindert erkrankten, die männlichen Patienten mit bipolaren Verläufen gar bezüglich erkrankter Zeit einen schlechteren Verlauf nahmen. Die Interpretation der Ergebnisse muß deshalb auch unter Beachtung dieser Aspekte, die durch das besondere Setting der Untersuchung entstanden, gesehen werden. In der Dresdner Referenzstichprobe von 623 Patienten (Felber 1993) beträgt das Verhältnis 1:0,13, was sich aus der Reduktion der Episodenzahl und -dauer ergibt.

Das zweifellos interessanteste Ergebnis der Untersuchung ist in der statistisch hochsignifikanten Verminderung sowohl parasuizidaler (von 61 auf 6) als auch suizidaler Handlungen (von 3 auf 1) unter der phasenprophylaktischen Behandlung mit Lithium zu sehen. Unter Berücksichtigung der leicht differierenden Dauer der Kontroll- und Verumperiode ist der Ereignisquotient für Parasuizide 9,7:1 und für Suizide 2,9:1. Anders ausgedrückt ereignet sich ein Parasuizid in der Kontrollperiode alle 4,2 Jahre, in der Verumperiode alle 41,3 Jahre und ein Suizid in der Kontrollperiode alle 86,4 Jahre, in der Verumperiode alle 247,7 Jahre. Dabei scheinen den Ergebnissen der Tabelle 1 zufolge Frauen (von 53 auf 4 bzw. von 2 auf 0) deutlich besser als Männer (von 8 auf 2 bzw. von 1 „auf" 1) anzusprechen. Diese Verminderung suizidaler Handlungen beansprucht unter der Einbeziehung der an sich relativ schlechten Lithiumresponse bezüglich Verminderug der Krankheitsepisoden eine besondere Beachtung.

Das Ergebnis kann inhaltlich mit dem der Berliner Arbeitsgruppe (Müller-Oerlinghausen et al. (1992a) verglichen werden, die bei einer ähnlichen Stichprobe (n=68), allerdings unter einem anderen methodischen Ansatz, eine Abnahme der Parasuizide bei Patienten mit affektiven Erkrankungen unter der Lithiumbehandlung berichten. Bei intraindividueller Spiegelmethode (durchschnittliche Perioden je 8 Jahre) verübten in der Kontrollperiode 84% der Patienten mindestens 1 Parasuizid, in der Verumperiode waren es noch 6% der Patienten. Einen vollendeten Suizid begingen 2 von 55 Patienten unter der Lithiumbehandlung gegenüber 4 von 13 Patienten, die die Lithiumbehandlung abgebrochen hatten. Ausgangspunkt für diese Untersuchung war die Beobachtung vom Absinken der ursprünglich erhöhten Mortalität von Patienten mit affektiven Psychosen unter Lithiumlangzeitbehandlung (Ahrens u. Müller-Oerlinghausen 1990).

In der Kontrollperiode wurde die Mehrzahl der suizidalen Handlungen nonviolent und bei gleichzeitiger Anwesenheit endogen-depressiver Symptomatik verübt. Einen Zusammenhang zwischen gestörter Stimmungsregulation – also Depression – und Ausmaß der Gewaltsamkeit suizidaler Handlungen können wir hier nicht beobachten. Insofern finden wir uns indirekt in Übereinstimmung mit Ergebnissen von Autoren wie Åsberg et al. (1986) und Träskman et al. (1981), die eine Korrelation zwischen violenter Autoaggressivität und Schwere der depressiven Symptomatik nicht nachweisen konnten. Allerdings kam es in der Verumperiode, wo violente und nonviolente Methoden etwa gleich oft eingesetzt wurden, zu keinem Parasuizid ohne Anwesenheit depressiver Symptomatik. In der Tendenz ist hier ein Zusammenhang zwischen Schwere der Depression und zunehmender Aggressivität der suizidalen Handlung zu bedenken.

Innerhalb der ersten 6 Monate nach Beginn der kontinuierlichen Lithiumeinnahme kam es zu keiner (para-)suizidalen Handlung, was nach Kenntnis der Autoren bisher in der Literatur nicht explizit beschrieben wurde. Das legt den Gedanken nahe, daß ein antisuizidaler Effekt bereits vor dem Einsetzen einer phasenprophylaktischen Wirkung zwischen etwa 6 und 12 Monaten und möglicherweise weniger spiegelabhängig als diese eintreten könnte. Bemerkenswert ist in diesem Zusammenhang auch, daß parasuizidales und suizidales Handeln in der Verumperiode stets rezidivierendes Handeln war. Ihm ging immer mindestens ein Parasuizid in der Kontrollperiode voraus.

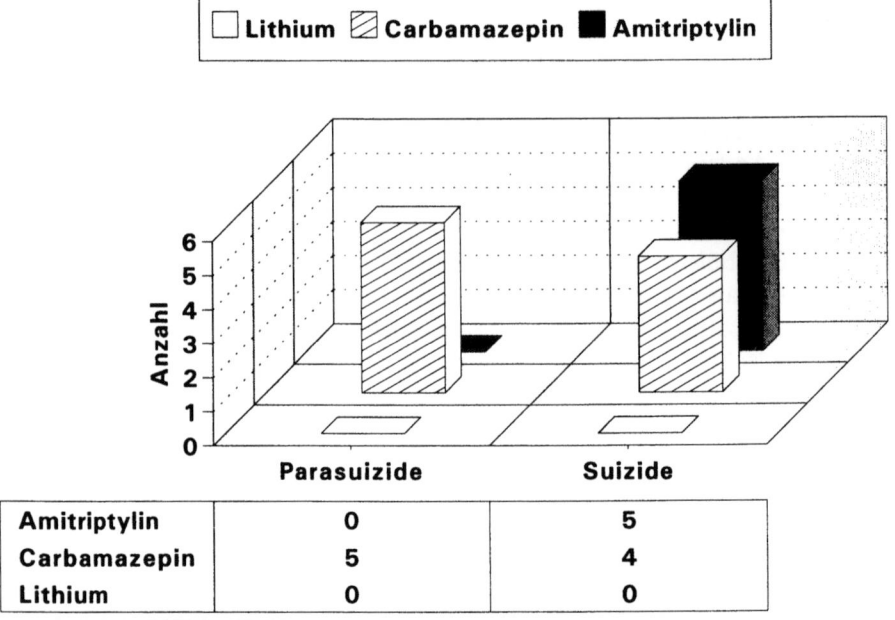

Lithium = 178; Carbamazepin = 147; Amitriptylin = 53 Patienten

Abb. 4. Prüfsubstanzen und suizidale Handlungen in der Multicenterstudie Affektive Psychosen (MAP)

Ähnlich wie Müller-Oerlinghausen et al. (1992a), die eine abnehmende Häufigkeit von Parasuiziden sowohl bei Lithiumrespondern als auch Nonrespondern beobachteten, interpretieren wir unsere Ergebnisse insgesamt dahingehend, daß Lithium eine kontrollierende Einwirkung auf suizidales Verhalten bewirkt, welche nicht nur abhängig ist von seiner bekannten phasenreduzierenden Wirkung bei affektiven Psychosen.

Ergänzend dazu sind die von Thies-Flechtner (1992) sowie Thies-Flechtner et al. (1994) berichteten Ergebnisse von großer Bedeutung, die aus der prospektiv angelegten, kontrollierten Multicenterstudie Affektiver Psychosen (MAP) hervorgehen, in welcher die rezidivprophylaktische Wirkung von Lithium, Carbamazepin und Amitriptylin über 2½ Jahre verglichen werden (s. Abb. 4). Es geht daraus eindrucksvoll hervor, daß die mit Lithium behandelte Gruppe, welche zudem zahlenmäßig am größten ist, die einzige Stichprobe ist, in der weder ein Parasuizid noch ein Suizid beobachtet wurde.

Nach dem bisherigen Erkenntnisstand muß davon ausgegangen werden, daß Lithium einen spezifischen suizidprophylaktischen Effekt aufweist, der so bisher von keinem anderen Prophylaktikum in der psychiatrischen Therapie affektiver Störungen nachgewiesen werden konnte.

Selbstverständlich kann allein in der Gabe von Lithium nicht die Lösung des Problems autoaggressiven Verhaltens gesehen werden und dürfen suizidpräventive Maßnahmen keinesfalls auf die kontrollierte Verabreichung von Medikamenten reduziert werden. Wir möchten jedoch aufgrund unserer vornehmlich biologische Grundlagen einbeziehenden Ergebnisse die Notwendigkeit betonen, die Indikation für einen Lithiumeinsatz bei endogenen affektiven Psychosen genau zu prüfen und insbesondere dann zu bedenken, wenn es während oder außerhalb einer depressiven Episode bereits zu parasuizidalen Handlungen gekommen ist.

11.4 Zusammenfassung

Es werden Etappen auf dem Weg zur Entdeckung der antisuizidalen Wirkung von Lithium anhand der Literatur dargestellt. Im Rahmen einer langzeitkatamnestischen Retrospektivstudie bei kontrollierter Lithiumdauertherapie wurden 36 Patienten (27 Frauen und 9 Männer) mit affektiven Störungen (ICD-10-und DSM-III-R-Kompatibilität überprüft) und stattgehabten suizidalen Handlungen (67 Parasuizide und 4 Suizide) untersucht. Die lithiumfreie Zeit während der Erkrankung betrug durchschnittlich 7,20 Jahre, woraus sich 259,1 Patienten-Summen-Jahre (Kontrollperiode) errechnen; die lithiumwirksame Zeit betrug durchschnittlich 6,88 Jahre, woraus sich 247,7 Patienten-Summen-Jahre (Verumperiode) ergeben. Die Kontrollperiode wurde mit der Verumperiode hinsichtlich Polarität, Anzahl, Dauer und Ausprägung der affektiven Episoden sowie erfolgter Parasuizide und Suizide und deren Gewaltsamkeit verglichen.

Es zeigt sich, daß in der Verumperiode die Parasuizide auf 1/10 und die Suizide auf 1/3 vermindert waren, wobei offensichtlich Frauen deutlich besser respondierten als Männer. Alle in der Verumperiode parasuizidal oder suizidal handelnden Patienten hatten bereits parasuizidale Handlungen in der Vorgeschichte, d. h. erstmalige (Para-) Suizide wurden unter der Lithiumbehandlung nicht beobachtet. Auffällig war außerdem, daß in den ersten 6 Monaten nach Beginn der Lithiumeinstellung kein Parasuizid oder Suizid auftrat, obwohl in dieser Zeit noch nicht von einer phasenprophylaktischen Wirksamkeit des Lithiums ausgegangen werden kann. Eine bevorzugte Verminderung violenter (para-) suizidaler Handlungen konnte in unserer Stichprobe nicht bestätigt werden.

Für die umfassende Einbeziehung suizidgefährdeter Zielgruppen affektiver wie auch anderer psychischer Störungen ergeben sich weitreichende Schlußfolgerungen.

11.5 Schlußfolgerungen

Der derzeitig erreichte Kenntnisstand zum Problem Lithiumprophylaxe und Suizidprävention erlaubt es, Schlußfolgerungen zu ziehen, aus denen sich z. T. neue wissenschaftliche Fragestellungen ableiten lassen, die zu beantworten künftiger Empirie und Forschung vorbehalten bleibt.

– *Lithium bleibt* weiterhin als Rezidivprophylaktikum bei affektiven Störungen (Normothymotikum) *das Mittel der ersten Wahl*. Bei sachgerechter Anwendung können unerwünschte Arzneimittelwirkungen gut kontrolliert werden. Die einst befürchtete Suizidgefährdung hat sich nicht bestätigt. Alternative Therapien

(Carbamazepin, Antidepressiva, Valproat) sind möglich, konnten bisher aber nicht in adäquater Weise evaluiert werden.
- Der heute als gesichert anzusehende suizidprophylaktische Effekt einer langzeitigen Lithiumbehandlung, der über eine phasenprophylaktische Wirkung hinaus als spezifisch antiaggressiv-impulskontrollierend zu bezeichnen ist, weist dem *Lithium eine hervorragende Indikation zur Behandlung der hohen Suizidgefahr affektiver Psychosen* zu, die sich aus Anamnese und gegenwärtigem klinischen Befund ableiten läßt.
- Die im Zusammenhang mit affektiven Störungen bisher eher wenig beachteten *Therapien besonderer Verlaufsformen* (Recurrent Brief Depression, Dysthymia, Zyklothymia, Rapid cyclers) sind *auch unter dem Gesichtspunkt der erhöhten Suizidalität* neu zu bedenken.
- Eine *Erweiterung* der Anwendung *einer Lithiumtherapie* mindestens *auf Patienten mit aggressiv-impulsivem Suizidpotential unabhängig von affektiven Störungen* ist dringend in Erwägung zu ziehen. Suizidgefährdete schizophrene Patienten, wiederholt autoaggressiv handelnde Borderline-Patienten, andere Persönlichkeitsstörungen und betont phasenhaft trinkende Alkoholiker nach durchgemachtem Parasuizid sind Zielgruppen, für die eine augmentative Lithiumbehandlung heute als indiziert gelten kann.
- Die Lithiumdosis bzw. *die Höhe des anzustrebenden Lithiumspiegels zur Suizidprophylaxe ist nicht ungefragt gleichzusetzen mit der zur Phasenprophylaxe* bei affektiven Störungen. Es ist offen, ob auch deutlich niedrigere Lithiumkonzentrationen einen nachweisbaren Effekt bewirken. Die Befunde, die durch Dawson et al. (1972) bekannt wurden, könnten darauf hinweisen. Kontraindikationen zur Lithiumbehandlung sollten unter dann deutlich niedrigerer Lithiumbehandlung relativiert werden.
- Eine Unterbrechung bzw. ein *Abbruch einer laufenden Lithiumbehandlung* (z. B. bei sogen. Nonrespondern bezüglich Phasenhäufigkeit oder aus anderen Gründen) *ist unter dem Aspekt von Suizidprävention neu zu überdenken.* Vorsicht ist jedenfalls geboten, wenn Suizidalität in der Vorgeschichte bekannt ist bzw. gegenwärtig besteht. Unter dem jüngst von Schou (1993) diskutierten Reboundeffekt nach Lithiumabbruch sind diese Überlegungen zu forcieren.
- Die bisher guten Erfahrungen mit *Lithiumbehandlungen in Spezialambulanzen* („Lithiumkatamnese", „Lithiumklinik", „Lithium-Dispensaire" u. a.) sind *für die mögliche Indikationserweiterung um eine Suizidprophylaxe* zu *nutzen.* Die in solchen Zentren vorhandene hohe Kompetenz kann auch der Gefahr vorbeugen, daß Lithium unkontrolliert bei unausgewählten Suizidpatienten „ausprobiert" und damit seine gezielte Effizienz in Frage gestellt wird. Vielmehr kann die Zusammenarbeit mit Suizid- und KrisenInterventionszentren empfohlen werden.

Literatur

Ahrens B, Müller-Oerlinghausen B (1990) Einfluß der Lithiumprophylaxe auf die Mortalität von affektiven Psychosen. In: Lungershausen E, Kaschka WP, Witkowski RJ (Hrsg) Affektive Psychosen. Schattauer, Stuttgart New York, S 334–337

Apter A, Praag HM van, Plutchik R, Sevy S, Korn M, Brown SL (1991) Interrelationship among anxiety, aggression impulsivity, and mood: a serotonergically linked cluster? Psychiatry Res 32: 191–199

Åsberg M, Träskman L, Thoren P (1976) 5-HIAA in the cerebrospinal fluid: A biochemical suicide predictor? Arch Gen Psychiatry 33: 1193–1197

Åsberg M, Nordström P, Träskman-Bendz L (1986) Biological factors in suicide. In: Roy A (ed) Suicide. Williams & Wilkins, Baltimore, pp 47–71

Boswell J (1984) Das Leben Samuel Johnsons, Bibliothek des 18. Jahrhunderts. Insel, Leipzig (orig. engl. Erstaufl. 1791)

Bourne HR, Bunney WE jr, Colburn RW, Davis JN, Shaw DM Coppen AJ (1968) Noradrenaline, 5-Hydroxytryptamine, and 5-Hydroxyindole-acetic acid in hindbrains of suicidal patients. Lancet ii: 805–808

Causemann B, Müller-Oerlinghausen B (1988) Does lithium prevent suicides and suicidal attempts? In: Birch NJ (ed) Lithium: Inorganic pharmacology and psychiatric use. IRL Press Limited, Oxford, pp 23–24

Christodoulou GN (1970) Psychiatric therapy and prophylaxis with lithium carbonate. Acta Neurol Psychiatr Hellen 9: 133–146

Coppen A, Standisch-Barry H, Bailey J, Houston G, Silsocks P, Hermon C (1991) Does lithium reduce the mortality of recurrent mood disorders? J Aff Disord 23: 1–7

Dawson EB, Moore TD, McGanity WJ (1972) Relationship of lithium metabolism to mental hospital admission and homicide. Dis Nerv Syst 33: 546–556

Den Boer JA (1988) Serotonergic mechanisms in anxiety disorders. An inquiry into serotonin function in panic disorder. Proefschrift, Utrecht

Felber W (1981) Rezidivprophylaxe affektiver Erkrankungen mit Lithium und ihre Auswirkungen. Psychiatr Clin 14: 161–166

Felber W (1987) Die Lithiumprophylaxe der Depression vor 100 Jahren – ein genialer Irrtum. Fortschr Neurol Psychiatr 55: 141–144

Felber W (1993) Rezidivprophylaxe affektiver Erkrankungen mit Lithium. Multicenter-Studie Lithiumtherapie bei 850 Patienten. Roderer, Regensburg

Felber W, Kyber A (1994) Suizide und Parasuizide während und außerhalb einer Lithiumprophylaxe. In: Müller-Oerlinghausen B, Berghöfer A (Hrsg) Ziele und Ergebnisse der medikamentösen Prophylaxe affektiver Psychosen. Thieme, Stuttgart New York, S 53–59

Fieve RR (1977) Stimmungsschaukel. Lithium – die dritte Revolution in der Psychiatrie. Droemer Knaur, München Zürich (orig. amer. 1975)

Fleischhauer J (1972) Psychopharmakotherapie der Depression in der ambulanten Praxis. Schweiz Rundsch Med Praxi 61: 770–777

Flemenbaum A (1974) Does lithium block the effects of amphetamin? A report of three cases. Am J Psychiatry 131: 820–821

Gabriel E, Hofmann G, Lenz G, Schuster P (1975) Zwei Fälle von suizidaler Lithiumintoxikation. Wien Med Wochenschr 125: 520–522

Hanuš H, Zapletalek M (1984) Suizidale Aktivität von Patienten mit affektiven Erkrankungen während langzeitiger Lithiumprophylaxe (in Czech). Ceskoslov Psychiatr 80: 97–100

Lange C (1896) Periodische Depressionszustände und ihre Pathogenesis auf dem Boden der harnsauren Diathese. 2. Aufl, dt Übers von H Kurella. L Voss, Hamburg Leipzig

Lange E, Heisig W, Felber W, König L (1989) Ergebnisse der Lithium-Rezidivprophylaxe affektiver Psychosen. Psychiatr Neurol Med Psychol 41: 476–484

Lepkifker E, Horesh N, Floru MA, Floru S (1983) Lithium in the prevention of affective disorders and suicide: 13 years of experience. In: Soubrier JP, Vedrinne J (eds) Depression and suicide. Pergamon Press, Paris Oxford New York, pp 791–796

Lönnqvist J, Kuoppasalmik (1989) Panic disorder and mortality. In: Achté K, Tamminen T, Laaksonen R (eds) Many faces of panic disorders. Psychiat Fenn Suppl, p 18–23

Mayo JA (1971) Psychosocial profiles of patients on lithium treatment. Int Pharmacopsychiatry 5: 190–202

Mühlbauer HD (1985) Human aggression and the role of central serotonin. Pharmacopsychiatry 18: 218–221

Müller-Oerlinghausen B (1985) Lithium long-term treatment – does it act via serotonin? Pharmakopsychiatry 18: 214–217

Müller-Oerlinghausen B (1993) Wirkungsmechanismen von Lithium. In: Riederer P, Laux G, Pöldinger W (Hrsg) Neuro-Psychopharmaka – Ein Therapie-Handbuch, Bd 3: Antidepressiva und Phasenprophylaktika. Springer, Wien New York, S 483–492

Müller-Oerlinghausen B (1994) Die „IGSLI"-Studie zur Mortalität lithiumbehandelter Patienten mit affektiven Psychosen. In: Müller-Oerlinghausen B, Berghöfer A (Hrsg) Ziele und Ergebnisse der medikamentösen Prophylaxe affektiver Psychosen. Thieme, Stuttgart New York, S 35–39

Müller-Oerlinghausen B, Müser-Causemann B, Volk J (1992a) Suicides and parasuicides in a high-risk patient group on and off lithium long-term medication. J Aff Disord 25: 261–270

Müller-Oerlinghausen B, Ahrens B, Grof E et al. (1992b) The effect of long-term lithium treatment on the mortality of patients with manic-depressive and schizoaffective illness. Acta Psychiatr Scand 86: 218–222

Nilsson A (1994) Lithium und menschliche Aggression. In: Müller-Oerlinghausen B, Berghöfer A (Hrsg) Ziele und Ergebnisse der medikamentösen Prophylaxe affektiver Psychosen. Thieme, Stuttgart New York, S 27–33

Norton B, Whalley LJ (1984) Mortality of a lithium-treated population. Br. J Psychiatry 145: 277–282

Pare CBM, Young DPH, Price K, Stacy RS (1969) 5-Hydroxytryptamine, noradrenaline, and dopamine in brainstem, hypothalamus, and caudate nucleus of controls and of patients committing suicide by coalgas poisoning. Lancet ii: 133–135

Poole AJ, James HD, Hughes WC (1978) Treatment expierences in the lithium clinic at St. Thomas' Hospital. J Roy Soc Med 71: 890–894

Praag HM van (1984) Depression type and derpression severity in relation to risk of violent suicide attempt. Psychiatry Res 12: 333–338

Price LH, Charney DS, Delgado PL, Heninger GR (1990) Lithium and serotonin function: implications for the serotonin hypothesis of depression. Psychopharmacology 100: 3–12

Schou M (1993) Is there a lithium withdrawal syndrome? An examination of the evidence. Brit J Psychiatry 163: 514–518

Shader RJ, Jackson AH, Dodes LM (1974) The antiaggressive effects of lithium in man. Psychopharmacologia 40: 17–24

Shaw DM (1975) Lithium and amin metabolism. In: Johnson FN (ed) Lithium research and therapy. Academic Press, London New York San Francisco, pp 411–423

Shaw DM, Camps FE, Eccleston EG (1967) 5-Hydroxytryptamine in the hindbrain of depressive suicides. Brit J Psychiatry 113: 1407–1411

Sheard MH (1971) Effect of lithium on human aggression. Nature 230: 113–114

Sheard MH, Marini JL, Bridges CI, Wagner E (1976) The effect of lithium on impulsive aggressive behavior in man. Am J Psychiatry 133: 1409–1413

Tagliamonte A, Tagliamonte P, Perez-Cruet J, Gessa GL (1971) Increase of brain tryptophan caused by drugs which stimulate serotonin synthesis. Nature New Biol 229: 125–126

Thies-Flechtner K (1992): Suizide und Parasuizide bei Patienten unter Lithium- bzw. Carbamazepin-Prophylaxe. Ergebnisse aus der MAP-Studie. Vortr. Symp. „Ziele und Ergebnisse der medikamentösen Prophylaxe affektiver Psychosen", FU Berlin 14.11.1992

Thies-Flechtner K, Seibert W, Walther A, Greil W, Müller-Oerlinghausen B (1994) Suizide bei rezidivprophylaktisch behandelten Patienten mit affektiven Psychosen. In: Müller-Oerlinghausen B, Berghöfer A (Hrsg) Ziele und Ergebnisse der medikamentösen Prophylaxe affektiver Psychosen. Thieme, Stuttgart New York, S 61–64

Träskman L, Åsberg M, Bertilsson L, Sjöstrand L (1981) Monoamine metabolites in CSF and suicidal behavior. Arch Gen Psychiatry 38: 631–636

Tupin JP, Smith DB, Clanon TL, Kim LJ, Nugent A, Groupe A (1973) The long-term use of lithium in aggressive prisoners. Compr Psychiatry 14: 311–317

Valzelli L (1984) Reflections on experimental and human pathology of aggression. Progr Neuropsychopharmacol Biol Psychiatry 8: 311–325

Verstergaard P, Aagaard J (1991) Five-year mortality in lithium-treated manic-depressive patients. J Aff Disord 21: 33–38

Wickham EA, Reed JV (1987) Lithium for the control of aggressive and self-mutilating behaviour. Int Clin Psychopharmacol 2: 181–190

Diskussion zu Vortrag 11
von Prof. Dr. W. Felber

Priv.-Doz. Dr. Anke Rohde
Mit Ihrer letzten Schlußfolgerung bin ich nicht ganz einverstanden. Wenn sich 10% der mit Carbamazepin behandelten Patienten suizidiert haben, dann möchte ich das nicht als eine erfolgreiche Therapie bezeichnen. Viele dieser Patienten waren Nonresponder auf Lithium. Welche Lithium- und Carbamazepinspiegel waren bei diesen Patienten eingestellt, und wie sind Sie vorgegangen, nachdem sich die Lithium-Nonresponse zeigte?

Prof. Dr. W. Felber
Zunächst zur Klarstellung: Aus der Carbamazepingruppe suizidierten sich 5 von 147 Patienten, das entspricht etwa 3%, nicht 10%. Natürlich gibt es Patienten, bei denen man mit Lithium zurückhaltend sein sollte. Bei diesen Patienten ist es schon wichtig, ein Alternativpräparat zu haben. Außerdem handelt es sich um eine einzige Studie. Andere Studien sind zu anderen Ergebnissen gekommen. Die Wiener Gruppe beispielsweise hat in ihrer umfangreichen Carbamazepinstudie nur extrem selten suizidales Verhalten beobachtet. Diese Frage erfordert also sicher noch weitere Untersuchungen.

Zum Lithiumspiegel: Wir haben in Dresden 1967 mit der Lithiumbehandlung begonnen und uns seither an den üblichen Empfehlungen orientiert. Zu Beginn lagen die Spiegel höher, bei 0,8–1,4 mmol/l, in seltenen Fällen auch bis zu 1,6 mmol/l. Heute stellen wir routinemäßig auf Werte zwischen 0,6 und 0,8 mmol/l ein, bei älteren Menschen auch darunter. Lediglich bei Nonresponse erhöhen wir die Spiegel auch heute noch auf bis 1,2 mmol/l. Diese Patientengruppe rekrutierte sich aus seit den frühen 70er Jahren von uns geführten Patienten, die dann von den Ambulanzen weiterbetreut wurden. Gerade die Lithiumversager wurden langjährig bei uns weiterbehandelt, so daß es sich bei dieser Gruppe quasi um eine Negativauslese handelt, die viele solcher Nonresponder enthielt.

Prof. Dr. W.P. Kaschka
Ich glaube, man sollte die Möglichkeiten der Prophylaxe mit Lithium und mit Carbamazepin oder Valproat nicht nur als Alternativen gegenüberstellen. Die klinische Erfahrung und auch einige Studien zeigen nämlich, daß Lithium-Nonresponder durch Zugabe von Carbamazepin oder Valproat zu Respondern werden können. An diese Möglichkeit sollte man häufiger denken und sie stärker nutzen.

Priv.-Doz. Dr. J. Demling
Nach welcher Zeit kann man mit der antisuizidalen Wirkung des Lithiums rechnen? Das scheint mir im Hinblick auf die geringe therapeutische Breite des Lithiums von Bedeutung.

Prof. Dr. W. Felber
Ich denke, darüber sind die Bücher nicht geschlossen. Aber es spricht einiges dafür, daß die antisuizidale Wirkung schon in den ersten 6 Monaten einsetzt.

12 Suizidprävention und Langzeittherapie bei affektiven Störungen

B. Ahrens

> Es gibt inzwischen zahlreiche Hinweise darauf, daß eine Lithiumtherapie das suizidbedingte Mortalitätsrisiko bei affektiven Erkrankungen senken kann. Zudem scheint Lithium – möglicherweise partiell unabhängig von der phasenprophylaktischen Wirkung – eine antiaggressive, antisuizidale Komponente zu haben. Bei allen pharmakologisch ausgerichteten Untersuchungen müssen jedoch auch andere mögliche Einflußfaktoren berücksichtigt werden, darunter insbesondere der behandelnde Arzt und das Behandlungsumfeld. Gerade in der Psychiatrie steht der Kliniker vor der Anfgabe, den Anteil der Patienten zu erhöhen, die eine Behandlung über einen langen Zeitraum akzeptieren und somit auch von einer prophylaktischen Therapie profitieren können.

12.1 Mortalität

Von den verschiedenen Kriterien zur Beurteilung des Behandlungserfolgs, wie z. B. Verbesserung der Symptomatik, Verringerung der Anzahl stationärer Aufnahmen oder Steigerung der individuellen Lebensqualität, ist sicher das härteste Outcomekriterium einer psychiatrischen Behandlung die Klassifizierung der Patienten in die Kategorien „lebend" oder „tot".

Lebensqualität einerseits und Mortalität andererseits als Erfolgskriterium zu betrachten, scheint auf den ersten Blick etwas sich Ausschließendes zu sein. Bei genauerem Hinsehen jedoch zeigen sich wichtige Zusammenhänge wie z. B. bei den Fragen: Ist die Senkung des Mortalitätsrisikos immer mit erhöhter Lebensqualität gleichzusetzen? Oder: Geht bei psychisch Kranken die Verminderung von Lebensqualität mit einer erhöhten Sterblichkeit einher?

Das Sterblichkeitsrisiko von Patienten mit psychiatrischen Erkrankungen ist im Vergleich zur Allgemeinbevölkerung um das 2- bis 3fache erhöht. Dies gilt insbesondere für Patienten mit affektiven Störungen (Lundquist 1945; Tsuang u. Woolson 1978; Babigian u. Odoroff 1969; Kay u. Petterson 1977; Avery u. Winokur 1976; Weeke 1979; Norton u. Whalley 1984).

Eine Vielzahl von Mortalitätsuntersuchungen bestätigt, daß es jedoch nicht nur Patienten mit sog. großen psychiatrischen Erkrankungen sind, die ein erhöhtes Risiko haben. Auch Patienten mit Alkoholabhängigkeit, somatoformen Störungen, Benzodiazepinabusus sowie Angst- und Panikerkrankungen haben signifikant erhöhte Mortalitätsraten (Black et al. 1987; Allgulander et al. 1992).

12.2 Suizidrisiko

Was insbesondere bei Patienten mit psychischen Störungen zu erhöhten Sterblichkeitsziffern führt, sind *nicht* natürliche Todesursachen, wie Suizide und Unfälle. Daher ist auch das Suizidrisiko bei psychisch Kranken 15- bis 30fach größer im Vergleich zur Allgemeinbevölkerung.

Selbst wenn die Berechnungen unter Ausschluß von Suiziden und Unfällen durchgeführt werden, bleibt insbesondere bei Patienten mit affektiven Störungen noch immer eine erhöhte Mortalität bezüglich natürlicher Todesursachen: das sind dann kardiovaskulär bedingte Todesursachen, Pneumonien und Infektionskrankheiten. Der Zusammenhang zwischen Depression auf der einen und erhöhtem kardiovaskulär bedingtem Mortalitätsrisiko auf der anderen Seite ist bislang nicht vollständig geklärt. Diskutiert wird, daß Stressoren während der Erkrankung, aber auch konstitutionell oder genetisch bedingte Ursachen zu einem erhöhten kardiovaskulären Erkrankungsrisiko führen können (Weeke 1979).

Bekannt ist zudem, daß Patienten mit affektiven Psychosen Besonderheiten in ihrer Herzfrequenzvariabilität aufweisen (Rechlin et al. 1994). Die Befunde werden in diesem Zusammenhang mit einem erhöhten Mortalitätsrisiko bei diesen Patienten diskutiert (Dalack u. Roose 1990).

Auch Alter und Geschlecht haben Einfluß auf die Mortalitätsraten bei depressiven Patienten, insbesondere haben junge Männer ein höheres Risiko, an einer nicht natürlichen Todesursache zu sterben. Durch Veränderung der Altersstruktur in unserer Gesellschaft kommt eine neue Gruppe hinzu, die über 70jährigen männlichen Patienten, die im Vergleich zur mittleren Altersstufe wiederum erhöhte suizidbedingte Sterberaten aufweisen (Schmidtke u. Weinacker 1994).

In Deutschland sterben etwa 20 pro 100,000 Einwohner durch einen Suizid. 1993 lagen die Raten für Männer bei 29 (21) und für Frauen bei 11 (8) pro 100,000 Einwohner in den neuen Bundesländern. In Klammern stehen die Raten für die alten Bundesländer (Schmidtke u. Weinacker 1994). Die Anzahl der Suizidversuche liegt mindestens um das Zehnfache höher, also etwa bei 200 pro 100,000 Einwohner. Dabei handelt es sich um grobe Schätzwerte, da die Dunkelziffer bekanntermaßen sehr hoch ist. Schätzungen auf der Basis von psychologischen und psychiatrischen Obduktionen gehen davon aus, daß mindestens 60% dieser Suizide eine affektive Erkrankung als Ursache haben (Stoudemire et al. 1986).

Das Suizidrisiko für Patienten mit affektiven Erkrankungen ist unter Zugrundelegung der eben genannten Zahlen etwa 30- bis 40fach höher anzusetzen (Guze u. Robins 1970). Hagnell et al. (1981) fanden eine 78fach erhöhte suizidbedingte Mortalität bei depressiven Patienten im Vergleich zur Allgemeinbevölkerung. Pokorny (1983) berichtet von 695 Suiziden auf 100,000 Patienten mit affektiven Erkrankungen. Etwa 15% aller Patienten mit affektiven Störungen sterben an den Folgen eines Suizids (Guze u. Robins 1970). In Verlaufsuntersuchungen wurden jedoch auch höhere Werte bis zu 52% angegeben (Helgason 1964).

Da Patienten mit affektiven Störungen ein extrem hohes Suizidrisiko haben, ist Suizidalität daher auch eines der diagnostischen Kriterien, sowohl in ICD-10 als auch DSM-III-R und DSM-IV, für das Vorliegen einer schweren depressiven Episode oder einer „major affective disorder."

12.2.1 Beeinflußbarkeit des Suizidrisikos affektiver Störungen durch psychiatrische Therapie

Bei diesen Befunden drängt sich die Frage auf, ob sich durch eine psychiatrische Therapie die erhöhte Mortalitätsrate senken läßt. Während in der inneren Medizin und der Chirurgie Mortalitätsuntersuchungen zur Überprüfung der Effektivität von Behandlungsstrategien etabliert sind, gibt es im Vergleich dazu nur wenige Untersuchungen in der Psychiatrie.

Die meisten von den ohnehin wenigen Untersuchungen zum Einfluß von medikamentöser Therapie auf die Mortalität wurde an Patienten mit affektiven Psychosen durchgeführt d. h., daß wir diesbezüglich so gut wie nichts über den Einfluß von Neuroleptika wissen.

Avery u. Winokur (1976) sind dieser Frage nachgegangen und haben gefunden, daß sich durch eine adäquate Therapie das Mortalitätsrisiko bei Patienten mit affektiven Störungen senken läßt.

Von einer adäquaten Behandlung wurde ausgegangen, wenn die Patienten mit einer Mindestdosis von 150 mg Imipramin, einer entsprechenden Äquivalenzdosis eines anderen trizyklischen Antidepressivums oder mit mindestens 30 mg Tranylcypromin behandelt wurden. Die Gesamt- wie auch die kardiovaskulär bedingte Mortalität war nach ein- und dreijähriger Nachbeobachtung signifikant größer in der Gruppe der 191 nicht adäquat behandelten Patienten im Vergleich zu 328 Patienten, die nach der Definition der Autoren adäquat behandelt wurden.

Diese Untersuchung ist richtungsweisend, obgleich sie einige methodische Schwächen aufweist wie z. B. daß das Datenmaterial sich auf verschiedene, z. T. retrospektive Studien bezieht, die keine eindeutige Antwort auf diese Frage erlauben.

Auch in einer epidemiologischen Studie (Isacsson et al. 1992) wurde der Frage nachgegangen, welche psychopharmakotherapeutische Behandlung unmittelbar vor dem Suizidversuch verordnet wurde (s. Tabelle 1).

Wie aus dieser Untersuchung deutlich wird, erhält nur ein geringer Teil der Patienten eine antidepressive Medikation und nur wenige erhalten diese Medikation in einer ausreichenden Dosierung.

Da affektive Erkrankungen Langzeiterkrankungen sind, und somit auch Langzeitbehandlungen benötigen, ist insbesondere bei den episodisch verlaufenden

Tabelle 1. Behandlung in den letzten drei Monaten vor dem Suizid. Repräsentative Stichprobe aller Suizide in Jämtland (Schweden) zwischen 1974 und 1984 (n = 80). (Aus Isacsson et al. 1992)

Medikation insgesamt	37 (46%)
Psychopharmaka	27 (33%)
Hypnotisch-sedativ	21 (26%)
Neuroleptika	14 (18%)
Antidepressiva	8 (10%)[a]

[a] In allen Fällen trizyklische Antidepressiva, tägliche Dosis: in einem Fall 150 mg/die, in den anderen 7 Behandlungsfällen 75 mg oder weniger.
Ein Patient wurde mit Lithium behandelt.

Erkrankungen die Frage von Relevanz, ob eine Langzeitbehandlung auch das Mortalitätsrisiko verändern kann.

12.2.2 Zum Einfluß der Lithiumbehandlung auf das Mortalitäts- und Suizidrisiko depressiver Patienten

In mehreren Untersuchungen zur Mortalität affektiver Erkrankungen unter Lithiumlangzeitbehandlung von Coppen et al. (1991) und von IGSLi (The International Group for the Study of Lithium Treated Patients: Ahrens u. Müller-Oerlinghausen 1989; Müller-Oerlinghausen et al. 1992a; Ahrens et al. 1995) konnte mittlerweile gezeigt werden, daß sich die Mortalität von Patienten mit affektiven Psychosen unter einer Lithiumbehandlung nicht von der der Allgemeinbevölkerung unterscheidet.

12.2.2.1 Methodik

In Untersuchungen zur Mortalität affektiver Erkrankungen unter Lithiumlangzeitbehandlung besteht ein methodisches Problem darin, in einem ersten Schritt abzuschätzen, wieviele Todesfälle bei den lithiumbehandelten Patienten im Untersuchungszeitraum zu erwarten sind, um dann beurteilen zu können, ob eine kontinuierliche Lithiumbehandlung zu einer gleichbleibenden oder zu einer erniedrigten Mortalität führt. Bei dieser Fragestellung ist es und wird es auch in Zukunft nicht möglich sein, eine Kontrollgruppe zu untersuchen; denn dies müßte eine Gruppe von Patienten mit monopolaren und bipolaren affektiven Psychosen sein, die über Jahre mit Plazebo behandelt werden, was nicht nur aus praktischen, sondern allein aus ethischen Gründen nicht zu vertreten ist.

In unseren Untersuchungen haben wir daher als Referenzgruppe die Allgemeinbevölkerung der einzelnen Länder herangezogen (s. auch Müller-Oerlinghausen et al. 1992a; Ahrens et al. 1995).

Für jeden einzelnen lithiumbehandelten Patienten wird das individuelle Mortalitätsrisiko berechnet, indem für jedes Behandlungsjahr das jeweilige Suizid-, kardiovaskuläre Mortalitäts- und Gesamtmortalitätsrisiko eines gleichaltrigen Menschen gleichen Geschlechts in dem jeweiligen Kalenderjahr, erhoben aus den statistischen Jahrbüchern der jeweiligen Länder, zugrunde gelegt wird. Mit diesem Vorgehen können die beobachteten mit den erwarteten Todesfällen in Beziehung gesetzt und 95% Vertrauensbereiche berechnet werden (Breslow u. Day 1985). Wenn der Quotient aus beobachteten, dividiert durch erwartete Todesfälle mit seinen Vertrauensgrenzen 1,0 einschließt, bedeutet dieser Wert, daß sich das Sterblichkeitsrisiko der Untersuchungspopulation nicht von dem der Allgemeinbevölkerung unterscheidet.

Tabelle 2. Mortalität von Patienten mit affektiven Psychosen unter Lithiumlangzeitbehandlung. Angegeben sind die beobachteten Todesfälle und die Erwartungswerte für die hinsichtlich Geschlecht, Alter und Behandlungszeit gematchte Kontrollgruppe aus der Allgemeinbevölkerung. Ein Quotient von 1 aus beobachteten und erwarteten Todesfällen entspricht der Mortalität der Allgemeinbevölkerung. Da das 95%ige Konfidenzintervall 1 umschließt, ist die Mortalität dieser Patienten nicht von 1 verschieden

	Frauen (n=473) (Patientenjahre =3393,48)	Männer (n=354) (Patientenjahre =2222,93)	Total (n=827) (Patientenjahre =5616,41)
Beobachtete Todesfälle	23	21	44
Erwartete Todesfälle	18,74	19,69	38,43
beob./erw.	1,23	1,07	1,14
95% Konfidenz Intervall	0,75–1,90	0,65–1,65	0,74–1,69

12.2.2.2 Ergebnis

In die IGSLi-Studie wurden (Ahrens et al. 1995) 827 Patienten aus Lithiumkliniken in Berlin (Deutschland), Wien (Österreich), Aarhus (Dänemark) und Ottawa (Canada) aufgenommen, die mindestens 6 Monate mit Lithium behandelt wurden; 55% der Patienten hatten bipolar Verläufe, 25% unipolar depressive, 2% unipolar manische Verläufe, 16% der Patienten wurden als schizoaffektive Psychosen diagnostiziert und 2% hatten andere Diagnosen. Die Patienten waren zu Beginn der Lithiummedikation im Schnitt 41 Jahre alt. Die Lithiummedikation dauerte durchschnittlich 81 Monate und lag zwischen 6 Monaten und 21 Jahren, das sind insgesamt 5600 Patientenzeitjahre. Wie Tabelle 2 zeigt, ist der Quotient aus 44 beobachteten und 38,43 erwarteten Todesfällen statistisch nicht von 1 – der Sterblichkeit der Allgemeinbevölkerung – verschieden.

Entgegen der ansonsten bei Patienten mit affektiven Erkrankungen beobachteten Exzeßmortalität des 2- bis 3fachen der Allgemeinbevölkerung, unterscheiden sich die lithiumbehandelten Patienten in ihrem Sterblichkeitsrisiko nicht von dem der Gesamtbevölkerung.

12.2.2.3 Probleme mit und Grenzen von Mortalitätsuntersuchungen

Das Problem bei der Interpretation dieser Befunde liegt darin, das Mortalitätsrisiko dieser Patienten ohne Lithiumbehandlung abzuschätzen. Zum einen handelt es sich um das Problem, ob Patienten, die eine Langzeitbehandlung akzeptieren, von vornherein wegen einer besseren Compliance eine bessere Prognose haben. In diesem Falle wäre diese Selektion eher als die Psychopharmakotherapie für die Normalisierung der Mortalität verantwortlich. Auf der anderen Seite besteht die Überlegung, daß gerade solche Patienten, die üblicherweise auf Lithium eingestellt werden, ein höheres Suizidrisiko z. B. aufgrund der hohen Anzahl der Episoden haben.

In einer deutsch-dänischen Studie von IGSLi von 471 Patienten mit affektiven Psychosen wurde daher das initiale und das Mortalitätsrisiko im Behandlungszeitraum von mehr als einem Jahr untersucht (Müller-Oerlinghausen et al. 1994).

Während des ersten Behandlungsjahres war die Gesamtmortalität um das 2fache und die suizidbedingte Mortalität um das 17fache im Vergleich zur Allgemeinbevölkerung erhöht. Bei Langzeitbehandlung bestand eine normalisierte Mortalität.

Die Ergebnisse unterstreichen unsere Hypothese, daß es sich bei Patienten mit bestehender Indikation für eine Phasenprophylaxe um Risikopatienten handelt, deren Exzeßmortalität sich während der Behandlung normalisiert, möglicherweise als Folge einer suizidpräventiven Wirkung von Lithium.

Die beste Prüfung jedoch, ob ein Medikament einen Einfluß auf die Mortalität hat, ist, Zeiten mit und ohne Behandlung sowie die Mortalität unter Routineanwendungsbedingungen zu untersuchen, wie es in der Untersuchung von Nilsson (1993) aus Göteborg (Schweden) getan wurde.

Während die bisher genannten Untersuchungen in spezialisierten Lithium-Kliniken durchgeführt wurden, ist in der schwedischen Studie untersucht worden, ob eine Behandlung mit Lithium auch unter weniger spezifischen Behandlungsbedingungen das Sterblichkeitsrisiko von Patienten mit affektiven Störungen reduzieren kann. Dies ist unter gesundheitspolitischen Gesichtspunkten von großem Interesse.

Der Einfluß einer Prophylaxe mit Lithiumsalzen auf die Sterblichkeit wurde an einer Population von 362 unselektierten Patienten mit den DSM-III-R-Diagnosen für affektive Störungen oder schizoaffektive Störungen untersucht. Die Patienten waren zumindest einmal zwischen 1970 und 1977 hospitalisiert und für mindestens 1 Jahr mit Lithium behandelt worden. Die Patienten wurden bis 1991 oder bis zu ihrem Todesdatum nachverfolgt. Die abschließende Analyse umfaßte insgesamt 3911 Patientenjahre mit Lithium- und wegen zeitlich begrenzter oder andauernder Unterbrechung 1274 Patientenjahre ohne Lithiumprophylaxe. Es wurden im Vergleich zu den zu erwartenden 60,7 Todesfällen in der Allgemeinbevölkerung 129 Todesfälle beobachtet, was zu einem standardisierten Mortalitätsquotienten von 2,1 führt. Ein Wert, der sich statistisch signifikant von 1 ($p<0{,}001$, 95% Vertrauensbereich 1,8–2,5) unterscheidet. Das relative Sterblichkeitsrisiko war 1,7fach höher ($p<0{,}01$, 95% Vertrauensbereich 1,2–2,6) während der Zeiten ohne im Vergleich zu den Zeiträumen mit Lithiumbehandlung. Das relative Risiko, an einem Suizid zu sterben, war 4,8fach höher im Vergleich der Zeiten ohne und mit Lithium ($p<0{,}02$, 95% Vertrauensbereich 1,1–12,6). Suizide, Lungenentzündung, Pyelonephritis und, unerwartet, Pulmonalarterienembolie trugen zu der erhöhten Mortalität mit und ohne Lithiumbehandlung bei. Zusammenfassend war also das Sterblichkeitsrisiko, inklusive Suizidrisiko, signifikant erhöht bei Patienten mit episodisch verlaufenden affektiven Störungen während der Lithiumprophylaxe und nochmals signifikant erhöht bei Patienten, welche diese Behandlung abbrachen.

In einer Studie der Wiener Arbeitsgruppe von IGSLi ist der Frage nachgegangen worden, ob sich die Mortalität nach Absetzen der Lithiumbehandlung verändert (Lenz et al. 1994).

Bei 695 Patienten der Lithiumambulanz der Universitätsklinik für Psychiatrie in Wien, die zwischen 1972 und 1984 auf Lithium eingestellt worden waren, wurden über das Zentralmeldeamt Informationen darüber eingeholt, ob die Patienten zum Jahresende 1988 noch am Leben waren, oder, wenn sie verstorben waren, wurde den Todesursachen nachgegangen. 430 Patienten (61,9%) waren zu dieser Zeit aus der Lithiumambulanz ausgeschieden. Davon waren 323 noch am Leben und 42 verstorben. Von den Patienten, die die Lithiumambulanz regelmäßig besucht hatten, waren 238 noch am Leben und 27 verstorben. Durch einen entsprechenden Vergleich mit der Durchschnittsbevölkerung zeigte sich bei den Patienten, die die Lithiumambulanz regelmäßig besuchten, eine Mortalitätsrate von 0,86, ein Wert, der sich nicht signifikant von der Durchschnittsbevölkerung unterscheidet. Bei den Patienten, die aus der Lithiumambulanz ausgeschieden waren, fand sich eine Mortalitätsrate von 1,8, ein Wert, der signifikant höher als in der Durchschnittsbevölkerung liegt. Bei der Untersuchung der Todesursachen wurde ein deutliche Zunahme der Suizide nach Ausscheiden aus der Lithiumambulanz beobachtet, und zwar von 1,9 Suiziden pro 1000 Patientenjahre während der Zeit in der Lithiumambulanz auf 8,6 Suizide pro 1000 Patientenjahre nach Ausscheiden.

Nun zu der wichtigen Frage, inwieweit die Länge der Behandlung eine Rolle spielt. Dazu konnte in Reanalysen unseres Datenmaterials gezeigt werden, daß eine Mindestbehandlungszeit von 2–3 Jahren notwendig ist, um gruppenstatistisch eine Mortalität zu erreichen, die sich nicht mehr von der der Allgemeinbevölkerung unterscheidet (Ahrens et al. 1993). Bei dem einzelnen Patienten jedoch kann eine möglicherweise speziell antisuizidale Protektion schon sehr viel früher einsetzen. Diese Erkenntnis sollte Konsequenzen für die Praxis der Lithiumprophylaxe haben.

Schaut man sich kurzzeitbehandelte, d. h. solche Patienten, die nicht länger als 2 Jahre behandelt werden konnten (s. Tabelle 3), und langzeitbehandelte Patienten einmal an, so unterscheiden sich deren Mortalitätsraten.

Tabelle 3. Mortalität bei Kurz- und Langzeitbehandlung

Todesursachen		Behandlung weniger als 24 Monate n = 186, 212,06 Patientenjahre	Behandlung von 24 Monaten und mehr n = 641, 5404,34 Patientenjahre
Suizide (n = 7)	beobachtet	2	5
	erwartet	0,04	1,29
	SMR (95% Konf. Intervall)	44,86 (5,43–162,02)	3,86 (1,26–9,01)
Kardiovaskulär (n = 14)	beobachtet	3	11
	erwartet	0,39	14,64
	SMR (95% Konf. Intervall)	7,78 (1,60–22,73)	0,75 (0,36–1,38)
Andere (n = 23)	beobachtet	5	18
	erwartet	0,60	21,46
	SMR (95% Konf. Intervall)	8,36 (2,72–19,52)	0,84 (0,47–1,38)
Total (n = 44)	beobachtet	10	34
	erwartet	1,03	37,40
	SMR (95% Konf. Intervall)	9,73 (4,67–17,89)	0,91 (0,59–1,34)

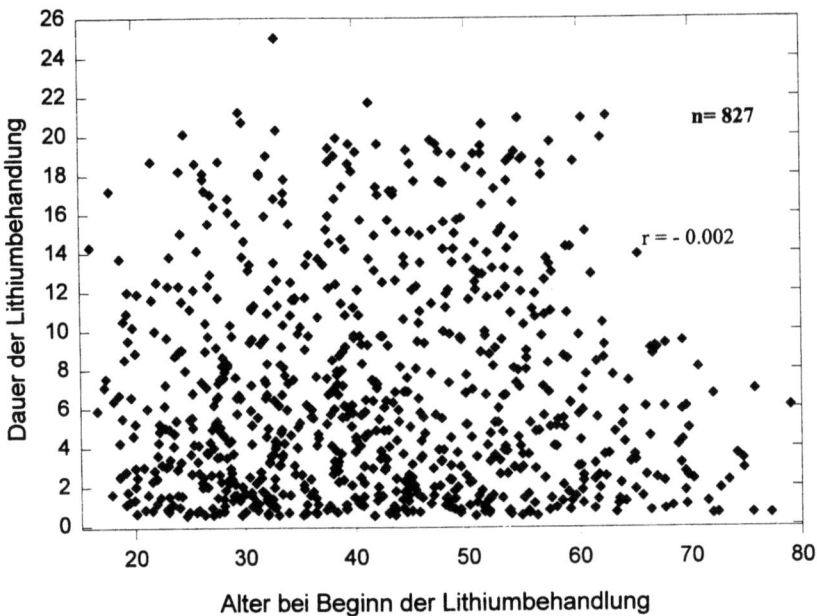

Abb. 1. Darstellung des Zusammenhangs zwischen dem Alter bei Beginn der Lithiumbehandlung und der Dauer der Lithiumbehandlung. Wie aus der Abbilding ersichtlich ist, läßt sich aus dem Alter bei Beginn der Lithiumbehandlung nicht die Dauer der weiteren Prophylaxe ableiten

Das Problem jedoch ist, daß es keine Prädiktoren gibt, um vorhersagen zu können, welche Patienten, nachdem eine Lithiumbehandlung begonnen wurde, innerhalb der nächsten 2 Jahre die Behandlung nicht weiterführen werden. Anhand von Variablen wie Alter und Geschlecht, die bezüglich des Suizidrisikos als relevant zu nennen sind, können kurz- und langzeitbehandelte Patienten nicht unterschieden werden.

Auch spielt keine Rolle, wann eine Lithiumbehandlung begonnen wurde, denn es besteht keine Korrelation zwischen der Länge der Lithiumbehandlung und dem Alter des Patienten bei Behandlungsbeginn (s. Abb. 1).

12.2.2.4 Moderatorvariablen

Vor dem Hintergrund der Befunde stellt sich aber auch die Frage, ob eine Senkung der erhöhten Sterblichkeitsrate allein von der medikamentösen Therapie abhängt, oder ob nicht auch Moderatorvariablen die Effektivität einer medikamentösen Behandlung fördernd oder hemmend beeinflussen können.

In Abb. 2 sind relevante Größen aufgeführt, die, nimmt man als Ziel psychiatrischer Therapie die Normalisierung der bestehenden Exzeßmortalität, neben der medikamentösen Therapie mitbestimmend wirken. Es sind dies der Patient, der Arzt und das Behandlungssetting, in dem psychiatrische Therapie stattfindet.

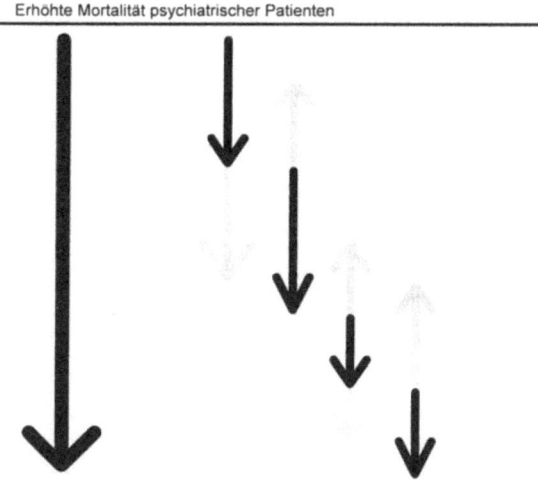

Abb. 2. Der *Pfeil* im linken Teil der Abbildung illustriert die Normalisierung der erhöhten Mortalität psychisch Kranker als ein Ziel psychiatrischer Therapie. Rechts sind verschiedene Faktoren aufgetragen, die entweder dazu beitragen oder das Risiko partiell erhöhen

Über den Einfluß von Lithium auf das Mortalitätsrisiko psychisch Kranker wurde im letzten Abschnitt schon berichtet.

Bei der Frage, inwieweit die Effektivität medikamentöser Therapie zur Senkung der Mortalität verbessert werden kann, spielt auch der Arzt eine große Rolle.

In internationalen Studien wurden zunehmend Belege sowohl für die enge Verbindung zwischen Depression und Suizidalität als auch für die Bedeutung von Allgemeinärzten bei der Diagnose und Behandlung von Depressionen gefunden. Das Nichterkennen depressiver Zustände bzw. die nicht adäquate Behandlung erhöht die Suizidgefahr dieser Patienten.

In den Jahren 1983–1984 hat das Swedish Committee for the Prevention and Treatment of Depression (PTD) ein Fortbildungsprogramm für alle Allgemeinärzte auf der Insel Gotland angeboten. Das Jahr 1982 wurde als Ausgangsjahr zugrunde gelegt. Eine Evaluation der Kurzzeiteffekte wurde kontinuierlich bis 1985 durchgeführt (Rutz et al. 1992). Die Langzeiteffekte wurden von 1985–1988 verfolgt. Übereinstimmend mit der sofortigen Evaluation betrachteten 80% die praktische Anwendbarkeit des Programms als hoch, und die Allgemeinärzte erlangten zunehmende Kompetenz und Schärfe im Umgang mit depressiven Zuständen.

Die Aufnahmeraten in psychiatrische Krankenhäuser sanken auf 50% gemessen an der Ausgangsbasis. Die Gesamtverweildauer klinischer Patienten mit depressiven Erkrankungen sank, ebenso wie der durchschnittliche Aufenthalt. Die

Suizidrate sank relativ zu früheren Trends auf Gotland und zeitgleichen Trends im restlichen Schweden. Antisuizidale Effekte wurden vor allem bei weiblichen Suiziden, gewaltsamen Suiziden und im Zustand einer Depression begangenen Suiziden festgestellt.

Während der Langzeitevaluation des Weiterbildungsprogramms stieg die Inanspruchnahme stationärer Versorgung für Patienten mit depressiven Erkrankungen wieder an und die Suizidrate kehrte nahezu auf ihr ursprüngliches Niveau zurück. Die beobachteten Effekte können wegen ihres streng zeitbezogenen Charakters als Ausdruck des Fortbildungsprogramms und nicht als zufällige Ereignisse interpretiert werden.

In einer Kosten-Nutzen-Analyse wurden die Kosten für die Fortbildungsprogramme, die Veränderungen in den Verschreibungen und in der klinischen Versorgung evaluiert, ebenso die indirekten Kosten, beruhend auf Veränderungen von Morbidität und Mortalität. Die Ergebnisse zeigen, daß aus dem PTD-Fortbildungsprogramm auf Gotland erhebliche finanzielle und immaterielle Vorteile für die Gesellschaft resultieren. Ein weiteres wichtiges Ergebnis der Untersuchung ist, daß der bestehende Einfluß des niedergelassenen Arztes auf die Suizidhäufigkeit depressiver Patienten durch Weiterbildungsprogramme verändert werden kann mit der Folge verminderten Auftretens von Suiziden.

Auch aus einer ungarischen Studie (Rihmer 1990) ist bekannt, daß ein negativer korrelativer Zusammenhang von r = -,66 zwischen Depressionen, die vom Arzt als solche erkannt wurden, und der Suizidhäufigkeit besteht.

Ein weiterer Punkt, den der Arzt in seine Therapieentscheidung miteinbeziehen muß, ist, inwieweit Lithium selbst als Suizidmittel eine Gefahr darstellt. Eine finnische Studie belegt hierzu, daß die Suizidgefahr durch Lithium selbst im Vergleich zu den positiven Einflüssen dieser Substanz vernachlässigt werden kann (Isometsä et al. 1992).

Was Arzt und Patient betrifft, mag es in diesem Zusammenhang hilfreich sein, zwischen Pharmakon und Medikament zu unterscheiden. Nach Linden (1994) wäre danach ein Medikament ein Pharmakon in den Händen von Arzt und Patient.

Auf der Seite des Patienten ist von Interesse, welcher Zusammenhang zwischen Coping, Konzept der Erkrankung und Compliance bei dem individuellen Patienten besteht. In diesem Bereich wird in Zukunft mehr Energie eingesetzt werden müssen, um der Frage nachzugehen, wie die Anzahl der Patienten erhöht werden kann, die bereit ist, eine indizierte und adäquat durchgeführte Behandlung mitzutragen.

Compliance des Patienten bedarf zudem ständiger Intervention seitens des Arztes. Vestergaard (1994) hat in diesem Zusammenhang einige Faktoren zusammengestellt, die relevant sind, um die Compliance zu verbessern (Tabelle 4).

Der letzte der Faktoren in Abb. 2 ist das Behandlungssetting. Es gibt 4 relevante Studien, in denen der Einfluß der Lithiumbehandlung auf die Sterblichkeit untersucht wurde.

Betrachtet man diese 4 Studien im Vergleich (s. Tabelle 5), ergibt sich ein sehr heterogenes Bild.

Die Mortalitätsquotienten liegen zwischen 0,5 und 4,5, wobei ein Wert von 1,0 die Sterblichkeit der Allgemeinbevölkerung repräsentiert, d. h., insgesamt gibt es kein einheitliches Bild. Nun muß man wissen, daß nur in der IGSLi-Studie

Tabelle 4. Maßnahmen zur Verbesserung der Compliance unter Langzeittherapie mit Lithium. (Nach Vestergaard 1994)

Früher Beginn der Lithiumprophylaxe
Therapie von Begleiterkrankungen und von Alkohol- bzw. Arzneimittelmißbrauch
Prävention von Nebenwirkungen
Bereitstellung psychologischer Unterstützung
Regelmäßige Überwachung der Therapie

Tabelle 5. Studien zur Untersuchung des Einflusses der Lithiumbehandlung auf die Mortalität affektiver Störungen. Der standardisierte Mortalitätsquotient (O:E) repräsentiert bei einem Wert von 1 das Sterblichkeitsrisiko der Allgemeinbevölkerung

	N. Patient	Beobachtete Todesfälle	Erwartete Todesfälle	O/E	95% Konfidenzintervall
Norton u. Whalley (1984)	791	33	11,66	2,83	nicht berichtet
Vestergaard u. Aagaard (1991)	133	22	5,05	4,35	2,73–6,58
Coppen et al. (1991)	103	10	18,31	0,55	0,26–1,00
IGSLI-Sudie, Ahrens et al. (1995)	827	44	38,43	1,14	0,74–1,69

und in der von Coppen (1991) die Patienten unter kontrollierten Bedingungen behandelt wurden and kontinuierlich in einer Lithiumambulanz gesehen wurden. Die anderen beiden Studien (Verstergaard u. Aagaard 1992; Norton u. Whalley 1984) beschäftigen sich eher mit der Frage, was aus Patienten wird, die einst mit Lithium behandelt wurden und dann in das sog. naturalistische Setting entlassen wurden. d. h., von diesen Patienten gibt es keine Verlaufsbeobachtung und keine Kenntnis über die bis zum Ende des Beobachtungszeitraums durchgeführte Behandlung. Der Outcome wurde in diesen Studien über die Sterberegister ermittelt, d. h., bei der Interpretation dieser Befunde spielt die Settingvariable eine große Rolle.

Man muß demnach zwischen dem Outcome einer Langzeitbehandlung und einer intendierten Langzeitbehandlung unterscheiden. Hier werden Mortalitätsuntersuchungen ungemein interessant, weil trotz scheinbar gleicher Fragestellungen einmal die Wirksamkeit eines Medikaments bei adäquater Anwendung und ein anderes Mal die Neutralisierung dieses Effekts durch die Behandlung im sog. „naturalistischen Setting" oder in der „klinischen Praxis" im Mittelpunkt steht, wie ein anderer immer häufiger verwendeter Begriff lautet. Hinter dem Begriff naturalistisches Setting jedoch kann sich eine Vielzahl verschiedener Einflußfaktoren verbergen, wie nicht ausreichende Dosierung, mangelnde Aufklärung des Patienten, Behandlung ohne ausreichende Indikation bzw. nicht ausreichende Behandlung trotz Indikation.

Allerdings ist eine Lithiumbehandlung selbst in einem naturalistischen Setting wirksam, wie die schon erwähnte Untersuchung von Nilsson (1993) zeigte.

Über ein interessantes Phänomen aus ärztlicher Sicht berichten Müller-Oerlinghausen et al. (1992b), die eine erhöhte Suizidalität nach Absetzen von Lithium auch bei Nonrespondern fanden.

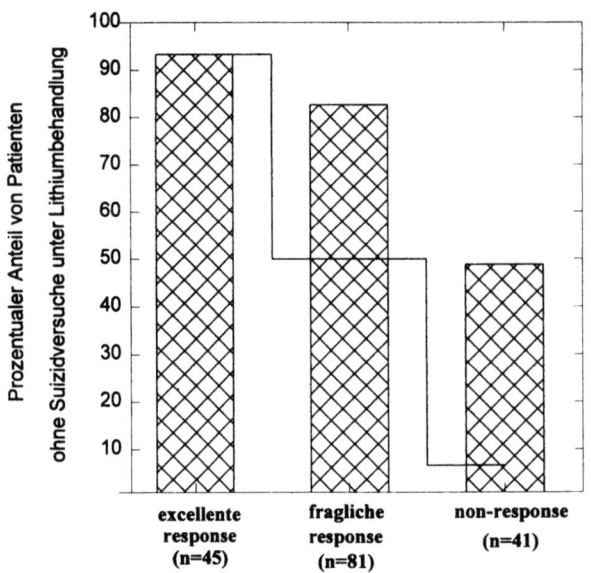

Abb. 3. Einfluß der Lithiumbehandlung auf das suizidale Verhalten bei Risikopatienten mit affektiven Psychosen mit mindestens einem Suizidversuch vor Beginn der Lithiumbehandlung. Dargestellt ist der prozentuale Anteil von Patienten ohne Suizidversuch während der Lithiumbehandlung

Dieser Aspekt ist unter der Moderatorvariable Arzt zu sehen, da die Suizide auftraten, nachdem der Arzt gemeinsam mit dem Patienten beschlossen hatte, das Medikament abzusetzen wegen Lithium-Nonresponse, Nonresponse zumindest hinsichtlich einer phasenprophylaktischen Wirkung.

Das Thema Nonresponse ist hier jedoch auch noch aus einem anderen Grunde interessant, weswegen das Thema nochmals mit der Frage aufgegriffen wird: Ist Lithiumresponse, d. h. die beobachtete phasenprophylaktischen Wirkung des Lithiums, das einzige Modell zur Deutung der Reduktion suizidalen Verhaltens unter Lithiumbehandlung?

Schaut man sich einmal die Verteilung an einer größeren Stichprobe von Risikopatienten, nämlich 167 Patienten mit mindestens einem Suizidversuch in der Vorgeschichte der IGSLi-Studie an, verübten die Responder in über 95% keine weiteren Suizidversuche unter der Behandlung, d. h., sie zeigten eine deutliche Reduktion der Suizidversuche (s. Abb. 3).

Aber, und das ist interessant genug, um es anzumerken, auch 50% der Patienten mit einer schlechten Response zeigen eine Reduktion suizidalen Verhaltens, vergleicht man die Zeit mit und ohne Lithium.

12.2.3 Erklärungsansätze für eine antisuizidale Wirkung von Lithiumsalzen

Die Annahme einer möglichen suizid- und damit mortalitätssenkenden Wirkung von Lithiumsalzen resultiert aus den Ergebnissen von Untersuchungen zur serotonin-agonistischen Wirkung von Lithium (Müller-Oerlinghausen 1985). Ausgehend von Befunden in Tierversuchen (Valzelli u. Garattini 1972) wird ein Zusammenhang zwischen aggressivem Verhalten und erniedrigten Serotoninwerten diskutiert. Liquoruntersuchungen an Menschen mit aggressivem, impulsivem Verhalten konnten diese These stützen (Brown et al. 1979; Linnoila et al. 1983). Zum anderen haben sich schon seit längerem Hinweise für einen Zusammenhang von vor allem brutalsuizidalem Verhalten and erniedrigter Konzentration des Serotoninmetaboliten 5-HIAA im Liquor depressiver Patienten ergeben (Asberg et al. 1976; Asberg u. Nordström 1988; van Praag u. Korf 1971; Träskman et al. 1981).

Obgleich zum einen ein eindeutiger Zusammenhang zwischen einer erniedrigten 5-Hydroxyindolessigsäure-Konzentration im Liquor und Suizidalität und Aggressivität besteht, ist noch ungeklärt, ob sich von diesen Befunden schon ein Erklärungsmodell ableiten läßt. Es spricht auch einiges dafür, daß ein Modell der Impulskontrolle und der Impulsivität besser geeignet ist, diese Befunde zu interpretieren.

Am Tiermodell konnte gezeigt werden, daß Lithium eine antiaggressive Wirkung hat. Subsummiert man suizidales Verhalten, insbesondere in seiner aggressiven Ausprägung, unter aggressiven Akten, so würde es Sinn machen, Lithium hier auch als antisuizidal einzustufen aufgrund der Verbesserung der serotonergen Transmission.

Während tierexperimentell antiaggressive Effekte von Lithiumsalzen wiederholt publiziert wurden (Wickham u. Reed 1987), werden auch am Menschen deutliche antiaggressive Effekte einer Lithiumlangzeitbehandlung gefunden und diskutiert. Im Tierversuch zeigen gemischte 5-HT-1A und -1B-Rezeptoragonisten Wirksamkeit in einer Vielzahl von Aggressionsmodellen. Wirksamkeitsnachweise beim Menschen liegen jedoch noch nicht vor, insgesamt sind die bislang durchgeführten tierexperimentellen Untersuchungen jedoch vielversprechend. In einer Übersicht kommen Olivier et al. (1991) zu der Auffassung, daß die präklinischen Befunde sich so zusammenfassen lassen, daß aggressives Verhalten, zumindest beim Nagetier, überwiegend vom 5-HT-1B-Rezeptor abzuhängen scheint. Keine Bedeutung scheint den 5-HT-2- und 5-HT-3-Rezeptoren für die Modulation aggressiven Verhaltens zuzukommen.

Interessant sind in diesem Zusammenhang Untersuchungen, in denen Lithiumresponder auf eine serotonerge Stimulation mit Fenfluramin eine deutlich geringere Cortisolsekretion zeigen als Nonresponder (Müller-Oerlinghausen et al. 1993). Obwohl es gerade auf neurochemischer Ebene nicht einfach ist, ein komplexes Verhalten wie Aggression und Autoaggression zu erklären, so ergeben sich doch interessante Zusammenhänge zwischen aggressivem Verhalten und verminderter Serotoninverfügbarkeit. Allerdings sind aufgrund der sehr vielfältigen Regulative neurophysiologischer Prozesse diese Befunde nicht zu überinterpretieren.

Die antiaggressive Wirkung von Lithium ist insbesondere von Sheard (1971, 1976) sowohl tierexperimentell als auch am Menschen untersucht worden. Sheard berichtet nicht nur von einer veränderten Impulskontrolle, sondern auch von einer veränderten Wahrnehmung aggressionsauslösender Stimuli. In einer sog. „Gefängnisstudie" an 66 nichtpsychotischen Insassen zeigte sich Lithium im Vergleich zu einem Plazebo in einer Doppelblindstudie überlegen hinsichtlich der Reduktion von aggressivem Verhalten.

Obgleich Lithium unter Berücksichtigung der zur Zeit vorliegenden Befunde nicht als spezifisches antiaggressives Behandlungsregime angesehen werden kann, ist eine wichtige praktische, aber auch theoretische Frage, ob es sich bei der suizidpräventiven Wirkung von Lithium um einen Effekt handelt, der mit der Phasenprophylaxe assoziiert auftritt oder auch unabhängig davon auftreten kann.

Dafür spricht, daß ein starker Rückgang erwarteter suizidaler Handlungen auch bei Patienten beobachtet wurde, die eigentlich als Prophylaxe-Nonresponder anzusehen sind (s. Abb. 3), und daß sich häufig Suizidversuche oder Suizide relativ kurzfristig nach Absetzen einer Lithiummedikation ereigneten (Müller-Oerlinghausen et al. 1992b).

12.2.4 Schlußfolgerungen

Zusammenfassend läßt sich also festhalten: Es gibt viele Hinweise darauf, daß insbesondere das suizidbedingte Mortalitätsrisiko bei affektiven Erkrankungen durch eine Lithiumbehandlung reduziert werden kann. Der Effekt läßt sich nicht allein durch Moderatorvariablen, wie Diagnose, Länge der Behandlung, Alter, Geschlecht und Setting erklären. Obgleich wegen der nicht vorhandenen Kontrollgruppen ein solcher spezifischer Effekt schwer nachzuweisen ist, verdichten sich doch die Hinweise darauf, daß ein solcher Effekt durch die Behandlung per se existiert; die Evidenz diesbezüglich ergibt sich insbesondere durch das zu beobachtende Wiederansteigen der Mortalität nach Absetzen der Lithiumbehandlung.

Ein weiterer interessanter Befund ist, daß es möglicherweise partiell unabhängig voneinander zum einen eine phasenprophylaktische Wirkung und zum anderen eine antiaggressive, antisuizidale Komponente des Serotoninagonisten Lithium gibt. Hier sei auch auf die MAP-Studie (Thies-Flechtner et al. 1994) hingewiesen, in der Patienten doppelblind auf die Therapiearme Carbamazepin, Antidepressiva und Lithium randomisiert wurden. Bei 378 Patienten, die über 3 Jahre behandelt wurden, gab es insgesamt 9 Suizide. Dabei ereignete sich keiner der 9 Suizide in der Lithiumgruppe.

Mortalitätsuntersuchungen mit ihrer eigenen Methodik sind bei den bisher diskutierten Fragen erkenntnisbringend, da die folgenden 4 Bereiche abgedeckt werden:

1. Wirksamkeitsprüfung einer Behandlung unter verschiedenen Routineanwendungsbedingungen
2. Erfassung von klinisch relevanten Wirksamkeitsparametern
3. Untersuchung von Langzeiteffekten
4. Untersuchung von neuen Wirkmechanismen und Indikationsbereichen.

Die Veränderung der Mortalität kann als besonderer Indikator von Behandlungseffizienz psychiatrischer Therapie angesehen werden, wie in Abb. 4 zusammenfassend dargestellt ist.

Des weiteren sollen bei der Frage, inwieweit sich die erhöhte Sterblichkeit psychisch Kranker durch psychiatrische Therapie senken läßt, immer mehrere Einflußfaktoren berücksichtigt werden. Das ist einmal das Medikament, der jeweils behandelnde Arzt und das Behandlungsumfeld. Diese Moderatorvariablen können die Effektivität einer medikamentösen Behandlung fördern oder hemmend beeinflussen.

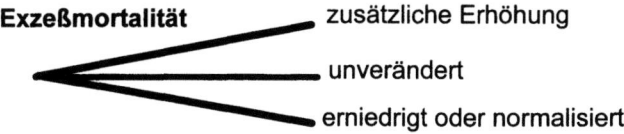

Abb. 4. Veränderung der Mortalität als Ergebnisqualität, Mögliche Einflüsse eines Pharmakons auf das Mortalitätsrisiko unter Langzeitanwendung

Im Mittelpunkt jedoch stehen der Patient oder die Patientin in ihrem individuellen Leid. Von diesem Blickpunkt aus scheint es eine sehr simple Konklusion zu sein, daß nur solche Patienten von psychiatrischer Therapie profitieren, denen zum einen eine adäquate Behandlung angeboten wird und bei denen zum anderen diese Behandlung auch durchgeführt werden kann. Hier bedarf es weiterer Anstrengungen, um die Anzahl derjenigen Patienten zu erhöhen, die eine Behandlung über lange Zeiträume akzeptieren und dann auch davon profitieren können.

Die suizidpräventive Wirkung von Lithium bedarf daher nicht nur unter theoretischen Gesichtspunkten, sondern auch wegen der klinischen Bedeutsamkeit der bisherigen Befunde weiterer Untersuchungen.

Literatur

Ahrens B, Müller-Oerlinghausen B (1989) Can lithium long-term treatment reduce the excess mortality of patients with affective disorders? Pharmacopsychiatry 22: 192

Ahrens B, Müller-Oerlinghausen B, Grof P (1993) Length of lithium treatment needed to eliminate high mortality of affective disorders. Brit J Psychiatry 163 (Suppl 21): 27–29

Ahrens B, Müller-Oerlinghausen B, Schou M et al. (1995) Excess cardiovascular and suicide mortality of affective disorders may be reduced by lithium prophylaxis. J Affective Disord 33: 67–75

Allgulander C, Allebeck P, Przybeck TR, Rice JP (1992) Risk of suicide by psychiatric diagnosis in Stockholm Country: a longitudinal study of 80,970 psychiatric inpatients. Eur Arch Psychiatry Clin Neurosci 241: 323–326

Asberg M, Nordström P (1988) Biological correlates of suicidal behavior. In: Müller HJ, Schmidtke A, Welz R (eds) Current issues of suicidology. Springer, Berlin Heidelberg New York Tokyo, pp 223–241

Asberg M, Träksman L, Thoren P (1976) 5-HIAA in the cerebrospinal fluid: a biochemical suicide predictor? Arch Gen Psychiatry 33: 1193–1197

Avery D, Winokur G (1976) Mortality in depressed patients treated with electroconvulsive therapy und antidepressants. Arch Gen Psychiatry 33: 1029–1037

Babigian HM, Odoroff CL (1969) Mortality experiences of apopulation with psychiatric illness. Am J Psychiatry 126: 470–480

Black DW, Winokur G, Nasrallah A (1987) Is death from natural causes still excessive in psychiatric patients? J Nerv Ment Dis 175: 674–680

Breslow NE, Day NE (1985) The standardized mortality ratio. In: Sen PN (ed) Biostatistics: Statistics in biomedical, public health and environmental sciences. Elsevier, Amsterdam, pp 55–74

Brown GL, Goodwin FK, Ballenger JC, Goyer PF, Major LF (1979) Aggression in humans correlates with cerebrospinal fluid amine metabolite. Psychiatr Res 1: 139

Coppen A, Stadish-Barry H, Bailey J, Houston G, Silcocks P, Hermon C (1991) Does lithium reduce the mortality of recurrent mood disorders? J Affective Disord 23: 1–7

Dalack GW, Roose SP (1990) Perspectives on the relationship between cardiovascular disease and affective disorder. J Clin Psychiatry 51 (Suppl 7): 4–9

Guze SB, Robins E (1970) Suicide and primary affective disorders. Br J Psychiatry 117: 437–438.
Hagnell O, Lanke J, Rorsman B (1981) Suicide rates in the Lundby study: mental illness as a risk factor for suicide. Neuropsychobiology 7: 248–253
Helgason T (1964) Epidemiology of mental disorders in Iceland. Acta Psychiatr Scand [Suppl] 40: 173
Isacsson G, Boethius G, Bergman U (1992) Low level of antidepressant prescription for people who later commit suicide: 15 years of experience from a population-based drug database in Sweden. Acta Psychiatr Scand 85: 444–448
Isometsä E, Henriksson M, Lönnqvist J (1992) Completed suicide and recent lithium treatment. J Affective Disord 26: 101–104
Kay DWK, Petterson U (1977) Mortality. In: Petterson U (ed) Manic depressive illness: a clinical, social and genetic study. Acta Psychiatr. Scand [Suppl] 269: 55–60
Lenz G, Ahrens B, Denk E, Müller-Oerlinghausen B, Schratzberger-Topitz A, Simhandl C, Wancata J (1994) Mortalität nach Ausscheiden aus der Lithiumambulanz. In: Müller-Oerlinghausen B, Berghöfer A (Hrsg) Ziele und Ergebnisse der medikamentösen Prophylaxe affektiver Psychosen. Thieme, Stuttgart New York, S 49–52
Linden M (1994) Leitlinien der AGNP zur Durchführung von Anwendungsbeobachtungen in der Psychopharmakotherapie. Vortrag auf der wissenschaftlichen Tagung der AGNP und der Forschungsgruppe Ambulante Therapie (FAT) an der Psychiatrischen Klinik und Poliklinik der Freien Universität Berlin „Anwendungsbeobachtungen in der Psychopharmakotherapie" Universitätsklinikum Rudolf Virchov, Berlin, 28.–29. Oktober 1994
Linnoila M, Virkkunen M, Scheinin M, Nuutila A, Rimon R, Goodwin FK (1983) Low cerebrospinal fluid 5-hydroxyindoleacetic acid concentration differentiates impulsive from nonimpulsive violent behavior. Life Sci 33: 2609
Lundquist G (1945) Prognosis and cause of manic depressive psychosis. Acta Psychiat Neurol Scand 35: 1–96
Müller-Oerlinghausen B (1985) Lithium long-term treatment – does it act via serotonin? Pharmacopsychiatry 18: 214–217
Müller-Oerlinghausen B (1989) Pharmakotherapie pathologischen aggressiven und autoaggressiven Verhaltens. In: Pöldinger W, Wanger W (Hrsg) Aggression, Selbstaggression, Familie und Gesellschaft. Springer, Berlin Heidelberg New York S 121–134
Müller-Oerlinghausen B, Ahrens B, Grof E et al. (1992a) The effect of long-term lithium treatment on the mortality of patients with manic-depressive and schizo-affective illness. Acta Psychiatr Scand 86: 218–222
Müller-Oerlinghausen B, Müser-Causemann B, Volk J (1992b) Suicides and parasuicides in a high-risk patient group on and off Lithium long-term medication. J Affective Disord 25: 261–270
Müller-Oerlinghausen B, Mannel M, Czernik A et al. (1993) Fenfluramine-stimulation of cortisol in patients with affective psychosis: a predictor of response to lithium/carbamazepine prophylaxis. In: Birch NJ, Padgham C, Hughes MS (eds) Lithium in medicine and biology. Marius Press Carnforth, pp 143–150
Müller-Oerlinghausen B, Wolf T, Ahrens B et al. (1994) Mortality during initial and during later lithium treatment: a collaborative study by IGSLi. Acta Psychiatr Scand 90: 295–297
Nilsson A (1993) Mortality in a lithium-treated population with mood disorders: the Göteborg data. In: Birch NJ, Padgham C, Hughes MS (eds) Lithium in medicine and biology. Marius Press Carnforth, pp 33–39
Norten B, Whalley LJ (1984) Mortality of a Lithium-Treated Population. Brit J Psychiatry 145: 277–282
Olivier B, Mos J, Tulp M (1991) Präklinische Befunde für differenziertes Verhalten von Serotonin-Rezeptoren. In: Heinrich K, Hippius H, Pöldinger W (Hrsg) Serotonin. Ein funktioneller Ansatz für die psychiatrische Diagnose und Therapie. Springer, Berlin Heidelberg New York Tokyo, S 57–72
Pokorny AD (1983) Prediction of suicide in psychiatric patients. Arch Gen Psychiatry 40: 249–257
Rechlin T, Weiss U, Spitzer et al. (1994) Are affective disorders associated with alterations of heart rate variability? J Affec Dis 32: 271–275
Rihmer Z, Barsi J, Veg K, Katona LE (1990) Suicide rates in Hungary correlate negatively with reported rates of depression. J Affective Disord 20: 87–91

Rutz W, Carlsson P, Knorring LV, Wälinder J (1992) Cost-benefit analysis of an educational program for general practitioners by the Swedish Committee for the Prevention and Treatment of Depression. Acta Psychiatr Scand 85: 457–464

Schmidtke A, Weinacker B (1994) Suizidalität in der Bundesrepublik und den einzelnen Bundesländern: Situation und Trends. Suizidprophylaxe. 21: 4–16

Sheard MH (1971) Effect of lithium on human aggression. Nature 230: 113–114

Sheard MH, Marini JL, Bridges CI, Wagner E (1976) The effect of lithium on impulsive aggressive behaviour in man. Am J Psychiatry 133: 1409–1413

Stoudemire A, Frank R, Hedemark N (1986) The economic burden of depression. Gen Hosp Psychiatry 8: 387–394

Thies-Flechtner K, Seibert W, Walther A, Greil W, Müller-Oerlinghausen B (1994) Suizide bei rezidivprophylaktisch behandelten Patienten mit affektiven Psychosen. In: Müller-Oerlinghausen B, Berghöfer A (Hrsg) Ziele und Ergebnisse der medikamentösen Prophylaxe. Thieme, Stuttgart New York, S 61–64

Träskman L, Asberg M, Bertilsson L, Sjostrand L (1981) Monoamine metabolites in CSF and suicidal behavior. Arch Gen Psychiatry 38: 631–636

Tsuang MT, Woolson RF (1978) Excess mortality in schizophrenia and affective disorders. Do suicides and accidental deaths soley account for this excess? Arch Gen Psychiatry 35: 1181–1185

Valzelli L, Garattini S (1972) Biochemical and behavioural changes induced by isolation in rats. Neuropharmacology 11: 17

van Praag J, Korf J (1971) Endogenous depressions with and without disturbances in the 5-hydroxytryptamine metabolism: a biochemical classification. Psychopharmacology 19: 148–152

Vestergaard P (1994) Compliance bei Langzeitmedikation mit Lithium: Ein Hauptfaktor erfolgreicher Prophylaxe bei manisch-depressiver Erkrankung. In: Müller-Oerlinghausen B, Berghöfer A (Hrsg) Ziele und Ergebnisse der medikamentösen Prophylaxe. Thieme, Stuttgart New York, S 9–12

Vestergaard P, Aagaard J (1991): Five-year mortality in lithium-treated manic-depressive patients. J. Affective Disord 21: 33–38

Weeke A (1979) Causes of death in manic depressives. In: Schou M, Strömgren E (eds) Origin, prevention and treatment of affective disorders. Academic Press, London pp 289–299

Wickham EA, Reed JV (1987) Lithium for the control of aggressive and self-multilating behaviour. Int J Clin Psychopharmacol 2: 181–190

Diskussion zu Vortrag 12

von Dr. B. Ahrens

Prof. Dr. W. Maier
Die methodische Problematik epidemiologischer Fall-Kontroll-Studien haben Sie klar genannt: Wie sieht die geeignete Kontrolle für einen Fall aus? Patienten, die lange Zeit unter Lithium bleiben, unterscheiden sich von anderen Patienten durch besondere Persönlichkeitsvariablen, die ihre hohe Compliance bedingen. Hätten Sie solche Persönlichkeitsvariablen für die Definition der Kontrollfälle gewählt, wäre das Ergebnis möglicherweise anders ausgefallen.

Dr. B. Ahrens
Darüber sind wir uns im klaren. Wir haben versucht, dieses Problem auf verschiedene Weise anzugehen, deshalb auch die verschiedenen Studien. Das Problem der fehlenden Vergleichsgruppe bleibt jedoch bestehen. Vorerst werden wir dafür wohl die Allgemeinbevölkerung heranziehen müssen.
 Die entscheidende Frage ist, ob dieser Effekt immer mit der Phasenprophylaxe assoziiert ist. Wir sind dieser Frage bei exzellenten Lithium-Respondern, bei Patienten mit moderater Response und bei solchen mit schlechter Response auf Lithium nachgegangen. Dabei zeigte sich, daß bei über 90% der exzellenten Responder – einer Risikogruppe von 167 Patienten, die mindestens einen Suizidversuch in der Vorgeschichte aufwiesen – unter Lithium keine weiteren Suizidversuche auftraten. Aber, und das war sehr überraschend für uns, auch bei über 50% der Nonresponder kamen keine weiteren Suizidhandlungen mehr vor. Möglicherweise handelt es sich also um einen spezifischen antiaggressiven, antisuizidalen Effekt des Lithiums. Dies sind allerdings vorläufige Daten, man muß sie daher sehr zurückhaltend interpretieren.

N.N.
Es gibt Hinweise darauf, daß eine unterbrochene Lithiumtherapie nach Wiederaufnahme nicht mehr die gleiche Wirksamkeit zeigt. Weisen Ihre Daten auch in diese Richtung, auch bezüglich der Suizidalität?

Dr. B. Ahrens
Die Hypothese des Verlustes der Effektivität von Lithium nach Absetzen stammt von Bob Post, der das Kindling-Modell vertritt. Sie wurde auf der Basis einiger kasuistischer Berichte aus dem NIMH aufgestellt. Wir haben kürzlich die gesamten Daten unserer Arbeitsgruppe unter diesem Aspekt analysiert und können mit unseren Ergebnissen diese Hypothese so nicht stützen. Sicher sind weitere größere Studien erforderlich, bevor sich diese Frage schlüssig beantworten läßt.

13 Suizidprävention bei schizophrenen Patienten

A. ROHDE und A. MARNEROS

> Im Rahmen der Köln-Studie wurden insgesamt 355 Patienten mit schizophrenen, schizoaffektiven oder affektiven Psychosen im Längsschnitt unter anderem auf das Vorhandensein von suizidaler Symptomatik untersucht. Danach ist die Kombination schizophrener mit depressiver Symptomatik die am ehesten suizidogene Symptomkonstellation bei akuten Psychosen. Folgende Faktoren erhöhen das Suizidrisiko schizophrener Patienten: frühere Suizidversuche, männliches Geschlecht, hohe Erwartungshaltung gegen sich selbst, Erstmanifestation, akute psychotische Symptomatik, depressive Symptomatik, Chronifizierung/Residualsymptomatik sowie soziale Komponenten. Der reaktiven Depressivität ist mit supportiver Psychotherapie als Hilfe bei der Krankheitsbewältigung zu begegnen. Bei der Planung medikamentöser Strategien ist auch an sekundäre depressive Symptome im Sinne einer neuroleptikainduzierten Depressivität zu denken. Bei endomorph depressiver Symptomatik im Rahmen Schizoaffektiver Psychosen ist eine zweigleisige antidepressive und neuroleptische Therapie, evtl. auch in Kombination mit Anxiolytika, und psychotherapeutische Unterstützung indiziert. Psychotisch determinierte Suizidversuche sind am ehesten durch eine effektive Psychopharmakotherapie, nötigenfalls auch durch vorübergehende kustodiale Maßnahmen zu verhindern.

13.1 Einleitung

In den verschiedenen anderen Beiträgen des Symposiums wurden umfangreiche Darstellungen zu Suizidraten und biologischen Grundlagen von Suizidalität gegeben, so daß hier nicht weiter darauf eingegangen werden soll. Es ist unumstritten, daß schizophrene Patienten einer höheren Suizidgefahr ausgesetzt sind als gesunde Menschen, man muß etwa von einer Rate von 10–13% Schizophrener ausgehen, die durch Suizid versterben (Caldwell u. Gottesman 1990).

Jeder Kliniker weiß, daß gerade bei schizophrenen Patienten der Suizid oftmals überraschend und völlig ohne „Vorankündigung" geschieht. Suizidprävention bei schizophrenen Patienten kann also allenfalls so aussehen, daß man untersucht, welche Faktoren oder Konstellationen von Faktoren mit einem erhöhten Suizidalitätsrisiko einhergehen. Es sollen deshalb zunächst einige Ergebnisse zu klinischen Faktoren vorgestellt werden, die im Rahmen der Köln-Studie (Marneros et al. 1991) im Zusammenhang mit Suizidalität untersucht wurden. Wegen der unterschied-

Tabelle 1. Köln-Studie Katamnesepopulation (n=355)

	Katamnesedauer	(Min–Max)
148 Schizophrene Psychosen	x̄ = 23,0 Jahre	(10–15 Jahre)
101 Schizoaffektive Psychosen	x̄ = 25,5 Jahre	(10–61 Jahre)
106 Affektive Psychosen	x̄ = 27,9 Jahre	(10–56 Jahre)

Tabelle 2. Suizidale Symptomatik im Gesamtverlauf

	Schizophrene Psychosen (n = 148)		Schizoaffektive Psychosen (n = 101)		Affektive Psychosen (n = 106)	
		p1		p2		p3
Suizidalität (gesamt)	54,1%	–	65,3%	–	56,6%	–
Suizidgedanken (ohne Suizidversuch)	20,3%	–	28,7%	–	34,9%	*
Mindestens ein Suizidversuch	33,8%	–	36,6%	*	21,7%	*

X^2-Test:
p1 SCH vs. SAP; p2 SAP vs. AFF; p3 SCH vs. AFF
*= p < 0,05; – = nicht signifikant

lichen und teils sehr breiten Definitionen der Schizophrenie, wo häufig auch schizoaffektive Psychosen subsumiert werden, sollen im folgenden auch die Ergebnisse zu den schizoaffektiven Psychosen dargestellt werden und soweit zum Vergleich sinnvoll, auch Ergebnisse zu den affektiven Erkrankungen.

Im Rahmen der Köln-Studie wurden insgesamt 355 Patienten mit schizophrenen, schizoaffektiven oder affektiven Psychosen im Längsschnitt untersucht (Tabelle 1). Unter anderem wurde für alle im Krankheitsverlauf aufgetretenen Krankheitsepisoden das Vorhandensein von suizidaler Symptomatik und Suizidversuchen evaluiert.

13.2 Patienten mit und ohne Suizidalität im Verlauf

Von den 148 nachuntersuchten schizophrenen Patienten boten 80 (54,1%) mindestens einmal im Krankheitsverlauf eine suizidale Symptomatik (Tabelle 2); 50 dieser Patienten (33,8% der Gesamtgruppe) unternahmen mindestens einmal im Verlauf einen Suizidversuch. Bei 65,3% der schizoaffektiven Patienten war mindestens bei einer Krankheitsepisode Suizidalität dokumentiert, 36,6% hatten mindestens einen Suizidversuch begangen.

Der Vergleich der 80 schizophrenen Patienten mit suizidaler Symptomatik mit den 68 Patienten ohne jede suizidale Symptomatik im Verlauf hinsichtlich soziodemographischer und prämorbider Daten sowie bezüglich verschiedener Verlaufs- und Ausgangsparameter zeigte einige signifikante Unterschiede. Schizophrene Patienten, die im Verlauf eine suizidale Symptomatik zeigten, waren signifikant häufiger weiblichen Geschlechts, waren häufiger verheiratet, hatten mehr Angehörige mit psychischen Erkrankungen, hatten häufiger „life events" im Verlauf sowie mehr und häufigere Hospitalisierungen.

Bei den 66 schizoaffektiven Patienten mit Suizidalität fand sich im Vergleich zu den 35 ohne suizidale Symptomatik lediglich ein signifikanter Unterschied beim Geschlecht (Überwiegen weiblicher Patienten) sowie bei Patienten mit unipolarem Verlauf (d. h. also Psychosen, bei denen nur schizodepressive und schizophrene oder melancholische Episoden auftraten).

Soweit die Ergebnisse auf den gesamten Langzeitverlauf bezogen. Die folgenden Darstellungen beziehen sich nun jeweils auf die einzelnen Krankheitsepisoden, d. h., die einzelnen Symptomkonstellationen bzw. sozialen Situationen werden bezüglich des Auftretens von Suizidalität differenzierter betrachtet.

13.3 Krankheitsepisoden und Suizidalität

Bei den 148 schizophrenen Patienten wurden insgesamt 595 Hospitalisierungen erfaßt, bei den schizoaffektiven 590 Episoden und bei den affektiven 509 Krankheitsphasen.

Die Krankheitsphasen schizoaffektiver Psychosen waren signifikant häufiger von Suizidalität begleitet als die Hospitalisierungen schizophrener Patienten (22,2% vs. 17,6%, Tabelle 3), bezüglich Suizidversuchen fand sich kein signifikanter Unterschied (9,5% bzw. 10,4%). Bei den einzelnen Hospitalisierungen schizophrener Patienten war zwar verglichen mit schizoaffektiven und affektiven Erkrankungen der Anteil mit suizidaler Symptomatik insgesamt am niedrigsten, andererseits kamen aber Suizidversuche am häufigsten vor (Tabelle 3).

Abbildung 1 zeigt die Verteilung der Methoden der Suizidversuche: In allen 3 Gruppen mit Abstand die häufigste Methode ist Medikamentenintoxikation, aber auch eine hohe Zahl sog. harter Suizidversuche (wie etwa Fenstersprung, Erhängen etc.) oder Kombinationen verschiedener Methoden waren zu registrieren. Bei den „harten" Methoden gab es übrigens keinen Unterschied zwischen Männern und Frauen, wie er sonst häufig gefunden wird.

Tabelle 3. Suizidale Symptomatik bezogen auf einzelne Krankheitsepisoden

	Episoden bei:					
	Schizophrenen Psychosen ($n = 595$)		Schizoaffektiven Psychosen ($n = 590$)		Affektiven Psychosen ($n = 508$)	
		p1		p2		p3
Suizidalität (gesamt) davon:	17,6%	*	22,2%	–	23,0%	*
mit Suizidversuch	10,4%	–	9,5%	*	5,3%	*

X^2-Test:
p1 SCH vs. SAP; p2 SAP vs. AFF; p3 SCH vs. AFF
* = $p < 0,05$; – = nicht signifikant

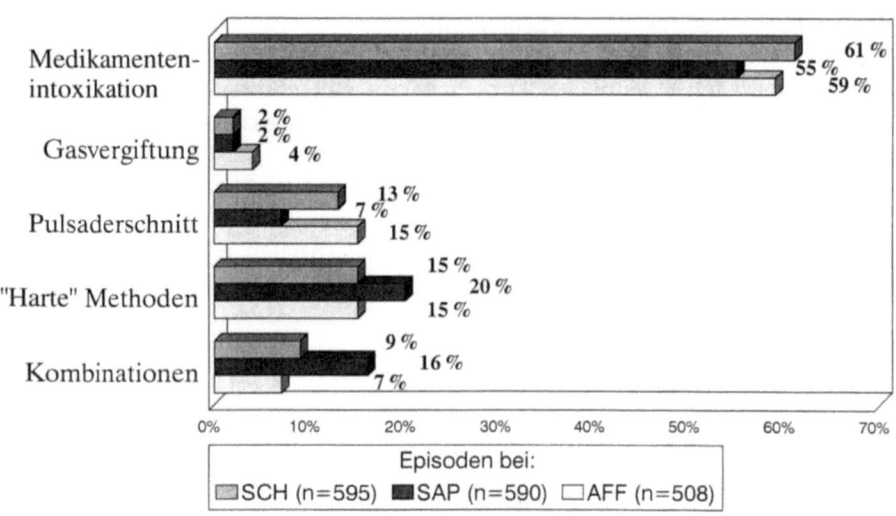

Abb. 1. Verteilung der Methoden der Suizidversuche

13.4 Krankheitsepisoden mit und ohne Suizidalität

Mit dem Ziel, bestimmte Faktoren oder Konstellationen zu eruieren, die während der akuten Exazerbation der Erkrankung mit einer erhöhten Suizidalität einhergehen, wurden im weiteren Episoden mit und ohne suizidale Symptomatik bezüglich verschiedener Parameter verglichen, die nach den Ergebnissen der Köln-Studie oder aus der Literatur einen Zusammenhang damit zu zeigen schienen (Episodentyp, Geschlecht, Alter, Familienstand und berufliche Situation zum Zeitpunkt der Episode, Vorhandensein eines „life event" vor Beginn der Episode und Stellung der Krankheitsepisode im Verlauf).

Bei den schizophrenen Patienten fand sich signifikant häufiger eine suizidale Symptomatik bei der initialen Hospitalisierung, also bei der Ersterkrankung (23,0% vs. 15,9%). Alle anderen eben genannten Parameter – also Alter, Familienstand, Beruf bei Hospitalisierung etc. zeigten keine Unterschiede (Tabelle 4).

Etwas komplexer stellt sich die Situation bei den Krankheitsepisoden schizoaffektiver Psychosen dar (Tabelle 4). Signifikante Unterschiede zwischen Episoden mit und ohne Suizidalität fanden sich beim Geschlecht mit einem Überwiegen der weiblichen Patienten. Signifikant mehr Patienten waren zum Zeitpunkt der suizidalen Symptomatik verheiratet, nicht berufstätig, es fand sich kein „life event" vor der betreffenden Episode.

Der letzte, aber nach den weiterführenden Analysen wichtigste Aspekt – der Typ der Episode – ist in Abb. 2 dargestellt: Mit Abstand die häufigste Suizidalität fand sich bei schizodepressiven Krankheitsepisoden, also bei der Kombination von schizophrener und endomorph depressiver Symptomatik (43,1%), und zwar deutlich höher als bei den rein depressiven Episoden im Rahmen schizoaffektiver oder affektiver Psychosen (28,8%, Abb. 2). Bei schizophrenen Episoden, die im Verlauf schizoaffektiver Psychosen auftraten, fand sich in 14,3% eine suizidale

Tabelle 4. Suizidale Symptomatik bei schizophrenen und schizoaffektiven Patienten (bezogen auf jeweilige Krankheitsepisode)

	Hospitalisierungen bei schizophrenen Psychosen				Episoden bei schizoaffektiven Psychosen			
	Suizidale Symptomatik (n=105)		p	Keine suizidale Symptomatik (n=490)	Suizidale Symptomatik (n=131)		p	Keine suizidale Symptomatik (n=459)
Geschlecht			–				**	
weiblich	45 (42,9%)			201 (41,0%)	106 (80,9%)			278 (60,6%)
männlich	60 (57,1%)			289 (59,0%)	25 (19,1%)			181 (39,4%)
Alter			–				–	
bis 40 Jahre	81 (77,1%)			362 (73,9%)	82 (62,6%)			270 (58,8%)
41–60 Jahre	23 (21,9%)			110 (22,4%)	41 (31,3%)			171 (37,3%)
älter als 60 Jahre	1 (1,0%)			18 (3,7%)	8 (6,1%)			18 (3,9%)
Familienstand			–				*	
verheiratet	43 (41,0%)			167 (34,1%)	90 (68,7%)			261 (56,9%)
nicht verheiratet	62 (59,0%)			323 (65,9%)	41 (31,3%)			198 (43,1%)
Berufliche Situation			–				**	
berufstätig	45 (43,7%)			235 (48,5%)	54 (41,5%)			255 (57,2%)
nicht berufstätig	58 (56,3%)			250 (51,5%)	76 (58,5%)			191 (42,8%)
„Life event" vor der Hospitalisierung			–				**	
vorhanden	21 (20,0%)			64 (13,1%)	50 (38,2%)			121 (26,4%)
nicht vorhanden	84 (80,0%)			426 (86,9%)	81 (61,8%)			338 (73,6%)
Stellung im Verlauf	Erstmanifestation (n=148)		*	spätere Episode (n=447)	Erstmanifestation (n=101)		–	spätere Episode (n=489)
suizidale Symptomatik	34 (23,0%)			71 (15,9%)	29 (28,7%)			102 (20,9%)
keine suizidale Symptomatik	114 (77,0%)			376 (84,1%)	72 (71,3%)			387 (79,1%)

Signifikanzen (X²-Test): * p < 0,05; ** p < 0,01; – nicht signifikant

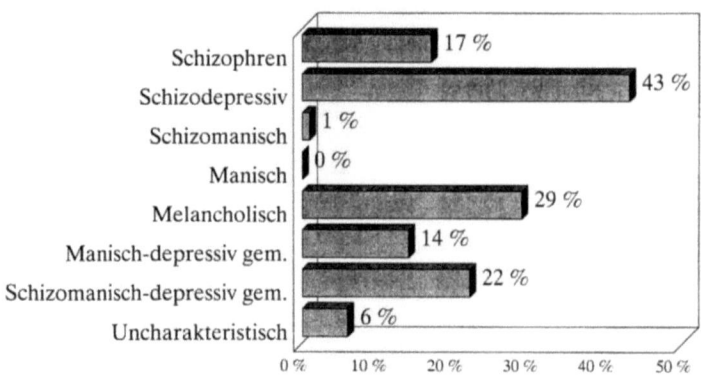

Abb. 2. Suizidale Symptomatik (1693 Episoden)

Symptomatik, vergleichbar mit den Hospitalisierungen bei schizophrenen Psychosen (17,6%). Die schizodepressiven Krankheitsphasen waren auch von der höchsten Zahl von Suizidversuchen begleitet, nämlich 19% im Vergleich zu 10% bei den schizophrenen und 8% bei den melancholischen Phasen.

Die Kombination schizophrener mit depressiver Symptomatik stellt also nach den Ergebnissen dieser Untersuchung die „gefährlichste" Symptomkonstellation bei akuten Psychosen dar. Berücksichtigt man die Literatur zu dieser Problematik, muß man wohl davon ausgehen, daß nicht nur die endomorphe depressive Symptomatik, sondern auch andere depressive Symptomkonstellationen als besonderer Risikofaktor gelten (Dingman u. McGlashan 1986; Drake et al. 1984; Johns et al. 1986; Modestin u. Böker 1992; Roy 1982).

13.5 Möglichkeiten der Suizidprävention

In Tabelle 5 sind die Faktoren zusammengestellt, die nach allgemeinem Konsens der dazu forschenden Gruppen das Suizidrisiko schizophrener Patienten erhöhen, und die sich daraus ergebenden Konsequenzen für Therapie und Suizidprävention.

Suizidversuche in der Vorgeschichte gelten als Risikofaktor (Addington u. Addington 1992; Allebeck et al. 1987; Modestin et al. 1992). Präventiv kann dieser Faktor nur registriert und beachtet werden. Das gleiche gilt für die Tatsache, daß schizophrene *Männer* sich häufiger suizidieren, auch wenn das Geschlechterverhältnis diesbezüglich wesentlich ausgeglichener ist als bei den Suizidraten der Allgemeinbevölkerung (Caldwell u. Gottesman 1990).

Als weiterer Risikofaktor gilt *primärpersönlich* eine hohe Erwartungshaltung des Patienten an sich selbst (Dingman u. McGlashan 1986; Drake et al. 1984). Diese Patienten werden nach Beginn der Erkrankung mit ihren Einbußen und evtl. vorhandenen kognitiven und Antriebsdefiziten nicht fertig, sie werden depressiv, reagieren mit Hoffnungslosigkeit (Addington u. Addington 1992; Drake u. Cotton 1986). Hier ist sicher das intensive therapeutische Bemühen um Beseitigung der

Tabelle 5. Faktoren, die das Suizidrisiko bei schizophrenen Patienten erhöhen

- Suizidversuch in der Vorgeschichte
- Männliches Geschlecht
- Primärpersönlich: hohe Erwartungshaltung sich selbst gegenüber
- Erstmanifestation der Erkrankung
- Akute psychotische Symptomatik (paranoide Symptome, imperative Stimmen)
- Depressive Symptomatik
- Chronifizierte Erkrankung / Residualsymptomatik
- Soziale Faktoren (z. B. Isolation)

Symptomatik, insbesondere der Minussymptomatik, und Hilfe bei der Krankheitsbewältigung von Bedeutung.

Depressive Symptomatik wird auch im Zusammenhang mit schizophrenen Symptomen immer wieder als Risikofaktor für suizidales Verhalten erwähnt (Dingman u. McGlashan 1986; Drake et al. 1984; Johns et al. 1986; Modestin u. Böker 1992; Roy 1982). Depressivität als Reaktion auf die Erkrankung ist in erster Linie mit supportiver Psychotherapie als Hilfe bei der Krankheitsbewältigung zu begegnen. Bei der Planung medikamentöser Therapiestrategien ist auch an sekundäre depressive Symptome im Sinne einer Neuroleptika-induzierten Depressivität zu denken oder auch an Nebenwirkungen (wie etwa extrapyramidale Symptome). Auch sog. Minussymptome, die Symptom der Erkrankung sind oder bereits erste Zeichen beginnender persistierender Alterationen, sind oftmals nicht einfach abzugrenzen von depressiven Symptomen. In solchen Fällen, in denen unter klassischen Neuroleptika die genannten Symptome auftreten, bietet sich zunächst der Versuch an, durch Umsetzen der Neurolepsie auf nebenwirkungsärmere Präparate, insbesondere auch sog. atypische Neuroleptika (wie etwa Clozapin, Risperidon, Zotepin, Sulpirid etc.) die Symptomatik zu verbessern.

Anders ist das Vorgehen bei endomorph depressiver Symptomatik, die neben schizophrenen Symptomen auftreten kann. Wie bereits erwähnt, geht nach den Ergebnissen der Köln-Studie die Symptomkonstellation „schizodepressiv" mit der höchsten Suizidalitätsrate, auch mit der höchsten Rate von Suizidversuchen, einher. Eine zweigleisige antidepressive und neuroleptische Therapie, ggf. auch in Kombination mit anxiolytisch wirkenden Medikamenten, ist neben der psychotherapeutischen Unterstützung in solchen Fällen indiziert. Patienten mit schizodepressiver Symptomatik sollten unter stationären Bedingungen behandelt werden, bei schwerer Ausprägung immer auch unter geschützten Bedingungen.

Psychotisch determinierte Suizidversuche, wie etwa Suizidversuche unter dem Einfluß paranoider Ideen oder auch imperativer Stimmen, sind am ehesten durch eine effektive Psychopharmakotherapie (z. B. hochpotente neuroleptische Therapie, kombiniert mit anxiolytisch wirkenden Medikamenten wie Lorazepam oder Alprazolam) und ggf. auch durch kustodiale Maßnahmen (Unterbringung auf einer geschützten Station, falls erforderlich Einweisung nach PsychKG) zu verhindern. Zu denken ist gerade auch bei paranoid determinierten Suizidversuchen immer an die Möglichkeit bzw. Gefahr eines erweiterten Suizides, bei dem der paranoide Patient glaubt, seine Angehörigen (z. B. Kinder) vor auf sie zukommenden schrecklichen Erlebnissen schützen zu müssen.

Schließlich ist die Zeit der *Chronifizierung der Erkrankung* eine suizidogene Zeit, nämlich dann, wenn der Patient durch das Vorliegen persistierender Alterationen (Residualsymptomatik) seine Autonomie verliert, in die Arbeitslosigkeit und soziale Isolation gerät (Addington u. Addington 1992; Modestin et al. 1992; Roy 1982). Es wird immer wieder darauf hingewiesen, daß bei solchen Patienten besonders die Zeit nach der Entlassung aus einer meist langdauernden stationären Behandlung eine Suizidgefährdung beinhaltet (Allebeck et al. 1986; Johns et al. 1986). Maßnahmen sind hier am ehesten auf soziotherapeutischem Gebiet zu sehen, durch Fortführung der Behandlung in komplementären Einrichtungen mit dem Ziel der Wiedereingliederung und engmaschige Kontrollen bei Überleitung in die ambulante Behandlung. Aber auch Methoden, die die Krankheitsbewältigung bei chronischen Verläufen unterstützen, wie etwa kognitives Training oder ein bewältigungsorientiertes Therapieprogramm, sind indiziert.

Literatur

Addington DE, Addington JM (1992) Attempted suicide and depression in schizophrenia. Acta Psychiatr Scand 85: 288–291
Allebeck P, Varla A, Wistedt B (1986) Suicide and violent death among patients with schizophrenia. Acta Psychiatr Scand 74: 43–49
Caldwell CB, Gottesman II (1990) Schizophrenics kill themselves too: A review of risk factors for suicide. Schizophr Bull 16: 571–589
Dingman CW, McGlashan TH (1986) Discriminating characteristics of suicides. Chestnut lodge follow-up sample including patients with affective disorder, schizophrenia and schizoaffective disorder. Acta Psychiatr Scand 74: 91–97
Drake RE, Cotton PG (1986) Depression, hopelessness and suicide in chronic schizophrenia. Br J Psychiatry 148: 554–559
Drake RE, Gates C, Cotton PG, Whitaker A (1984) Suicide among schizophrenics: Who is at risk? J Nerv Ment Dis 172: 613–617
John CA, Stanley M, Stanley B (1986) Suicide in schizophrenia. Ann NY Acad Sci 487: 294–300
Marneros A, Deister A, Rohde A (1991) Affektive, schizoaffektive und schizophrene Psychosen. Eine vergleichende Langzeitstudie. Springer, Berlin Heidelberg New York Tokyo
Modestin J, Böker W (1992) Neuroleptische Therapie und Suizid. Literaturübersicht und eigene Resultate. Fortschr Neurol Psychiatr 60: 165–162
Modestin J, Zarbo I, Waldvogel D (1992) A study of suicide in schizophrenic in-patients. Br J Psychiatry 160: 398–401
Rohde A, Marneros A (1990) Suizidale Symptomatik im Langzeitverlauf schizoaffektiver Psychosen. Nervenarzt 61: 164–169
Roy A (1982) Suicide in chronic schizophrenia. Br J Psychiatry 141: 171–177

14 Internistische Intensivmedizin und Betreuung von Suizidversuchs-Patienten: Konzepte und Probleme

H. Wedler

> Der Umgang mit Suizidpatienten ist heute nicht mehr allein eine Angelegenheit psychiatrischer Spezialisten, sondern gehört – insbesondere im Akutkrankenhaus – zum Aufgabenbereich der somatischen Ärzte und Pfleger. Recht effektiv ist dabei das Liaison-Modell, das die Beratung und Überwachung des medizinischen Personals im Umgang mit Suizidpatienten zum Ziel hat. Häufig wird die überragende Wichtigkeit der Basiskommunikation zwischen Patient und internistischem Personal im Rahmen der somatischen Therapie im Hinblick auf die psychosoziale Versorgung, insbesondere auf die Effektivität der nachfolgenden Krisenintervention, übersehen. Interessant ist die Beobachtung, daß sowohl Krisenintervention als auch Nachsorge weniger auf spezifische Therapien und fachliche Qualifikation angewiesen sind als zumeist vermutet.

14.1 Einleitung

Der Umgang mit Suizidpatienten ist seit Etablierung der internistischen Intensivmedizin und Fortentwicklung ausgefeilter Entgiftungstechniken nicht mehr allein eine Angelegenheit psychiatrischer Spezialisten. Heute gehört Suizidalität zu den Alltäglichkeiten ärztlicher Erfahrung, gerade auch im somatisch orientierten Akutkrankenhaus und besonders auf Intensivstationen. Mit der Übernahme der primären Versorgungsverantwortung für Suizidpatienten durch die Intensivmediziner seit Beginn der 60er Jahre ging leider nicht allerorts die Einsicht einher, daß damit auch die Zuständigkeit für die psychosoziale Versorgung zumindest teilweise verbunden ist. So kam es zu gravierenden Versorgungsdefiziten, wenn Suizidpatienten nach der hochqualifizierten intensiv-medizinischen Behandlung oftmals so gut wie überhaupt keine psychosoziale Diagnostik oder Therapie erfuhren und ohne jede Hilfsmöglichkeit und jedes Angebot in das soziale Feld zurückentlassen wurden, aus dem heraus die suizidale Krise entstanden war.

Die Aufdeckung dieser eklatanten mangelhaften Versorgung einer ja nicht unerheblichen Patientengruppe im Allgemeinkrankenhaus in den 70er Jahren (Rabee u. Watson 1978; Blake u. Mitchell 1978 und viele andere Autoren) führte zur Entwicklung von Betreuungsmodellen unterschiedlicher Struktur, die sowohl der somatischen wie der psychosozialen Versorgung von Suizidpatienten gerecht zu werden trachteten. Mit der allmählichen Besserung der psychosozialen Versorgung ging nicht nur eine ständige Optimierung der internistischen Entgiftungstechnik parallel, sondern es kam im gleichen Zeitraum (seit 1978) zu einem dramatisch zu nennenden Rückgang der Zahl der klinischen Suizidpatienten, so daß die Versorgung von Suizidpatienten heute längst nicht mehr das gleiche drückende Problem auf der Intensivstation ist wie Ende der 70er Jahre (Osterwalder et al. 1976; Wildbolz 1980).

In der folgenden Darstellung sollen nach einer Schilderung der Versorgungsmodelle und der Aufgaben, die sich bei der Versorgung von Suizidpatienten im Akutkrankenhaus ergeben, aktuelle Entwicklungstrends und gegenwärtige Probleme angesprochen und anhand einer aktuellen Stichprobe beleuchtet werden.

14.2 Versorgungsmodelle und Versorgungsaufgaben

Nachdem während der vergangenen 2 Jahrzehnte auch in internistischen Fachkreisen die Einsicht immer stärker gewachsen ist, daß eine ausschließlich körperliche Behandlung von Suizidpatienten unzureichend und gefährlich ist, ist eine Reihe von Versorgungsmodellen eingeführt und erprobt worden, – teilweise auf gründlichen theoretischen Überlegungen basierend, teilweise in Ermangelung besserer Alternativen entstanden und dennoch empirisch bewährt (Tabelle 1).

Das auch heute immer noch am häufigsten anzutreffende System ist die Trennung der Behandlung in körperliche Therapie durch den Intensivmediziner und psychosoziale Maßnahmen durch den psychiatrischen Konsiliararzt. Auch wenn inzwischen eine ganze Generation von psychiatrischen Konsiliarärzten herangewachsen ist, die die Aufgaben der Krisenintervention bei Suizidpatienten sehr ernst nimmt, haften diesem Versorgungssystem Unzulänglichkeiten an, die in erster Linie Folge der Spaltung der Verantwortung sind. Die notwendige zeitliche Begrenztheit eines Konsiliarkontaktes erlaubt in der Regel auch keine intensive Krisenintervention, sondern lediglich diagnostische Maßnahmen. Wie in verschiedenen Untersuchungen gezeigt werden konnte, verschlechtert dieses Versorgungssystem zudem den Kontakt des somatisch tätigen Krankenhauspersonals zum Patienten, da jenes sich durch Delegation der psychosozialen Problematik an den Psychiater von der Kommunikationsverpflichtung mit dem Patienten entbunden und nicht mehr verantwortlich fühlt. Die Folge davon ist eine mangelhafte Motivation des Patienten für das Konsiliargespräch, das dann häufig nur Alibicharakter trägt (Wedler 1984).

Tabelle 1. Modelle zur Versorgung von Suizidpatienten im Akutkrankenhaus

– Psychiatrischer Konsiliardienst
– Laienhelfergruppen
– Psychiatrischer Liaisondienst
– Kriseninterventionseinheit
– Medizinisches/multidisziplinäres Team

Eine wesentliche Verbesserung ergab sich zweifellos durch Einführung der Liaisonpsychiatrie auf internistischen Intensivstationen (in Deutschland z. B. in Heidelberg und München). Die Aufgabe des Liaisonpsychiaters ist nicht in erster Linie die psychosoziale Versorgung einzelner Patienten, sondern Beratung und Supervision des medizinischen Teams im Umgang mit Suizidpatienten. Nur dann soll er den Kontakt zum Patienten selber herstellen, wenn dieses aus diagnostischen oder therapeutischen Grüden unabweisbar ist.

Eine noch höhere Qualifikation der Versorgung von Suizidpatienten stellen spezialisierte Kriseninterventionseinheiten dar, wie sie ursprünglich in den USA postuliert und eingerichtet wurden. Solche Spezialeinheiten haben sich in großen Kliniken mit einem hohen Anteil von Suizidpatienten bewährt, stellen allerdings einen so hohen Kostenfaktor dar, daß eine flächendeckende Verbreitung kaum durchführbar sein dürfte. In den meisten Krankenhausabteilungen hat sich demgegenüber die Verbindung von Krisenintervention mit anderen psychotherapeutischen Aufgaben im Rahmen der psychiatrischen oder psychosomatischen Versorgung bewährt.

Die begleitende Betreuung von Suizidpatienten durch Laienhelfer entstand ursprünglich aus einer Mangelsituation heraus. Inzwischen hat sich weltweit das „Befriending" (auf Zeit) von Laien mit Suizidpatienten im besonderen Maße bewährt, auch wenn nicht immer eine kompetente Krisenintervention in diesem System angeboten werden kann. Allerdings werden die Laienhelfer heute in aller Regel gründlich auf ihre Aufgabe vorbereitet und supervidiert.

Über das liaisonpsychiatrische Betreuungsmodell hinausgehend hat sich ein multiprofessionelles, kooperatives Vorgehen, das vom internistischen Team selbst getragen wird, in einigen Krankenhäusern bewährt. In diesem Modell ist die vollständige Versorgung von Suizidpatienten unter Berücksichtigung sowohl somatischer als auch psychosozialer Gesichtspunkte am konsequentesten durchführbar. Die Realisierung setzt allerdings die Bereitschaft von Internisten und Intensivmedizinern voraus, sich auf psychosoziale Versorgungsaufgaben einzulassen, wie sie heute meist nur in Abteilungen mit integrierter Psychosomatik vorgefunden werden kann.

Wie auch immer die Versorgung von Suizidpatienten im Allgemeinkrankenhaus organisiert ist: In jedem Fall geht es um die vollständige Erfüllung der sich bei Suizidpatienten stellenden Versorgungsaufgaben (Tabelle 2). Im Sinne der heute überall geforderten Qualitätssicherung sollten sich alle Versorgungs- und Modelleinrichtungen an diesem Maßstab messen lassen.

Tabelle 2. Versorgungsaufgaben bei Suizidpatienten im Akutkrankenhaus

1. Somatische Primärversorgung und Therapie
2. Basiskommunikation
3. Psychosoziale Diagnostik
4. Krisenintervention

Tabelle 3. Wandel der Intoxikationsmittel bei Suizidhandlungen 1962–1994

[%]	1962/3 B	1970/1 B	1980 LU	1981/2 BHV	1986/90 WZ	1992/4 S
Alkohol	?	?	12	57	41	28
Psychopharmaka	2	18	24	34	52	58
Hypnotika	83	67	36	25	14	21
Analgetika	5	4	12	9	18	11
Drogen	2	3	?	0	4	1
Mischintoxikation	8	8	46	?	35	51

B   Berlin (Grüneberg u. Ibe 1972)
LU Ludwigshafen (Kampschulte et al. 1982)
BHV Bremerhaven (Noelle et al. 1983)
WZ Würzburg (Fürst u. Habscheid 1993)
S   Bürgerhospital Stuttgart

Tabelle 4. Problemintoxikationen

- Blausäure
- Pflanzenschutzmittel
- Schwermetalle
- Psychopharmaka (Antidepressiva)
- Insulin
- Digitalis
- Antiarrhythmika (Lidocain)

14.3 Somatische Therapie (Detoxikation)

Achtzig bis 90% aller Suizidhandlungen sind Intoxikationen, die internistischer Behandlung, häufig auf der Intensivstation, bedürfen. In rund 10% der Fälle handelt es sich um schwere, d. h. lebensbedrohliche Intoxikationen, die den Einsatz invasiver Verfahren wie Respiratorbeatmung, Hämodialyse und den oft aufwendigen Einsatz spezieller Antidote erforderlich machen.

In den vergangenen 30 Jahren haben sich bemerkenswerte Veränderungen in der Häufigkeit der zu Suizidhandlungen verwendeten Substanzen ergeben (Tabelle 3). So ist die Häufigkeit der Verwendung von Schlafmitteln, die Anfang der 60er Jahre ganz im Vordergrund standen, stark zurückgegangen unter gleichzeitigem Anstieg der Verwendung von Psychopharmaka, unter denen die trizyklischen Antidepressiva den Intensivmediziner oft vor besondere Probleme stellen (Wood et al. 1976; Rasenack u. Gattenlöhner 1976). Stark angestiegen sind auch die Mischintoxikationen, d. h. die Verwendung mehrerer Substanzen gleichzeitig, sehr viel häufiger als früher in der Kombination mit Alkohol.

Wenn auch die meisten suizidalen Intoxikationen relativ harmlos verlaufen, finden immer wieder Substanzen zu Suizidhandlungen Verwendung, die rasch zu lebensbedrohlichen Zuständen führen können (Tabelle 4). Zu diesen sehr gefährlichen Intoxikationen gehören Vergiftungen mit Pflanzenschutzmitteln (Alkylphosphat, Paraquat) ebenso wie die Verwendung von Schwermetallen oder Blausäure. Zu den für Suizidhandlungen mißbräuchlich verwendeten Pharmaka mit lebensgefährlichen Folgen sind die bereits erwähnten Psychopharmaka, insbesondere Antidepressiva, daneben Digitalis, Insulin und Antiarrhythmika zu zählen. (Insbesondere Lidocain hat vor wenigen Jahren in Ungarn zu einer Welle tödlicher Suizidhandlungen bei jungen Frauen geführt.)

Die intensivmedizinische Therapie ist heute weitgehend standardisiert, wenn auch – selbst bei „harmlosen" Intoxikationen – nicht völlig ungefährlich. So geraten selbst eingefahrene bewährte Routinemaßnahmen wie die routinemäßig praktizierte Magenspülung nach Intoxikationen von Zeit zu Zeit immer wieder in die kontrovers geführte Fachdiskussion (z. B. Todd 1984), vor allem auch im Hinblick auf die bei suizidalen Intoxikationen nicht seltenen tracheobronchialen Aspirationen (Austgen et al. 1982), durch die aus einer initial harmlosen Medikamentenvergiftung sich rasch ein lebensbedrohlicher Zustand entwickeln kann.

Ganz besonderer Beachtung aber bedarf das Problem differentialdiagnostischer Fehldeutungen nach suizidalen Intoxikationen, soweit initial keine hinreichenden anamnestischen Angaben des bewußtlos eingelieferten Patienten verfügbar sind. Jeder Internist und Intensivmediziner kennt solche fatalen Fehldeutungen komatöser Zustände aus eigener Erfahrung. Klöppel u. Weiler (1985) unterscheiden in ihrer Übersicht, ob differentialdiagnostisch eine Intoxikation gar nicht in Erwägung gezogen wurde, ob die falsche Noxe aufgrund fehlerhafter Anamnese oder fehlerhafter Diagnostik für den komatösen Zustand angeschuldigt wurde oder ob eine zusätzliche Noxe bei Mehrfachintoxikationen übersehen wurde. Gerade der Anstieg von Mischintoxikationen in den letzten Jahren sollte für jeden Arzt Anlaß sein, sich bei der Behandlung von Suizidpatienten in der Akutphase nicht mit der Vermutung der scheinbar harmlosen Schlafmittelvergiftung zufrieden zu geben, sondern stets sorgfältig die zusätzliche Einnahme gefährlicher Substanzen auszuschließen.

Die Letalität von Suizidpatienten im Allgemeinkrankenhaus beträgt unverändert 1–2% der lebend aufgenommenen Patienten.

14.4 Basiskommunikation

Häufig wird bei der Behandlung von Suizidpatienten im Allgemeinkrankenhaus übersehen, daß die Basiskommunikation zwischen Patient und internistischem Personal im Rahmen der somatischen Therapie einen ganz besonderen Stellenwert im Hinblick auf die psychosoziale Versorgung, insbesondere auf die Effektivität der nachfolgenden Krisenintervention hat. Während viele ungeschulte Mitarbeiter im Allgemeinkrankenhaus meinen, für eine Kommunikation mit Suizidpatienten nicht hinreichend ausgebildet zu sein, wird dabei übersehen, daß diese Kommunikation selbstverständlich vom Augenblick der stationären Aufnahme des Patienten an stattfindet, daß es also nicht darum geht, *ob* kommuniziert wird, sondern *wie*. Vielen Mitarbeitern ist nicht bewußt, daß eine negative Einstellung gegenüber Suizidhandlungen und Suizidpatienten die Erfolgsaussichten der nachfolgenden Krisenintervention erheblich mindert und die (Rezidiv-) Suizidgefahr erhöht.

Negative Einstellungen medizinischen Personals gegenüber Suizidpatienten und unkontrollierte Gegenübertragungsreaktionen sind wiederholt Gegenstand suizidologischer Forschung und Erörterung gewesen. Nach eigenen Erfahrungen ist die Einstellung des Personals jedoch nicht nur von gesellschaftlichen und tiefenpsychologischen Gegebenheiten abhängig, sondern auch von der gewählten Versorgungsstruktur im Krankenhaus.

In einer eigenen Untersuchung (Paschenda u. Wedler 1993) zeigte das medizinische, nach einem integrierten Konzept arbeitende Personal einerseits eine hohe Hilfsbereitschaft gegenüber Suizidpatienten, andererseits eine gleichermaßen hohe Toleranz gegenüber suizidalem Verhalten, welche die durchschnittliche Toleranz in der Bevölkerung erheblich überstieg.

14.5 Psychosoziale Diagnostik

Wenn auch der Anteil florider Psychosen unter unausgewählten Suizidpatienten im Allgemeinkrankenhaus mit 5–8% relativ gering ist, sind Suizidhandlungen doch in aller Regel mit schwersten psychosozialen Krisen und Konfliktreaktionen, häufig verbunden mit Depressivität und Suchtverhalten, vergesellschaftet. Eine qualifizierte Diagnostik hat deshalb bei Suizidpatienten einen hohen Stellenwert, auch wenn das diagnostische Verfahren vom (therapeutischen) Prozeß der Krisenintervention nicht völlig zu trennen ist.

Die häufig auch heute noch anzutreffende Beschränkung der Diagnostik auf die Frage, ob anhaltende Suizidalität bestehe und damit möglicherweise die Zwangsunterbringung in einer geschlossenen Abteilung der nächsten Psychiatrischen Klinik erforderlich sei, ist unzureichend. Zudem muß die Qualität der diagnostischen Bewertung des Merkmals „anhaltende Suizidalität" generell in Frage gestellt werden, da Sensitivität und Spezifität der Prognose einer wiederholten Suizidhandlung bei der Beurteilung durch Psychiater ebenso wie durch Internisten unakzeptabel niedrig ist (Madioni et al. 1993. Tabelle 5).

Daß Evaluation und Betreuung von Suizidpatienten vom (geschulten und supervidierten) medizinischen Team mit gleicher Qualität erfolgen kann wie durch psychiatrische Fachkompetenz, wurde im übrigen bereits Ende der 70er Jahre nachgewiesen (Gardner et al. 1977; Wedler 1984).

Tabelle 5. Vorhersage einer Rezidivsuizidhandlung (innerhalb von 1 Jahr) durch Internisten und Psychiater, (Aus Madioni et al. 1993). n = 114 Suizidpatienten, 21 Rezidive (innerhalb 1 J.)

[%]	Internisten	Psychiater
Sensitivität	62	43
Spezifität	44	68
Positiver Vorhersagewert	20	23
Negativer Vorhersagewert	84	84

Tabelle 6. Sieben Schritte im Umgang mit Suizidpatienten im Allgemeinkrankenhaus

1. Schritt:
Frühzeitige Kontaktaufnahme
Inhalt: „Ich bin bereit, dich zu akzeptieren."

2. Schritt:
Gelegenheit geben zum Sichaussprechen
Inhalt: „Ich bin bereit, dir zuzuhören."

3. Schritt:
Wiederherstellung sozialer Beziehungen
(zu Pflegepersonal, Ärzten, Mitpatienten)
Inhalt: „Soziales Übungsfeld in neutraler Atmosphäre."

4. Schritt:
Einzelgespräch. Analyse der psychosozialen Situation und der Krisenentwicklung. Gespräch mit Bezugspersonen. Paar-, Familiengespräche.

5. Schritt:
Weichenstellung zur Weiterbehandlung und Nachsorge. Motivation des Patienten. Vermittlung.

6. Schritt:
Versuch einer „Einordnung" des suizidalen Verhaltens im psychosozialen Bezugssystems des Patienten (Metakommunikation).

7. Schritt:
Relativierung der Helferrolle.

14.6 Krisenintervention

Krisenintervention ist die eigentliche psychosoziale Versorgungsform von Suizidpatienten. Krisenintervention ist nicht gleichzusetzen mit Psychotherapie, sondern ist ein komplexer diagnostisch-therapeutischer Vorgang und interaktioneller Prozeß zwischen Patient und Therapeut, der der Klärung der Entstehungsursachen der suizidalen Krise ebenso dient wie ihrer Bewältigung. Ziele der Krisenintervention sind

1. Klärung der psychosozialen Situation, der Beziehungsstruktur und des Verhaltensrepertoires des Patienten
2. Weichenstellung für die „Wiederaufnahme des Lebens"
3. Motivation des Patienten zur Nachsorge und gegebenenfalls Therapie.

Die Durchführung der Krisenintervention erfolgt je nach Betreuungsmodell und Patientencompliance entweder direkt auf der Intensivstation, auf einer internistischen Allgemeinstation oder auf psychiatrisch/psychotherapeutischen Spezialstationen. Der beschriebene interaktionelle Prozeß verläuft in Stufen, umfaßt das gesamte therapeutische Ambiente im Sinne eines „sozialen Übungsfeldes" (Tabelle 6) und erfordert vom Therapeuten ein hohes Maß an Kontinuität, Verläßlichkeit und Selbstkontrolle. Nach eigener Erfahrung ist die Durchführbarkeit der Krisenintervention weniger an individuelle fachliche Qualifikation als an Organisationsstruktur und Teamkooperation gebunden.

Tabelle 7. Sequenzen zur Überleitung von Suizidpatienten in nachsorgende Therapie

- Erörterung möglicher Therapieformen und geeigneter Einrichtungen mit dem Patienten
- Vorläufige Entscheidung für eine bestimmte Therapieform und -einrichtung
- Telefonische Kontaktnahme mit der gewählten Einrichtung durch den Patienten
- Besprechung der dabei erzielten Ergebnisse (z.B. Vorstellungstermin, Warteliste). Gegebenenfalls alternative Einrichtungen kontaktieren, überbrückende Maßnahmen organisieren
- Kontrolltermin nach Erstgespräch des Patienten in nachsorgender Einrichtung

Da die Compliance von Suizidpatienten bei der Inanspruchnahme von angebotener Nachsorge äußerst gering ist, sind spezielle Techniken zur Überleitung aus der Krisenintervention in eine Nachsorge erforderlich (Tabelle 7). Die Inanspruchnahme kann auf diesem Wege ganz erheblich gesteigert werden.

Ähnlich der Krisenintervention ist möglicherweise auch die Nachsorge von Suizidpatienten weniger auf den Einsatz spezifischer therapeutischer Verfahren und fachlicher Qualifikation angewiesen, als es bisheriger psychiatrischer und psychotherapeutischer Überzeugung entspricht. So konnten Motto u. Bostrom (1993) in einer großangelegten Untersuchung zeigen, daß ein einfaches, regelmäßiges Kontaktangebot eine signifikante suizidpräventive Wirkung bei ehemaligen Suizidpatienten hat.

14.7 Eigene Erhebungen

In der 2. Medizinischen Klinik des Bürgerhospitals Stuttgart, in der die Versorgung von Suizidpatienten nach dem Modell der Betreuung durch das medizinische Team erfolgt, wurden alle in den letzten 2 Jahren (Oktober 1992 bis September 1994) behandelten Suizidpatienten nach soziographischen und therapeutischen Parametern untersucht. Insbesondere ging es dabei um die Frage, inwieweit das Behandlungskonzept, das die Krisenintervention auf internistischen Allgemeinstationen vorsieht, in der Alltagspraxis auch umgesetzt werden kann.

Von insgesamt 85 Suizidpatienten waren 63,5% weiblich (Geschlechtsverhältnis 1:1,74), 16,5% Nichtdeutsche (gegenüber der Stuttgarter Bevölkerung unterrepräsentiert) und im Durchschnitt 44,9 Jahre alt. Gegenüber Suizidpatienten, die vor 15–25 Jahren in ähnlicher Form untersucht worden waren, hat sich das Durchschnittsalter um rund 15 Jahre erhöht mit einer deutlichen Verschiebung des Häufigkeitsgipfels ins mittlere und höhere Lebensalter (Abb. 1).

Im zweiten Jahresquartal fanden sich mit 30,6% aller Fälle mehr Suizidhandlungen als in den übrigen (gleichverteilten) Jahreszeiten.

Unter den für Suizidhandlungen verwendeten Substanzen fanden sich 75 Intoxikationen (Tabelle 8). An erster Stelle stand die Einnahme von Tranquilizern, gefolgt von diversen, zu unterschiedlichsten Stoffgruppen gehörigen und für Suizidhandlungen als „ungeeignet" zu betrachtenden Medikamenten. Daneben spielten freiverkäufliche Sedativa und trizyklische Antidepressiva als Suizidmittel eine Rolle. In 27% der Fälle erfolgte die Tabletteneinnahme in Kombination mit Alkohol.

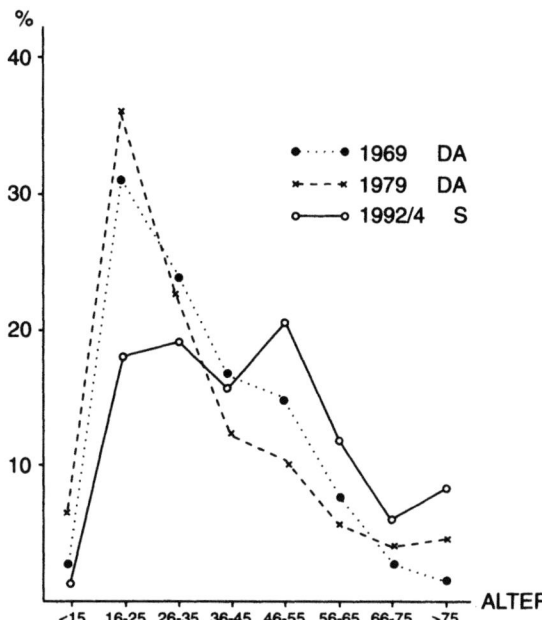

Abb. 1. Relative Altersverteilung der Suizidpatienten im Allgemeinkrankenhaus. *DA* Medizinische Klinik I der Städtischen Kliniken Darmstadt. *S* 2. Medizinische Klinik Bürgerhospital Stuttgart

Tabelle 8. Verwendete Substanzen bei suizidalen Intoxikationen 2. Medizinische Klinik Bürgerhospital Stuttgart 1992–1994

Intoxikationen		75
Tranquilizer	25	
Trizyklische Antidepressiva	10	
Neuroleptika	9	
Barbiturate	2	
Andere Sedativa	14	
Analgetika	8	
Andere gefährliche Medikamente	3	
Andere ungefährliche Medikamente	19	
Drogen	1	
Nur Alkohol	3	
Gas, Blausäure	3	
Sturz, Schnitt		5
Unklar		3
Suiziddrohung		2
Gesamt		85

Die weitere psychosoziale Versorgung erfolgte bei 53% der Patienten auf der internistischen Allgemeinstation (Tabelle 9). Fünfzehn Prozent der Patienten wurden in die psychiatrische Abteilung nach konsiliarischer Vorstellung verlegt. In 9% erfolgte eine verkürzte Krisenintervention auf der Intensivstation, von der aus die Patienten nach Hause entlassen wurden. 19% der Patienten verließen die Klinik ohne durchgeführte Kriseninterventionsmaßnahmen. Mit 13 dieser Patienten war

Tabelle 9. Psychosozialer Versorgungsmodus von Suizidpatienten 2. Medizinische Klinik Bürgerhospital Stuttgart 1992–1994

	n	[%]
Suizidpatienten gesamt	85	(100)
verstorben	3	(3,5)
Weiterversorgung		
Verlegung Psychiatrie	13	(15,3)
Krisenintervention (Allgemeine Station)	45	(52,9)
Krisenintervention (Intensivstation)	8	(9,4)
Entlassung ohne KI	16	(18,8)
davon: entlaufen	1	
nicht fähig	2	
1 Gespräch auf Station	13	
davon: Psychiatrisches Konsil	7	
KI abgelehnt	7	
bereits in Therapie	2	
externe Therapie vorbereitet	4	

jedenfalls mindestens ein Gespräch auf der Intensivstation über die Suizidhandlung geführt worden, 7 von ihnen waren dem psychiatrischen Konsiliararzt vorgestellt worden. Sieben Patienten hatten die Krisenintervention ausdrücklich abgelehnt und die Entlassung verlangt, 1 Patient war unbemerkt entlaufen. Wenn die Zahl der nicht mit Krisenintervention erreichten Suizidpatienten auch relativ gering ist, stimmt es doch bedenklich, daß von 16 entlassenen Patienten ohne Krisenintervention 6 Patienten eine Rezidivsuizidhandlung durchgeführt hatten.

14.8 Zusammenfassung

Suizidale Intoxikationen auf internistischen Intensivstationen sind seltener geworden. Zudem hat sich die Art der Vergiftungen in den letzten Jahrzehnten ebenso deutlich gewandelt wie die Versorgungsstruktur.

Die psychosoziale Versorgung von Suizidpatienten durch ein medizinisches Team hat sich – insbesondere in einem integriert psychosomatisch arbeitenden Team im Allgemeinkrankenhaus – bewährt, wenn auch – ähnlich wie in anderen Betreuungskonzepten – selbst bei optimaler Struktur nicht alle Suizidpatienten gleichermaßen vom Versorgungsangebot erreicht werden können.

Literatur

Austgen M, Schlimmer P, Doenecke P, Trendelenburg F (1982) Die tracheobronchiale Aspiration bei akuter Intoxikation. Intensivmed 19: 233–236
Blake DR, Mitchell JRA (1978) Self-poisoning: management of patients in Nottingham. Br Med J I: 1032
Fürst S, Habscheid W (1993) Akute Intoxikationen bei Patienten einer medizinischen Intensivstation. DMW 118: 849–853

Gardner R, Hanka R, O'Brien VC, Page AJF, Rees R (1977) Psychological and social evaluation in cases of deliberate self-poisoning admitted to a general hospital. Br Med. J II: 1567–1570

Grüneberg F, Ibe K (1972) Suizidversuche mit Hypnotika, Psychopharmaka und Analgetica. Internist 13: 209–215

Jäger K, Schmeling-Kludas C, Wedler H (1992) Erste Hilfe bei Suizidhandlungen. In: Wedler H, Wolfersdorf M, Welz R (Hrsg) Therapie bei Suizidgefährdung. Roderer, Regensburg, S 51–55

Kampschulte R, Hornung E, Liebold I (1982) Trenduntersuchung der suizidalen Intoxikation. Intensivmed 19: 259–263

Klöppel A, Weiler G (1985) Unerkannte Intoxikationen und ihre Fehldeutungen. MMW 127: 96–97

Madioni F, Unger P, Maurice B, Zumbrunnen R (1993) Relapse risk of suicide attempts. A comparative study between psychiatrists and internists in the emergency department of the HCUG (Switzerland). In: Böhme K, Freytag R, Wächtler C, Wedler H (eds) Suicidal behavior. Roderer, Regensburg, pp 550–553

Motto JA, Bostrom AG (1993) Post-crisis suicide prevention without therapy. In: Böhme K, Freytag R, Wächtler C, Wedler H (eds) Suicidal behavior. Roderer, Regensburg, pp 564–567

Noelle H, Trescher W, Thielke C, Ziegler WJ (1983) Intoxikationen auf der Intensivstation. Med Welt 34: 781–783

Osterwalder R, Uffer GA, Senn HJ (1976) Die Belastung einer internmedizinischen Klinik durch Patienten nach Suizidversuchen. Schweiz Med Wochenschr 106: 1756–1758

Paschenda K, Wedler H (1993) Suicide amongst the aged: Is it generally accepted in our society? In: Böhme K, Freytag R, Wächtler C, Wedler H (eds) Suicidal behavior. Roderer, Regensburg, pp 192–195

Proudfoot AT, Park J (1979) Evaluation of the Edinburgh classification of coma due to drugs. Vet Hum Toxicol 21: (Suppl 42)

Rabee SK, Watson JP (1978) The management of 100 cases of selfpoisoning refered to the accident and emergency department of a district general hospital in London. Proc. 9. Int Congr Suic Prev Helsinki 1978, p 164

Rasenack U, Gattenlöhner W (1976) Trizyklische Antidepressiva: Klinik und Therapie der Intoxikation. DMW 101: 1165–1168

Todd JW (1984) Do measures to enhance drug removal save life? Lancet I: 331

Wedler H (1984) Der Suizidpatient im Allgemeinkrankenhaus. Enke, Stuttgart

Wedler H (1987) Der suizidale Patient im Krankenhaus. Intensivmed 24: 54–57

Wildbolz A (1980) Selbstmordverhütung im Spital. Schweiz Med Wochenschr 110: 1222–1230

Wood CA, Brown JR, Coleman JH, Evans WE (1976) Management of tricyclic antidepressant toxicities. Dis Nerv System 37: 459–461

15 Zur Interaktion von Psychotherapie und Psychopharmakotherapie bei der Behandlung Suizidgefährdeter

P. GÖTZE

> In der Praxis werden Suizidgefährdete häufig sowohl psychotherapeutisch als auch – parallel oder konsekutiv – psychopharmakologisch behandelt. Untersuchungen über mögliche Wechselwirkungen liegen bislang jedoch kaum vor. Eine statistische Auswertung der Daten von 749 am Hamburger Therapiezentrum für Suizidgefährdete behandelten Patienten ergab, daß knapp 20% psychotherapeutisch und – zumindest gelegentlich – zugleich psychopharmakologisch behandelt wurden. Eine mögliche Indikation liegt bei einer noch nicht oder nicht mehr verläßlichen psychotherapeutischen Beziehung vor. Im Falle einer tragfähigen Beziehung werden Psychopharmaka nur dann gegeben, wenn sich vermehrt Hoffnungslosigkeit und Verzweiflung sowie destruktive Impulse einstellen und Probleme bei der Gestaltung des Alltagslebens absehbar sind. Antidepressiva werden grundsätzlich nur bei lang anhaltender depressiver Verstimmung gegeben, wenn diese während der Psychotherapie unverändert bestehen bleibt. Alles deutet darauf hin, daß beide Therapieformen in enger Wechselbeziehung stehen, die dringend einer wissenschaftlichen Klärung bedarf.

15.1 Einleitung

Die Literatur auf dem Gebiet der Suizidologie ist zwar reich an diagnostischen und therapeutischen Hinweisen – meist handelt es sich dabei um Krisenintervensstrategien –, es fehlen aber weitgehend empirisch fundierte und wissenschaftlich abgesicherte Psychotherapien, die speziell auch für Suizidgefährdete geeignet erscheinen. Denn bisher können wir eine präventive Langzeitwirkung der bisherigen Krisenintervensstrategien nicht erwarten, da wir aufgrund der hohen Rezidivquote weiterhin davon ausgehen müssen, daß ein schwer faßbares suizidales Restpotential nach einer Krisenintervention bestehen bleibt und jederzeit reaktiviert werden kann. Einerseits liegt es wahrscheinlich begründet in der lebensgeschichtlich bedingten, psychoanalytisch durchaus erklärbaren unbewußten Motivation suizidal zu reagieren, z. B. bei psychoneurotischen Störungen. Diese unbewußte Motivation wird offensichtlich nicht oder nur unzureichend durch die herkömmlichen Krisenintervensstrategien erfaßt und bearbeitet. Andererseits liegen der suizidalen Befindlichkeit häufig psychiatrische Erkrankungen zugrunde, die oft nicht als solche diagnostiziert werden und ohne eine Behandlung mit Psychopharmaka chronifizieren können.

Die Gabe von Psychopharmaka in der Behandlung von suizidgefährdeten Patienten ist beim niedergelassenen Kollegen die Regel, die Kombination von Psychopharmaka und Psychotherapie eher selten, im stationären Bereich jedoch Usus, wenngleich hier berücksichtigt werden muß, daß die stationäre Psychotherapie nur sehr begrenzt als solche zu kennzeichnen ist, meist handelt es sich doch eher um klärende ärztliche oder auch um psychotherapeutisch orientierte Gespräche, die weniger systematisch angelegt sind und situativ pragmatisch erfolgen.

Die psychopharmakologische Behandlung von suizidgefährdeten Patienten, die an einer ausgeprägten psychiatrischen Grunderkrankung leiden, wie z. B. an einer schizophrenen oder manisch-depressiven Erkrankung, ist selbstverständlich, auch wenn Gespräche die Behandlung begleiten. Auf diese Gruppe von Patienten wird nachfolgend nicht weiter eingegangen. (Einen aktuellen Überblick über die Therapie der Suizidalität gibt Wolfersdorf 1993).

In der Literatur wird die psychotherapeutische (meist jedoch krisenorientierte) Behandlung stets getrennt von der psychopharmakologischen Behandlung dargestellt, als wenn es nur eine dichotome Therapieentscheidung gäbe. In der Praxis hat sich aber gezeigt, daß relativ häufig bei ein und demselben Patienten zugleich oder nacheinander sowohl psychotherapeutisch als auch psychopharmakologisch behandelt wird. Ein derartiges Vorgehen hat Vor- und Nachteile. Zwischen Psychotherapie und Psychopharmakotherapie bestehen psychodynamisch interaktiv wirksame Momente, die vor allem für das Therapieziel und für den Behandlungserfolg ausschlaggebend sind, häufig aber zu wenig analysiert werden. (vergl. hierzu Danckwardt 1978, 1984; Götze u. Papenhausen 1988).

Um diese Interaktion im Zusammenhang mit der Behandlung Suizidgefährdeter besser verstehen zu können, ist die Kenntnis der psychoanalytischen Theorie und Psychodynamik der Suizidalität sowie die Kenntnis der Psychodynamik der Therapeut-Patient-Interaktion unerläßlich.

15.2 Zur psychoanalytischen Theorie der Suizidalität

In der Literatur wird meist die Aggressionstheorie von der Narzißmustheorie *getrennt* dargestellt. In unserem Verständnis handelt es sich jedoch nicht um alternative Vorstellungen, sondern um 2 unterschiedlich akzentuierte und sich ergänzende theoretische Erklärungsmodelle der Suizidalität, die durchaus noch nicht als abgeschlossene, ausformulierte oder gar als allgemein verbindliche psychoanalytische Erklärungsmodelle der Suizidalität anzusehen sind (vgl. Götze 1993).

15.2.1 Die psychoanalytische Aggressionstheorie der Suizidalität

Die vorwiegend triebdynamisch orientierte Aggressionstheorie der Suizidalität im Rahmen des Depressionsmodells nach Freud/Abraham (Freud 1916; Abraham 1912) sieht im Suizid die letzte Konsequenz depressiven Reagierens.

Die Ausgangssituation für eine Depression – und hier unter dem besonderen Aspekt der Suizidalität – ist stets der Verlust eines realen oder auch phantasierten emotional als unverzichtbar erlebten Objektes. Dieses geliebte Objekt ist meist die psychische Vorstellung von einer nahestehenden Person i. S. der Objektrepräsentanz.

Die Reaktion auf den Verlust einer geliebten Person, z. B. durch einseitige Trennung des Partners, durch Entfremdung, Krankheit oder Tod erlitten, ist besonders dadurch heftig, daß – in Anlehnung an Otto Rank – die vorausgegangene Wahl des geliebten Objektes auf frühkindlicher Ebene in der symbiotischen Phase immer narzißtisch ist, wodurch insbesondere eine geringe Resistenz der Objektbesetzung anzunehmen ist. Das heißt die aktuell nahestehende Person ist immer auch ein Abbild einer frühkindlich erlebten Bezugsperson und damit unbewußt stark emotional besetzt.

Auf die Erfahrung des Objektverlustes reagiert der Betroffene mit heftiger Enttäuschung und Kränkung und mit einem intensiven Haßgefühl („Warum hast Du mich verlassen?!").

Heftige Schuldgefühle aus dem Über-Ich erlauben es jedoch nicht, die aggressiven Impulse nach außen auf das Objekt zu richten.

Der Patient trifft in dieser Situation nach dem Verlust des Objektes keine neue Objektwahl, sondern es erfolgt durch Regression eine Rückkehr der libidinösen Objektbesetzung ins Ich durch eine primär-narzißtische Identifizierung des Ich's mit dem verlorenen Objekt i. S. der Introjektion. Damit ist das Introjekt mit dem Subjekt untrennbar verbunden und wird zum Ersatz der eigentlichen Objektbeziehung. Es sei angemerkt, daß ja die Identifizierung – hier im Rahmen der Regression – immer die Vorstufe einer Objektwahl ist.

Nach erfolgter Introjizierung des Objektes ins Subjekt kann sich nunmehr der *Ambivalenzkonflikt*, die Liebe und der Haß zum Objekt, voll ausbreiten: In seinen Ausführungen greift Freud fast ausschließlich auf den Haß zurück, um die Suizidalität des Melancholikers zu erklären.

Der Haß kann sich nunmehr nach Freud ganz gefahrlos – d. h. unter Vermeidung eines Konfliktes mit dem Über-Ich – dem introjizierten Objekt zuwenden, was von außen als Wendung der Aggression gegen die eigene Person erscheint. Freud spricht hier vom sadistischen Wüten gegen das verlorene Objekt, was dem Patienten auf der bewußten Ebene als Selbstbestrafung in geradezu masochistischer Erlebens- und Verhaltensweise erscheint, wie wir es ja auch bei Depressiven beobachten können.

Man muß es noch einmal ganz deutlich sagen: Im Sinne von Freud kommt hier durch Tötung des Objektes (d. h. der Objektrepräsentanz) das Subjekt durch sich selbst zu Tode, was die eigentliche Absicht ja nicht ist. Etwas überspitzt und verkürzt können wir formulieren (Götze 1992, 1993):

Der Suizid ist der psychische Mord einer Objektrepräsentanz im Subjekt durch reale Selbsttötung.

15.2.2 Die psychoanalytische Narzißmustheorie der Suizidalität

Die psychoanalytische Narzißmustheorie der Suizidalität widerspricht nicht, sondern ergänzt die Aggressionstheorie in hervorragender Weise.

Freud ging in seiner psychoanalytischen Erklärung der Suizidalität vom Depressionsmodell und hier insbesondere vom Aggressionskonflikt aus. Suizidalität ist aber nicht immer zugleich auch mit einer depressiven Symptomatik verbunden. Nicht selten finden wir bei suizidalen Patienten eine ausgesprochen schwach ausgeprägte depressive Symptomatik!

In solchen Fällen können wir häufig beobachten, daß der Suizidale in seinem Erleben und Verhalten uns eher die *Abwehr* – nicht die klinische Symptomatik – einer Depression vermittelt, und zwar durch die erwähnte, aber bisher noch nicht ausgeführte Seite des Ambivalenzkonfliktes: *die Bewahrung der Liebe zum Objekt*, die ja *zugleich* mit dem Haß auf das Objekt durch narzißtische Identifikation ermöglicht wurde. Im Sinne einer weitgehenden Verschmelzung von Selbst und Objekt kommt es immer auch zu einer intrapsychisch erlebten *Rettung der Objektbeziehung* in Analogie zur tagtraumähnlichen Wunscherfüllung in der Phantasie.

Die Tatsache, daß ein Mensch auf einen anderen geliebten Menschen (als Liebesobjekt) trotz Haß und Wut nicht verzichten kann und alles bis zur Selbstaufgabe unternimmt, um die Beziehung zu erhalten, weist nicht nur auf Beziehungsstörungen im Zusammenhang mit Trieb- und Ich-Problemen hin, sondern auch auf die Frage, warum manche Beziehungen unverzichtbar sind. Es geht hier offensichtlich auch um Fragen, die das Selbst betreffen: um Selbstverständnis, Selbstvertrauen und um das Selbstwertgefühl (Narzißmus).

Freud hat mit der „Einführung des Narzißmus" 1914 eine „Selbst-Psychologie" begründet. In seinem Depressionsmodell (1916) benutzt er – wie schon erwähnt – den Narzißmusbegriff, als er – in Anlehnung an Otto Rank – von einer narzißtischen Objektwahl (Liebesobjekt) im Rahmen des primären Narzißmus spricht.

Die heutige Narzißmustheorie hat sich erst in den letzten Jahrzehnten entwickelt und ist im wesentlichen mit den Namen Kohut (1971) und Kernberg (1975) verbunden. Ich möchte hier nur auf die Aspekte der Narzißmustheorie eingehen, die für das Verständnis der Psychodynamik suizidaler Handlungen notwendig sind (vgl. Henseler 1974, 1975, 1980, 1981): Die Unsicherheit dem eigenen Selbst gegenüber stellt eine Störung des ganzen psychischen Systems einschließlich der Objektbeziehungen dar. So besteht nicht nur eine unrealistische Einschätzung der eigenen Person mit einem ständigen Schwanken zwischen unterschiedlich ausgeprägten Omnipotenzphantasien einerseits und Minderwertigkeitsgefühlen andererseits, sondern auch entsprechend eine unrealistische Einschätzung der Objekte, d. h. der zwischenmenschlichen Beziehungen i. S. von Idealisierung einerseits und Entwertung andererseits („narzißtische Ich-Schwäche").

Je narzißtischer der Mensch ist, desto deutlicher wird ein anderer Mensch narzißtisch besetzt. Das narzißtische Objekt wird also nicht um seiner selbst willen oder i. S. der Ergänzung geliebt, sondern ausschließlich, um das narzißtische Selbst zu stützen und zu befriedigen. Das heißt, der geliebte Mensch wird als ein Teil des eigenen Selbst erlebt und nicht unabhängig vom eigenen Selbst und diesem gleichgestellt wahrgenommen, wie es sonst in reifen Partnerbeziehungen zu beobachten ist.

Ein Versagen des geliebten Menschen bedeutet eine erhebliche Schwächung des eigenen Selbstwerterlebens. Der so symbiotisch geliebte Mensch (Objektrepräsentanz) wird damit zu einer potentiellen Kränkung, zu einer potentiellen Bedrohung im Selbsterleben (Selbstrepräsentanz).

Ist die Bedrohung oder die Kränkung des Selbst schließlich aber so schwer, daß sie durch Verleugnung und Selbstidealisierung nicht mehr abgewehrt werden kann, dann kommt es zu einer tiefen Regression, d. h. zu einem Kompensationsversuch durch das Agieren einer Phantasie von der Aufgabe der Individualität zugunsten einer Verschmelzung mit dem narzißtisch phantasierten Wunschobjekt in einem harmonischen symbiotischen Primärzustand. Dieser Schritt stellt die letzte Möglichkeit dar, das geliebte Objekt vor der Verfolgung des eigenen Hasses durch Wendung der Aggression gegen die eigene Person zu retten.

Die phantasierte Wunscherfüllung eines harmonischen symbiotischen Primärzustandes und die autodestruktiven Erlebens- und Verhaltensweisen können jedoch – wie Liebe und Haß – in hoch ambivalenter Weise heftig oszillieren.

Suizidhandlungen sind also im Rahmen dieses Selbstkonzeptes fast immer Reaktionen partiell selbstunsicherer Menschen auf Enttäuschungen und Kränkungen in wesentlichen zwischenmenschlichen Beziehungen, die auch durch die Abwehrmechanismen wie Verleugnung und Selbstidealisierung nicht mehr zu kompensieren sind. Der Rückzug, d. h. die Regression auf einen phantasierten harmonischen Primärzustand, bedeutet, der totalen Verlassenheit, Schwächung und Hilflosigkeit aktiv zuvorzukommen, um so in unrealistischer Weise das Selbstwertgefühl zu bewahren.

Wir sehen also aus der Verknüpfung der verschiedenen Vorstellungen über die Psychodynamik der Suizidalität, daß es in archaisch anmutender Weise sowohl um die *Zerstörung* des verloren geglaubten geliebten Objektes, als auch um die *Rettung* einer Objektbeziehung geht. In beiden Reaktionsweisen des hoch ambivalenten Konfliktes geht es aber zugleich auch immer um die *Rettung des Selbstwertgefühls*.

15.2.3 Patient-Therapeut-Interaktion

Schon frühzeitig wurde auf die Bedeutung der Reaktion des Therapeuten auf den Suizid seines Patienten sowie auf die Therapeut-Patient-Interaktion während der vorangegangenen psychiatrischen und psychotherapeutischen Behandlung hingewiesen.

Litman (1965) befragte mehr als 200 Psychotherapeuten kurz nach dem Suizid eines ihrer Patienten. Die Therapeuten äußerten Gefühle wie Betroffenheit, Kummer, Schuld und Depressivität und machten sich nicht selten den Vorwurf persönlicher Unzulänglichkeit. Zum Teil seien Identifikationen aufgetreten, die sich z. B. in einer Anfälligkeit des Therapeuten für Unfälle nach dem Patientensuizid geäußert hätten. Verleugnung sei der häufigste Abwehrmechanismus der Therapeuten als auch der Angehörigen und Freunde gewesen.

Auch Bloom (1967) fand, daß die meisten Therapeuten mit Verleugnung, Verdrängung und Abspaltung von Gefühlen (Isolierung) reagierten. Aufzeichnungen über die letzte Zeit der Therapie seien spärlich oder gar nicht vorhanden gewesen. In seinen Schlußfolgerungen erwähnt Bloom, daß eine psychodynamische Interpretation der klinischen Befunde nahelegen würde, daß Feindseligkeit und Abhängigkeit als Übertragungsreaktion der Patienten bei den Therapeuten kurz vor dem Suizid des Patienten ebenfalls Feindseligkeit und Zurückweisung als

Gegenübertragungsreaktion hervorrufen würden. Dem Patienten würde es unbewußt gelingen, durch entsprechende Übertragungsreaktionen einen Angriff auf den Narzißmus des Therapeuten zu starten, z. B. auf dessen Identifikation mit einem erfolgreichen Therapeuten, wodurch bei diesem eine unkontrollierte Gegenübertragungswut ausgelöst würde. Maltesberger u. Buie (1974) sprechen hier sogar vom Gegenübertragungshaß.

Allgemein kann bei suizidgefährdeten Patienten davon gesprochen werden, daß aufgrund der meist präödipalen Störungen und der motivationalen Polarisierung der Therapeut-Patient-Beziehung negative Übertragungs- und Gegenübertragungsgefühle häufiger und ausgeprägter als sonst in der psychoanalytisch orientierten Erstinterviewsituation vorkommen. So haben wir im Hamburger Therapiezentrum bei 151 konsekutiv erfaßten Patienten folgendes Patientenverhalten in der Erstinterviewsituation nachweisen können: In 47% der Fälle verhielten sich die suizidgefährdeten Patienten gegenüber dem Therapeuten aggressiv-entwertend, in 26% der Fälle – bei depressiver Grundstimmung –regressiv-fordernd oder depressiv-„symbiotisch", in 27% der Fälle wurde der Therapeut idealisiert oder die Patienten verhielten sich indifferent-verleugnend, insbesondere nach einem Suizidversuch.

Wie bereits erwähnt, entspricht die Gegenübertragung des Therapeuten dem Übertragungsangebot des Patienten, zugleich aber bringt der Therapeut auch seine Persönlichkeitsstruktur, seine situative Befindlichkeit sowie eigene unbearbeitete neurotische Anteile in die Interaktion mit ein, so daß hier durchaus mehr oder weniger stark ausgeprägte Gegenübertragungsgefühle auftreten können. Kind (1987) hat hier vor allem auf Probleme des hysterisch, zwanghaft, depressiv, schizoid oder narzißtisch strukturierten Therapeuten in der Interaktion mit dem suizidalen Patienten hingewiesen und typische Gegenübertragungsprobleme aufgezeigt.

Der Therapeut kann sich in seinen eigenen Ängsten und Selbstwertproblemen bis hin zu latenten Todesgedanken herausgefordert fühlen – Tabachnik (1961) spricht hier von einer Gegenübertragungs*krise*. Kurz: Der Therapeut kann aufgrund von unbewußten Gegenübertragungsgefühlen zum lebenden Spiegelbild des Suizidalen werden.

Das Ausagieren der als unerträglich empfundenen Gegenübertragungsgefühle stellt jedoch das Haupthindernis in der Behandlung suizidaler Patienten dar. Denn der Therapeut reagiert selbst aggressiv oder ängstlich, er entwertet oder entzieht sich; auf formaler Ebene wird gern delegiert oder juristisch dem Patienten Grenzen gesetzt.

So ist die Begegnung mit dem suizidalen Patienten auch immer eine Herausforderung an das eigene Selbstverständnis, an die eigene Identität, die über die Identität als Therapeut weit hinausgeht.

In einer eigenen Untersuchung (Götze u. Schneider 1989, 1990) konnten wir retrospektiv durch eine Analyse der Krankenakten im Zusammenhang mit einer Befragung der ehemaligen Therapeuten die präsuizidale Interaktion zwischen den Therapeuten und den stationär psychiatrisch behandelten Patienten, die sich während oder kurzzeitig nach der stationären Behandlung suizidierten, beschreiben.

Es fanden sich bei insgesamt 86 Suiziden 3 Interaktionsmodi, die von einem nicht-pathologischen *konstruktiven Modus* zu unterscheiden waren: der *aggressive Modus*, der *resignative Modus* und der *harmonisierende Modus*. Diese 3 Interaktionsmodi ergänzen die ausgeführten Übertragungs- und Gegenübertragungsprobleme i. S. des Widerstandes des Patienten und der Abwehr des Therapeuten.

15.3 Das Hamburger Therapiezentrum für Suizidgefährdete (TZS)

Eine kurze Darstellung des 1991 gegründeten Therapiezentrums soll die empirischen Grundlagen des Beitrages deutlich machen. In seiner Konzeption und Arbeit ist es bisher einzigartig.

Das Hamburger Therapiezentrum arbeitet selbständig und ist als Spezial-Institutsambulanz von den Kassen anerkannt.

Als universitäre Einrichtung sind Versorgung, Forschung, Lehre, Fort- und Weiterbildung gleichermaßen vertreten.

– Der *therapeutische Schwerpunkt* ist die psychodynamisch orientierte Krisenintervention und Psychotherapie auf der Grundlage psychoanalytischer Theorie;
– der *wissenschaftliche Schwerpunkt* ist die differentielle Therapieindikationsstellung, die Entwicklung und Evaluation spezieller psychotherapeutischer Vorgehensweisen sowie die Erarbeitung theoretischer und klinischer Fragestellungen.

Abbildung. 1 gibt einen schematischen Überblick über die diagnostischen und therapeutischen Vorgehensweisen im Therapiezentrum.

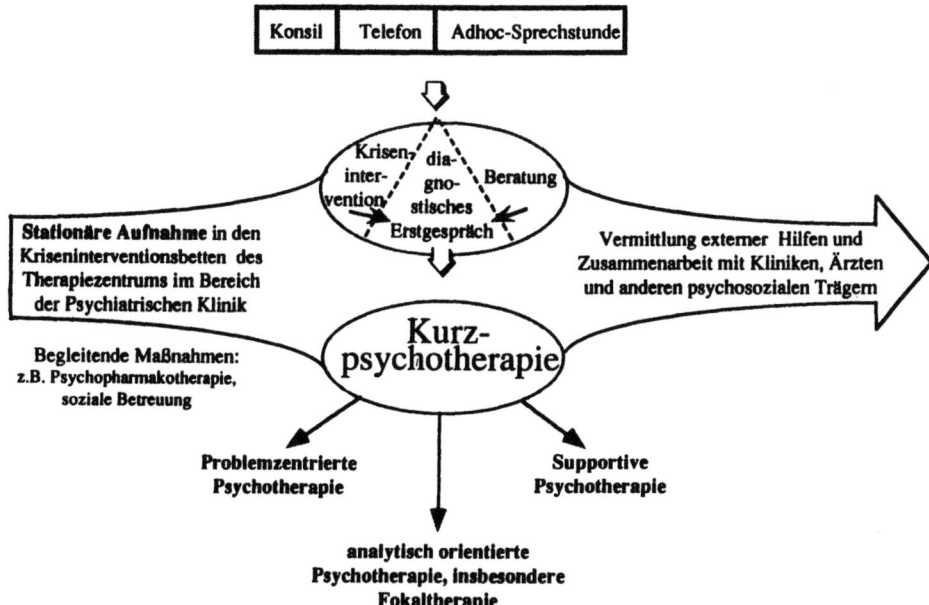

Abb. 1. Schematische Darstellung der diagnostischen und therapeutischen Vorgehensweisen im Hamburger Therapiezentrum für Suizidgefährdete

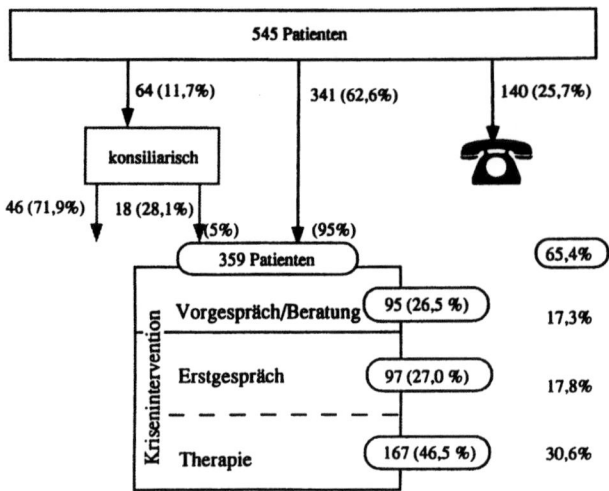

Abb. 2. Zahlen der Inanspruchnahme (n = 749; davon 545 Patienten, 125 Angehörige, 79 Ärzte und Beratungsstellen etc.) und der im Therapiezentrum realisierten Psychotherapien und weiterer therapeutischer Interventionen in der Zeit vom 15.1.91–30.6.93

Abbildung. 2 gibt für einen Zeitraum von nahezu 2,5 Jahren die Zahlen der Inanspruchnahme (n = 749) und der im Therapiezentrum realisierten Therapien (n = 359) wieder. Von den 359 im Zeitraum von fast 29,5 Monaten konsekutiv erfaßten Patienten erhielten 26,5% ausschließlich ein Vorgespräch oder eine Beratung, 27,0% zusätzlich ein ausführliches Erstinterview und 46,5% – also fast jeder 2, Patient – darüber hinaus eine Psychotherapie einschließlich einer zu Beginn erfolgten Krisenintervention.

Die Patienten kommen in erster Linie aus dem Universitätsklinikum (44%) und hier insbesondere aus der Psychiatrie (28%), von niedergelassenen Ärzten (14%) und Psychotherapeuten (6%) sowie von selbst (13%) oder durch Angehörige und Freunde (9%). (Abb. 3)

Diagnostisch weist jeder 2. der suizidgefährdeten Patienten eine im Vordergrund stehende erhebliche Persönlichkeitsstörung auf, es folgen schwere Neurosen und Psychosen. Vergleichsweise selten wird eine psychogene Reaktion diagnostiziert, was sicherlich daran liegt, daß die Mitarbeiter im Therapiezentrum neben ihrer psychiatrischen Kompetenz (Fachärzte) zugleich als Psychotherapeuten auch psychoanalytisch geschult oder voll ausgebildet sind (Abb. 4).

Fast 50% der Behandlungen sind nach 5 Sitzungen abgeschlossen. Die Behandlungen entsprechen überwiegend einer psychodynamisch orientierten Krisenintervention. Weitere 45% der Behandlungen umfassen 6–50 Sitzungen und entsprechen der analytisch orientierten Kurzpsychotherapie. Nur wenige Therapien gehen über 50 Sitzungen hinaus und entsprechen der analytisch orientierten Psychotherapie (Abb. 5).

Die differentielle Therapieindikationsstellung ist nicht das alleinige Kriterium für Aufnahme, Art und Durchführung der Therapien im Suizidzentrum, entscheidend sind auch Kapazitätsgründe und Forschungsgesichtspunkte.

Die im Therapiezentrum für Suizidgefährdete behandelten Patienten kommen

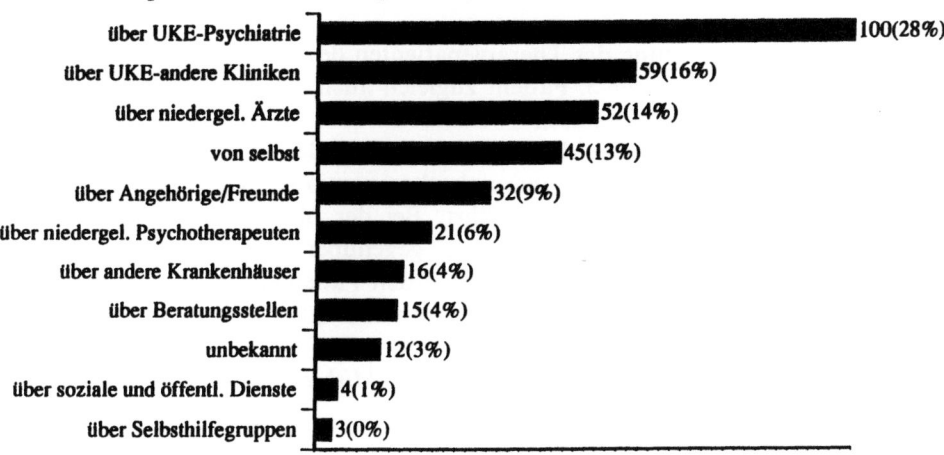

Abb. 3. Überweisungswege der im Therapiezentrum für Suizidgefährdete behandelten Patienten (n = 359)

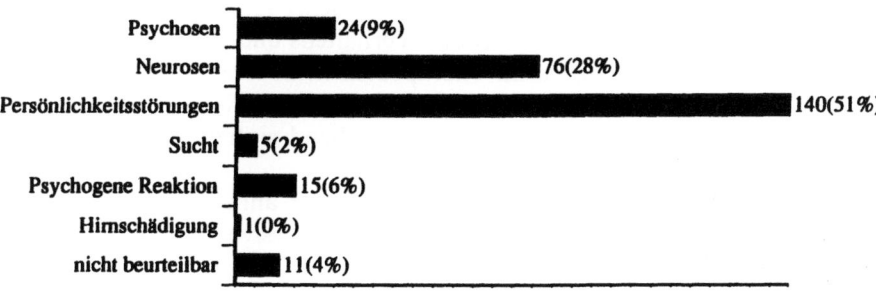

Abb. 4. Erstdiagnose nach ICD – 9 der im Therapiezentrum konsekutiv erfaßten und behandelten Patienten (n = 272)

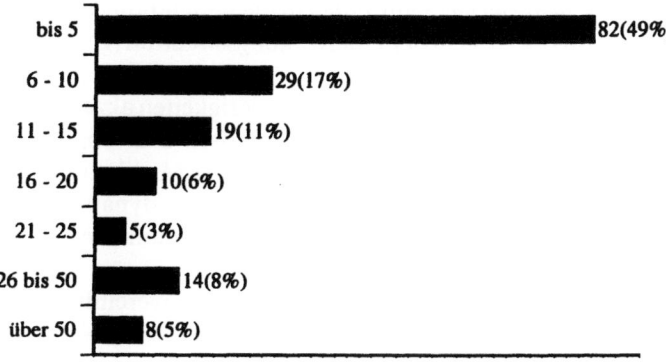

Abb. 5. Anzahl der Therapiestunden der abgeschlossenen und der noch laufenden Therapien (n = 167, Stichtag 1.7.1993)

15.4 Einige Indikationen zur pharmakologischen Mitbehandlung

Die statistische Auswertung der Therapiepatienten des Zentrums ergab, daß fast 20% (19,3%), also fast jeder 5. Patient zugleich auch psychopharmakologisch – wenngleich überwiegend sporadisch – behandelt wurde. In den allermeisten Fällen erfolgte die pharmakologische Mitbehandlung durch das TZS, in wenigen Fällen wurde – nach Vereinbarung – die pharmakotherapeutische Behandlung durch den niedergelassenen Nervenarzt durchgeführt. Bei der pharmakologischen Mitbehandlung überwogen die Neurosekranken gegenüber den Patienten mit einer psychogenen Reaktion, deutlich seltener wurden Patienten mit im Vordergrund stehenden Persönlichkeitsstörungen auch pharmakologisch behandelt.

Folgende Indikationen zur pharmakologischen Mitbehandlung ergeben sich im Therapiezentrum regelhaft:

- wenn die psychotherapeutische Beziehung noch nicht oder nicht mehr verläßlich ist. Dies tritt z. B. bei Unterbrechungen oder bei niederfrequenten Behandlungen auf, vor allem häufig bei Borderline-Patienten (Neuroleptika).
- Besteht eine tragfähige d. h. verläßliche Beziehung, werden Psychopharmaka nur dann gegeben, wenn sich in der Behandlung vermehrt Hoffnungslosigkeit und Verzweiflung i. S. depressiven Erlebens und Verhaltens und destruktive Impulse einstellen und wenn sich zugleich im Therapeuten keine Vorstellungen darüber abbilden, wie der Patient außerhalb der Therapiestunde in seinem Alltag zurechtkommen kann. Diese gilt besonders für überraschend eintretende Belastungen äußerer oder innerer Art.

Grundsätzlich werden Antidepressiva nur bei lang anhaltender depressiver Verstimmung gegeben, vor allem dann, wenn die depressive Verstimmung während der Psychotherapie unverändert bestehen bleibt.

Im Zusammenhang mit den Ausführungen zur Psychodynamik der Suizidalität und der Patient-Therapeut-Interaktion, können wir die Verordnung von Medikamenten – wie ausgeführt – psychodynamisch auch so verstehen, daß der Therapeut bei von ihm als unzureichend eingeschätzter verbaler Intervention die Psychopharmaka häufig unbewußt als *idealisierten Selbstanteil* in die Behandlung einführt. Der Patient widerum kann die Medikation in der Übertragungssituation (gegenüber dem von ihm unbewußt idealisierten Therapeuten) – *i. S. der Introjektion des verlorenen guten Objektes* – auch meist ohne besondere Schwierigkeiten akzeptieren.

Liegt eine idealisierte Übertragung aber nicht vor, sondern z. B. ein Ambivalenzkonflikt mit negativem Pol, so kommt es zur Ablehnung der Medikation oder zu einer Abschwächung oder gar paradoxen Wirkung, was psychodynamisch als Ausagieren des Ambivalenzkonfliktes zu verstehen ist. Hier gilt es dann, den externalisierten Ambivalenzkonflikt kontrolliert zu bearbeiten.

Durch Spaltungsvorgänge (z. B. in gute und böse Objekte, die unvereinbar sind) ist dieser Vorgang bei Borderline-Patienten häufig zu beobachten, z. B. wenn der Therapeut entwertet wird.

Wie schwierig es in der Anfangsphase der Psychotherapie Suizidgefährdeter mit schlechter Compliance und bei der Notwendigkeit, Psychopharmaka zu verabreichen, sein kann, ist auch daran abzulesen, daß in unserer Untersuchung – die selbstverständlich nicht als repräsentativ zu gelten hat – in nur 27% der Fälle der Therapeut erkennbar idealisiert wurde (Fremdeinschätzung).

Auch die Abwehr einer negativen Gegenübertragung kann sich durchaus in der Verschreibung von Psychopharmaka abbilden, wenn diese vom Therapeuten in ihrer psychodynamischen Bedeutung nicht verstanden wurde, z. B. beim Auftreten von aggressiven Gefühlen, Ängsten und Hilflosigkeit auf seiten des Therapeuten. Insofern kann die Verabreichung von Psychopharmaka auch *Ausdruck eines unbewußten Agierens der negativen Gegenübertragungsgefühle* darstellen.

Psychopharmaka können psychodynamisch auch der Autonomieentwicklung des Patienten entgegenstehen und eine Kränkung bei narzißtischen Problemen bedeuten. Dies gilt vor allem bei nicht sog. endogen depressiv erkrankten Suizidalen bzw. bei Vorliegen einer psychiatrischen Grunderkrankung. Hier erscheint uns die Verordnung von Psychopharmaka eher i. S. einer Bedarfsmedikation als zweckmäßig.

Abschließend möchte ich an ein analoges Problem erinnern, nämlich an die sog. *medikamentös therapieresistente Depression*, bei der durchaus psychodynamische interaktionelle Faktoren einen entscheidenden Einfluß haben können.

„Die besondere, meist depressive Persönlichkeitsstruktur, die psychischen Auswirkungen lebensgeschichtlicher Ereignisse und die jeweils aktuelle Lebenssituation eines depressiven Patienten können aus psychodynamischer Sicht derart interferieren, daß sich eine psychopathologische Symptomatik konstelliert, die *psychopharmakologisch allein nicht mehr beeinflußbar ist* und damit fixiert erscheint" (Götze u. Papenhausen 1988, S. 123). Erst durch geeignete psychotherapeutische Interventionen gelingt es, die Fixierung aufzulösen.

Es ist sicher – so meine ich –, daß sich auch Beispiele mit gegensätzlicher Bedeutung finden. Eindeutig ist aber, daß die Interferenz von psychopharmakologischer und psychotherapeutischer Behandlung vor allem in der Praxis einen außerordentlich hohen Stellenwert besitzt und dennoch in der Forschung noch immer vernachlässigt wird, was nur zum Teil mit den erheblichen methodischen Schwierigkeiten – denen wir auch im Therapiezentrum für Suizidgefährdete gegenüberstehen – erklärt werden kann. Hier besteht ein großes Forschungsdefizit.

15.5 Zusammenfassung

Die Behandlung Suizidgefährdeter erfolgt überwiegend i. S. einer pragmatisch orientierten Krisenintervention, seltener psychotherapeutisch, bei Vorliegen einer psychiatrischen Grunderkrankung psychopharmakologisch.

Die Praxis zeigt, daß nicht selten *zugleich* psychotherapeutisch orientiert als auch psychopharmakologisch behandelt wird; es gibt jedoch relativ wenig Literatur über die interaktionelle Bedeutung von Psychotherapie und Psychopharmakotherapie im allgemeinen; auf die Behandlung von Suizidalen bezogen ist uns keine größere Untersuchung bekannt.

Im Beitrag wird daher sehr ausführlich auf die psychoanalytische Theorie und Psychodynamik der Suizidalität und auf die Psychodynamik der Patient-

Therapeut-Interaktion eingegangen, um die Problematik überhaupt darstellen zu können. Anschließend wird das 1991 eingerichtete Therapiezentrum für Suizidgefährdete an der Hamburger Universitätsklinik kurz skizziert und erste Erfahrungen über die Interaktion von Psychotherapie und Psychopharmakotherapie bei der Behandlung Suizidgefährdeter mitgeteilt.

Literatur

Abraham K (1912) Ansätze zur psychoanalytischen Erforschung und Behandlung des manisch-depressiven Irreseins und verwandter Zustände. Zbl Psychonal 2: 302–311

Bloom V (1967) An analysis of suicide at a training center. Am J Psychiatry 123: 918–925

Danckwardt JF (1978) Zur Interaktion von Psychotherapie und Psychopharmakotherapie. Psyche 32: 111–154

Danckwardt JF (1984) Kombinierte Psychopharmakotherapie und Psychotherapie der Angst. In: Götze P (Hrsg) Leitsymptom Angst. Springer, Berlin Heidelberg New York Tokyo, S 38–50

Freud S (1914) Zur Einführung des Narzißmus. GW Bd X. Fischer, Frankfurt a. M. (1967), S 138–170

Freud S (1916) Trauer und Melancholie. GW Bd. X. Fischer, Frankfurt a.m. (1967), S 428–446

Götze P (1992) Psychodynamik und Psychotherapie der Suizidalität In: Götze P, Mohr M (Hrsg) Psychiatrie und Gesellschaft im Wandel. Roderer, Regensburg

Götze P (1993) Der Suizid: Vom philosophischen und theologischen Problem zur Psychodynamik und Psychotherapie der Suizidalität. In: Andresen B, Stark F.M., Gross J (Hrsg) Psychiatrie und Zivilisation. Edition Humanistische Psychologie, Köln.

Götze P, Papenhausen R (1988) Psychodynamische Aspekte psychopharmakologischer Therapieresistenz. In: Burchard JM (Hrsg) Therapiefähigkeit durch pharmakologische Behandlung. Münchener Wissenschaftliche Publikationen

Götze P, Schneider A (1989) Post-stationärer Suizid. In: Ritzel G (Hrsg) Kliniksuizid. Forschungsmethoden und rechtliche Aspekte. Roderer, Regensburg

Götze P, Schneider A (1990) The significance of clinical interaction between doctor and patient in clinical and post-clinical suicide. In: Ferrari G, Bellini M, Crepet P (eds) Suicidal behavior and risk factors. Monduzzi Editore, Bologna

Henseler H (1974) Ein psychodynamischer Deutungsversuch des präsuizidalen Syndroms. Nervenarzt 45: 238–243

Henseler H (1975) Die Suizidhandlung unter dem Aspekt der psychoanalytischen Narzißmustheorie. Psyche 29: 192–207

Henseler H (1980) Die Psychodynamik des suizidalen Erlebens und Verhaltens. Nervenarzt 51: 139–146

Henseler H (1981) Krisenintervention – vom bewußten zum unbewußten Konflikt des Suizidanten. In: Henseler H, Reimer Chr (Hrsg) Selbstmordgefährdung – Zur Psychodynamik und Psychotherapie. Frommann – Holzboog, Stuttgart

Kernberg O (1975) Borderline-Störungen und pathologischer Narzißmus, Suhrkamp, Frankfurt a.M. 1978

Kind J (1987) Strukturabhängige Gegenübertragungsschwierigkeiten bei suizidalen Patienten. Forum der Psychoanalyse 3: 215–226

Kohut H (1971) Narzißmus, Suhrkamp, Frankfurt a. M. 1973

Litman RE (1965) When patients commit suicide. Am J Psychother 19: 570–576

Maltesberger JT, Buie DH (1974) Countertransference hate in the treatment of suicidal patients. Arch Gen Psychiatry 30: 625–633

Tabachnick N (1961) Countertransference crisis in suicidal attemps. Arch Gen Psychiatry 4: 64–70

Wolfersdorf M (1993) Therapie der Suizidalität. In: Möller H J (Hrsg) Theorie psychiatrischer Erkrankungen. Enke, Stuttgart

Diskussion der Vorträge 13, 14 und 15

von Priv.-Doz. Dr. Anke Rohde und Prof. Dr. A. Marneros,
Priv.-Doz. Dr. H. Wedler und Prof. Dr. P. Götze

Priv.-Doz. Dr. A. Schmidtke
Frau Rohde, wurde bei der Bonner Studie der Berufsstatus vielleicht noch genauer differenziert? Beispielsweise ist ja die Gruppe der Akademiker, die an einer Schizophrenie erkranken, besonders suizidgefährdet.

Priv.-Doz. Dr. Anke Rohde
Nein, wir haben lediglich nach berufstätig und nicht berufstätig differenziert, aber nicht im einzelnen nach dem Beruf. Eine solche Auswertung wäre aber sicher interessant. Wir haben beispielsweise bestätigen können, daß junge, differenzierte Patienten, wie beispielsweise Studenten, besonders gefährdet sind.

N.N.
Herr Wedler, könnten Sie vielleicht noch etwas näher auf die Prognosestellung durch Internisten und Psychiater eingehen?

Priv.-Doz. Dr. H. Wedler
Alle Patienten der allgemeinen internistischen Abteilung wurden dem Konsiliarpsychiater vorgestellt. Die Internisten und die Psychiater mußten unabhängig voneinander werten und vorhersagen, ob es bei dem jeweiligen Patienten voraussichtlich zu einer weiteren Suizidhandlung kommen würde oder nicht. Nach einem Jahr wurde diese Beurteilung auf Zutreffen oder Nichtzutreffen geprüft. Dabei zeigte sich eine geringe Sensitivität und Spezifität, vor allem aber ein sehr geringer positiver Vorhersagewert, der in beiden Gruppen nur bei etwa 20% lag. Der negative Vorhersagewert lag dagegen für beide Berufsgruppen bei 86%.

Daß ein für diese Aufgaben vorbereitetes internistisches Team sehr wohl in der Lage ist, diese Weichenstellung vorzunehmen, wurde schon in den 70er Jahren von Gardner in England nachgewiesen, ebenfalls durch katamnestische Studien. Uns ging es in erster Linie darum, darauf hinzuweisen, daß die aktuelle Suizidalität und die Rezidivgefahr sehr schwierig einzuschätzen sind. Einerseits ist in der akuten Situation oftmals ein Abklingen der aktuellen Suizidalität zu beobachten, andererseits sind die Rezidivquoten relativ hoch.

Prof. Dr. W. Maier
Herr Götze, Ihr Konzept der Behandlung von Suizidenten ist offenbar stark an pathologischem Narzißmus oder Borderline-Persönlichkeitsstrukturen orientiert. In der Tat ist dies das Hauptproblem in der Suizidantenbetreuung, denn es ist bei

Patienten mit solchen Persönlichkeitsstrukturen in der Regel sehr schwierig, ein konstantes therapeutisches Setting aufzubauen, in dem der Patient auch bleibt. Inwieweit gelingt es Ihnen, insbesondere bei Patienten mit Borderline-Persönlichkeitsstörungen oder mit pathologischem Narzißmus, eine dauerhafte therapeutische Anbindung zu erreichen? Ist die Drop-out-Quote, die Sie so erreichen, deutlich geringer als bei anderen, weniger gut durchdachten Therapieangeboten?

Eine zweite Frage: In welchem Umfang schätzen Sie in diesem Setting den Beitrag der Narzißmustheorie und der daraus folgenden therapeutischen Konzepte als essentiell für den Erfolg ein? Ist es im Grunde nicht vor allem die Fähigkeit der Anbindung des Patienten an den Therapeuten, die den antisuizidalen Effekt induziert, oder ist es doch eher die Theorie, die Sie in der Therapie umsetzen, die den Erfolg herbeiführt?

Prof. Dr. P. Götze
Wir haben nicht nur Borderline-Patienten. Ihr Anteil ist zwar nicht gering, aber wir haben auch viele andere Persönlichkeitsstörungen. In der Tat beschäftigen uns die Borderline-Patienten in besonderem Maße, weil sie problematisch sind. Wir haben im Therapiezentrum auch Psychologen und Ärzte. Manchmal, wenn es die Situation erfordert, splitten wir die Behandlung, um einen Borderline-Patienten in der Therapie zu halten, wenn er sie mit nur einem Therapeuten einfach nicht aushält. Dann bekommt er nach Absprache die Medikation von einem Kollegen im Therapiezentrum. Das weiß der Patient. Es findet eine eingehende Rücksprache statt, teilweise auch zu dritt. Dadurch wird eine Situation geschaffen, die vom Patienten so auch akzeptiert wird. Das spielt sicher auch eine Rolle dabei, warum nicht wenige Borderline-Patienten in der Therapie bleiben.

Wir haben schon den Eindruck, daß doch eher Borderline-Patienten in die Drop-out-Quote eingehen, auch wenn wir davon nur sehr wenige haben. Das liegt daran, daß wir eine Einrichtung sind, zu der die Patienten von sich aus kommen. Sie werden seltener zu uns geschickt, wie das innerhalb der psychiatrischen Klinik häufig nach einem Suizidversuch der Fall ist. Sie definieren sich nicht als psychiatrische Patienten und zeigen auch für die Psychotherapie kaum Zugang. Daher ist die Situation bei uns sicher nicht exemplarisch, das möchte ich hervorheben.

Natürlich ist die Narzißmustheorie und vor allem auch die Aggressionstheorie das Gerüst, mit dem wir sehr gut arbeiten können. Es gibt natürlich längst Weiterentwicklungen, wie etwa die Ich-Psychologie, vor allem auch bei Frauen. Eine unserer Kolleginnen befaßt sich vor allem mit der Psychodynamik der Suizidalität bei Frauen. Das alles beziehen wir mit ein, und wir können mit diesen Konzepten recht gut therapeutisch arbeiten.

Prof. Dr. G. Ritzel
Ich war etwas erstaunt, daß Sie aus einer spezifischen Gegenübertragungsreaktion, eigentlich einer nicht idealen Gegenübertragung, die Indikation zur begleitenden Psychopharmakotherapie ableiten. Sie sagten sinngemäß, eine Indikation bestünde, wenn dem Therapeuten für die Alltagsbewältigung des Patienten nichts mehr einfällt, und wenn er eine durchgehend bleibende, nicht auf die Therapie ansprechende Depressivität beibehält. Gleichwohl interpretieren Sie die Gabe des Medi-

kamentes als die Inkorporation eines idealisierten Objektes. Das wundert mich, weil die Indikation doch aus einer negativ erlebten Gegenübertragungsreaktion abgeleitet wird.

Prof. Dr. P. Götze
Sie haben ganz recht, das ist ein schwieriger Punkt. Wir gehen so vor, weil wir keine bessere Möglichkeit sehen. Wenn wir in der Therapie nicht weiterkommen, hoffen wir, daß der Patient auf die Medikation.reagiert. Das ist zugegebenermaßen ein Kritikpunkt, wir kennen aber keine bessere Lösung. Wenn wir keine Psychopharmaka geben, geraten wir in ein Dilemma. Auch in dieser Situation können Patienten abspringen. Wenn wir die Therapie fortsetzen wollen, dann müssen wir es auch auf solchen Wegen versuchen, die von der Theorie vielleicht nicht abgesichert sind, die aber doch von manchen Erfolgsbeobachtungen gestützt werden.

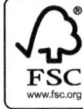

MIX
Papier aus verantwortungsvollen Quellen
Paper from responsible sources
FSC® C105338

If you have any concerns about our products,
you can contact us on
ProductSafety@springernature.com

In case Publisher is established outside the EU,
the EU authorized representative is:
**Springer Nature Customer Service Center GmbH
Europaplatz 3, 69115 Heidelberg, Germany**

Printed by Libri Plureos GmbH
in Hamburg, Germany